Univ.-Prof.
Dr. Siegfried Meryn

Das große ORF Gesundheitsbuch

Gesund leben • Gesund bleiben
Gesund werden

Die besten Tips für
Ihr Wohlbefinden

Konzept und redaktionelle Leitung:
Roland Bettschart

Redaktion:
Roland Bettschart, Andreas Feiertag,
Heribert Huber, Birgit Kofler, Petra Ramsauer,
Dietmar Schobel, Jutta Zachar

Ueberreuter

Die Deutsche Bibliothek – CIP-Einheitsaufnahme

Meryn, Siegfried:
Das große ORF-Gesundheitsbuch : gesund leben – gesund bleiben – gesund werden ; die besten Tips für Ihr Wohlbefinden / Siegfried Meryn. – Wien : Ueberreuter, 1999
ISBN 3-8000-3731-9

AU 0450/1

Umschlagfotos: Mauritius (Wasser), Gerhard Sokol (Meryn)

Printed in Austria
Ueberreuter im Internet: www.ueberreuter.de
5 7 6 4

1. Gesund leben 15

*Dieses Buch ist meiner Familie – meiner Frau Claudia,
meinen Kindern Marietta und Alexander,
meinen Eltern Leontine und Marian,
meinem Bruder Alexander und seiner Frau Monika
– für ihre Liebe, Geduld und Ermutigung gewidmet.
Mein besonderer Dank gilt auch Frau Elisabeth Lagger
für ihre ausgezeichnete und unermüdliche organisatorische
Mithilfe bei diesem Buch.*

VORWORT

1998 flog der amerikanische Astronaut John Glenn erneut ins All, im stolzen Alter von 77 Jahren. Er hat damit der Welt gezeigt, wozu jemand, der sich gesund und fit erhalten hat, auch im vorgerückten Alter noch imstande ist. Der aktive Astronaut steht dabei durchaus für einen aktuellen Trend. Denn wir werden nicht nur immer älter, wir leben auch in einer Zeit, in der auch das letzte Lebensdrittel einiges zu bieten hat. Deshalb sollten wir bereits in der Jugend an morgen denken und versuchen, unsere Gesundheit zu erhalten, um unser Leben und die vermehrte Freizeit genießen zu können. Ganz abgesehen davon, daß auch in jungen Jahren ein »gesunder« Lebensstil das Wohlbefinden und die Spannkraft fördert und man sich dadurch gesund, fit und leistungsfähig fühlt.
Deshalb sind die Schwerpunkte in unserem Gesundheitsratgeber Themen wie gesunde Ernährung, Bewegung, Entspannung, Vorsorge – für Kinder, Erwachsene und alte Menschen. Dieses Buch soll, so hoffen wir, einen wichtigen Beitrag zur besseren Gesundheitsvorsorge leisten. Es soll aufklärend wirken, Ihnen nützliche Gesundheitsinformationen geben und Ihnen zeigen, worauf Sie achten sollten, wenn Sie krank werden.
Aber: Gesundheit kann man nicht delegieren. Ein Buch kann nur ein kompetenter Ratgeber sein, nicht mehr. Es ersetzt nicht die Eigenverantwortung jedes einzelnen für seine Gesundheit, und auf keinen Fall ersetzt es das Gespräch mit dem Arzt des Vertrauens. Auch in einer Welt mit modernsten Diagnoseverfahren bleibt der menschliche Kontakt mit dem Arzt unersetzlich. »Das große ORF-Gesundheitsbuch« kann aber viele nützliche Informationen für die Vorbereitung auf dieses Gespräch liefern.
Außerdem soll Ihnen dieses Buch dabei helfen, die Fülle von Informationen aus Tageszeitungen, Wochenzeitungen, Radio, Fernsehen und dem Internet nach ihrer Qualität zu bewerten. Mit Hilfe dieses Buches sollen Sie die Vielzahl an Information kritisch zu Ihrem Nutzen verwenden können.
Es ist der Bedeutung des Themas »Gesundheit« angemessen, daß dieses Buch gemeinsam mit dem ORF, dem größten Medium des Landes, gestaltet wurde.

Bedanken möchte ich mich bei Frau Christa Komarek, der Leiterin von »Willkommen Österreich«, und ihrem Team, ebenso wie bei ihrer Vorgängerin, Frau Dr. Monika Lindner. Sie alle schenken dem Thema Gesundheit in ihrer Sendung stets eine große Beachtung. Ebenso herzlich bedanke ich mich bei ORF-Generalintendant Gerhard Weis für das Zustandekommen dieses Buches.
Mein Dank gilt auch meinen Ärzte-Kollegen, die das Buch erst zu dem gemacht haben, was es ist:

Univ. Prof. Dr. Michael Amon
Facharzt für Augenheilkunde, AKH Wien

Univ. Prof. Dr. Wolfgang Bigenzahn
Facharzt für Hals-, Nasen-, Ohrenkrankheiten, AKH Wien

Dr. Michael Gleicher
Facharzt für Kinder- und Jugendheilkunde, Wien

Ass. Prof. OA Dr. Johannes Kastner
Facharzt für Kardiologie, AKH Wien

Univ. Prof. Dr. Michael Matejka
Facharzt für Zahn-, Mund- und Kieferheilkunde, Wien

Ass. Prof. OA Dr. Markus Metka
Facharzt für Frauenheilkunde und Geburtshilfe, AKH Wien

Univ. Prof. Dr. Arnold Pollak
Facharzt für Kinder- und Jugendheilkunde, AKH Wien

Univ. Prof. Dr. Hubert Pehamberger
Facharzt für Haut- und Geschlechtskrankheiten, AKH Wien

Prof. Dr. Reinhard Saller
Abteilung Naturheilkunde, Universitäts-Spital Zürich

Univ. Doz. Dr. Christian-Peter Schmidbauer
Facharzt für Urologie, Wien

Dr. Helga Willinger
Stv. Wiener Patientenanwältin

Univ. Prof. Dr. Christoph Zielinski
Facharzt für Innere Medizin und Hämato-Onkologie, AKH Wien

Sie haben dieses Buch gelesen und wenn nötig korrigiert und haben damit seine medizinische Qualität gewährleistet.

Univ. Prof. Dr. Siegfried Meryn

1. Gesund leben

Was ist eigentlich Gesundheit?

Für die Weltgesundheitsorganisation WHO ist »Gesundheit« nicht weniger als »ein Zustand vollkommenen körperlichen, seelischen und sozialen Wohlergehens und nicht allein das Fehlen von Krankheiten und Gebrechen«. Ein anspruchsvolles Ziel, denn wer kann für sich schon beanspruchen, es erreicht zu haben?
In der Praxis des Alltags kann allerdings einiges unternommen werden, um sich dem Ideal der obersten Gesundheitsbehörde der Welt zumindest anzunähern. Natürlich gibt es Krankheitsursachen, die wir nicht beeinflussen können. Wer z. B. eine genetische Veranlagung für eine bestimmte Krankheit aufweist, kann zumindest heute dagegen noch nichts tun. Aber auch er kann durch einen angepaßten Lebensstil – der möglichst viele zusätzliche Risikofaktoren vermeidet – die Chancen eines Ausbruches dieser Krankheit in vielen Fällen verringern. Darüber hinaus kann man aber noch einiges für die Steigerung seines Wohlbefindens unternehmen.
In sehr vielen Fällen – das gilt besonders für zahlreiche »Zivilisationskrankheiten« wie ungünstige Blutfett- und Blutzuckerwerte, überhöhten Blutdruck, Arteriosklerose, Übergewicht, verschiedene Herz- und Kreislaufprobleme, Probleme des Stütz- und Bewegungsapparates oder verschiedene Krebsformen – kann ein »gesunder« Lebensstil das Krankheitsrisiko deutlich senken.

WAS HEISST SCHON »GESUND«?

Darüber wird viel spekuliert. Aus medizinischer Sicht ist die Antwort darauf recht einfach. Wer

- sich regelmäßig bewegt,
- Übergewicht vermeidet,
- etwas gegen überhöhte Blutfett-, Blutzucker- und Blutdruckwerte unternimmt,
- eine vitamin- und ballaststoffreiche Ernährung mit einem Schwerpunkt auf Obst und Gemüse bevorzugt,
- dem Streß wirksam begegnen kann,
- nicht raucht,

- maßvoll Alkohol trinkt und
- regelmäßig zu Vorsorgeuntersuchungen geht,

lebt »gesund«. Denn statistisch betrachtet ist dadurch die Chance, krank zu werden, niedriger als bei Menschen mit einem anderen Lebensstil. Außerdem gilt: Krankheiten, die im Rahmen einer Vorsorgeuntersuchung früh erkannt werden, lassen sich in aller Regel wirksamer behandeln als solche, die in einem fortgeschrittenen Stadium entdeckt werden.

Trotz aller Fortschritte der modernen Medizin, trotz ihrer neuen Möglichkeiten bei der Diagnose und der Behandlung von Krankheiten kann sie vorbeugende Maßnahmen zum Gesundbleiben nicht ersetzen. Deshalb gewinnt auch das Konzept einer »Lebensstilmedizin« immer mehr an Bedeutung. Dabei wird der Schwerpunkt nicht auf die Behandlung im Sinne einer »Reparaturmedizin« gelegt, sondern auf Maßnahmen zum Erhalten der Gesundheit.

WIE SIE IHREN LEBENSSTIL ÄNDERN KÖNNEN

Unser individueller Lebensstil ist letztlich eine Folge unserer Erziehung, unserer Erfahrungen und verschiedenster anderer Umwelteinflüsse. Natürlich ist es, wenn man nicht ohnehin »gesund« lebt, nicht immer einfach, seinen Lebensstil zu optimieren und seine Lebensweise zu ändern.

Die Änderung gesundheitswidriger Gewohnheiten sollte deshalb in kleinen Schritten erfolgen und der Lebensqualität und Erfolgserlebnissen eine Chance geben. Gute Vorsätze sollten etappenweise in den Alltag integriert werden. Und wenn es einmal nicht geklappt hat – Hauptsache, die Tendenz ist richtig. Manchen Menschen hilft ein kurzes »Heilfasten« (> Seite 110) dabei, eine Änderung ihrer Lebensgewohnheiten herbeizuführen.

Wahrscheinlich machen Sie dabei sogar die Erfahrung, daß ein gesundheitsorientierter Lebensstil nicht Frustration und Entsagung bedeutet, sondern Ihnen neue Lust verschafft. Wer auf die Bedürfnisse von Körper und Seele achtet, fühlt sich besser, gewinnt neue Energie und hat dadurch mehr Freude am Leben.

Körper und Seele

Die Weltgesundheitsorganisation WHO definiert seelisches Wohlbefinden ausdrücklich als eine Voraussetzung für Gesundheit (> Seite 15). Unsere psychische Situation ist aber nicht nur mit entscheidend dafür, wie wir uns fühlen, ob es uns »gut« oder »schlecht« geht. Unsere Stimmungslage spielt natürlich auch beim Entstehen zahlreicher Krankheiten und bei deren Verlauf eine gewisse Rolle.

Viele Menschen reagieren auf seelische und/oder soziale Probleme mit körperlichen Krankheiten. Der Begriff »psychosomatische« Beschwerden – also Beschwerden, die psychisch ausgelöst oder zumindest beeinflußt sind – ist heute populärer denn je. Sogenannte »funktionelle« Krankheiten, bei denen keine körperliche Ursache festgestellt werden kann, sind weit verbreitet.

WENN DIE PSYCHE KRANK MACHT

Fast jeder von uns beobachtet in seinem sozialen Umfeld – oder an sich selbst –, daß sich psychische Probleme »auf den Magen schlagen« können. Oder daß sich etwas Bedrückendes in körperlichen Verspannungen oder Problemen des Bewegungsapparates äußert. Oder daß viele Menschen, wenn sie unter massivem Druck stehen, mit Krankheit reagieren. Oder daß in längerfristig belastenden Situationen – oder wenn die Belastung plötzlich nachläßt – z. B. eine Erkältungskrankheit »zuschlägt«. Kurzum: daß Kränkendes tatsächlich krank machen kann. Häufig spielt die Psyche auch bei chronischen Schmerzen eine zentrale Rolle. (> Seite 153)
Gegenwärtig bemüht sich der junge Wissenschaftszweig der Psychoneuroimmunologie (PNI), die Zusammenhänge zwischen der psychischen Situation und der körpereigenen Abwehr mit naturwissenschaftlichen Methoden zu entschlüsseln. Dabei wird z. B. im Labor untersucht, ob bei unterschiedlichen Stimmungslagen unterschiedlich viele Abwehrzellen im menschlichen Blut zu finden sind. Es hat sich gezeigt, daß negativer Streß oder Trauer die Immunlage eines Menschen sehr wohl ungünstig beeinflussen können. Angenehme Stimmungslagen hingegen können einen günstigen Einfluß auf das Immunsystem haben. (> Seite 18)

ZEITKRANKHEIT STRESS

Streß ist lebenswichtig. In Augenblicken der Gefahr schärft er unsere Sinne, erhöht unsere Alarmbereitschaft und versetzt uns in die Lage, schnell zu reagieren – z. B. anzugreifen oder die Flucht zu ergreifen. In solchen Momenten atmen wir oft schneller, manchmal »stockt« der Atem und es bleibt einem »die Luft weg«, das Herz schlägt schneller, der Blutdruck steigt. Die Blutplättchen werden »klebrig«, um im Fall einer Verletzung schneller zu verkleben und die Wunde zu schließen. Streßhormone werden ausgeschüttet, die Sexualfunktion reduziert sich auf Sparflamme usw. Das ist gut so, weil es in riskanten Situationen unsere Überlebenschance erhöht.
Doch bei der »Zeitkrankheit Streß« ist es umgekehrt. Dauerstreß, bei dem der Organismus permanent so reagiert wie in Augenblicken der Bedrohung, unterminiert die Gesundheit. Er kann das Immunsystem schwächen, zu psychischen Problemen führen, Beschwerden und Krankheiten der inneren Organe auslösen, chronische Erschöpfung und körperlich-geistiges Ausgebranntsein bewirken oder das Risiko eines Herzinfarktes stark erhöhen. Die Liste streßbedingter Krankheiten und Beschwerden ist sehr lang. Kurz: Wer andauernd »im Streß« ist, lebt gefährlich – und sollte etwas dagegen unternehmen.

Wie sich Streß auswirken kann

- **Körperliche Folgen: Kopfschmerzen, trockener Hals, Herzklopfen, Verdauungsprobleme, Durchfall, Verstopfung, angespannte Gesichtsmuskulatur und Kiefer, Atemnot, Bluthochdruck, Schlafstörungen, Müdigkeit, sexuelles Desinteresse**
- **Psychische Folgen: Angst, Depression, Gefühle der Unsicherheit, Gefühle der Hilf- und Hoffnungslosigkeit, Zorn, Reizbarkeit**
- **Verhaltensänderungen: vermehrter Alkohol-, Drogen- und Nikotinkonsum, schlechte Arbeitsteilung, Rückzug und Isolation**

HILFE BEI PROBLEMEN

Psychische Faktoren, Streß, Anspannung, Stimmungen – all das spielt also in unserem Leben eine wichtige Rolle. Unser Verhalten, unsere Seelenlage, unser Umgang mit Konflikten oder Streß sind zu einem guten Teil eine Folge unserer Erziehung, unserer Erfahrungen und Erlebnisse. Ein Problem dabei ist, daß sich die Ursachen unseres Verhaltens häufig unserer Kenntnis und natürlich auch unserer Kontrolle entziehen – viele seelische Prozesse laufen eben »unbewußt« ab.
Sich bei seelischen Problemen, die einem schwer zu schaffen machen, professionelle Hilfe zu holen, sollte eigentlich genauso selbstverständlich sein wie der Besuch beim Arzt, wenn körperliche Beschwerden auftreten. (> Psychotherapie, Seite 150)
Natürlich ist es nicht immer möglich, den vielen Zwängen unseres Lebens zu entgehen. Aber zwischendurch einmal abschalten, ein paar Mal tief durch die Nase ein- oder ausatmen (> Atemtherapie, Seite 149), dann und wann ein Entspannungstraining (> Seite 147) und regelmäßige Bewegung (> Seite 22) können schon dazu beitragen, daß Sie Distanz gewinnen und sich besser fühlen.

Damit Ihr Immunsystem aktiv bleibt

Wenigstens einmal am Tag aus vollem Herzen lachen, Freundschaften pflegen, Bewegung machen und abwechslungsreiche und möglichst oft frische Kost essen: Die Abwehrkraft unseres Körpers läßt sich eigentlich recht einfach in Schuß halten. Natürlich ist das eine sehr vereinfachende Darstellung, denn das menschliche Immunsystem ist etwas Hochkomplexes. Es hängt praktisch mit allen Körperfunktionen und seelischen Bereichen eng zusammen und spielt bei so gut wie allen Krankheiten eine gewisse Rolle. Wie das jeweils im Detail funktioniert, konnte allerdings noch immer nicht restlos entschlüsselt werden.
Streß, zunehmende Vereinsamung, Bewegungsmangel, ungünstige Ernährungsgewohnheiten und vor allem Zigarettenrauchen, das alles schwächt unser Immunsystem. Eine Folge davon kann eine steigende Anfälligkeit für Infektionskrankheiten sein. Aber auch beim Kampf gegen die Entstehung von bösartigen Tumoren spielt unser Immunsystem eine nicht zu unterschätzende Rolle. Deshalb

ist die beste Krebsvorsorge, das Immunsystem so gut wie möglich aktiv zu halten – und nach Möglichkeit alles zu unterlassen, was ihm schadet.

EINE ARMEE IM KAMPF GEGEN KEIME

Unser Organismus ist in der Lage, zwischen körpereigenen und fremden Stoffen zu unterscheiden. Dank dieser Fähigkeit kann er sich vor fremden Substanzen schützen und den Kampf gegen Krankheitserreger aufnehmen. Für diese Funktion gibt es im Organismus spezielle Abwehrzellen und Mechanismen, die in Summe als Immunsystem bezeichnet werden. Dieses System ist in der Lage, »Eindringlinge«, die in der medizinischen Fachsprache als Antigene bezeichnet werden, zu erkennen und unschädlich zu machen. Darüber hinaus können auch veränderte oder bösartige körpereigene Zellen eliminiert werden.

Dem Feind auf der Spur

Den Nahkampf mit Keimen und krankhaften Zellen übernehmen sogenannte »Antikörper«. Sie treten in Aktion, wenn man sich verletzt und durch eine Wunde Bakterien und Viren eindringen. Oder wenn über die Atemwege Krankheitskeime aufgenommen werden.

Bei der Auseinandersetzung mit Krankheitserregern gibt es grob zusammengefaßt zwei verschiedene Abwehrarten: Zahlreiche Erreger können allen menschlichen Organismen nichts anhaben – wie z. B. jener Keim, der bei Hunden die Staupe auslöst. Alle Menschen werden mit einer solchen unspezifischen Immunität geboren.

Darüber hinaus gibt es eine spezifische, erworbene Immunität. Gewinnt das Immunsystem einen Kampf gegen einen bestimmten Erreger – meist ist das bei Viren der Fall –, dann bilden sich Antikörper, die oft ein Leben lang einen weiteren Ausbruch dieser Krankheit verhindern. Dieser »Umweg« über eine Infektion kann durch Impfungen (> Seite 82) abgekürzt werden. Bei einer aktiven Impfung wird eine Immunreaktion im Körper angeregt. Das Immunsystem wird durch speziell präparierte – abgetötete oder geschwächte – Keime dazu stimuliert, selbst Antikörper gegen einen Erreger zu bilden. Bei einer sogenannten passiven Impfung werden diese Antikörper direkt gegeben. Diese passive Immunisierung verflüchtigt sich aber meist nach einigen Jahren wieder.

Eine Krankheit entsteht

Unser Immunsystem ist ständig aktiv und wehrt am laufenden Band Krankheitserreger ab. Sind die Eindringlinge jedoch in der Überzahl oder ist das Immunsystem geschwächt, kostet die Abwehr mehr Zeit und auch mehr Kraft. Der gesamte Organismus wird davon in Mitleidenschaft gezogen: Man reagiert in vielen Fällen mit Fieber, das die Abwehrvorgänge durch eine Beschleunigung der biochemischen Reaktionen unterstützen kann.

Eine Entzündungsreaktion des Immunsystems zielt darauf ab, die Ausbreitung eines Krankheitserregers oder Fremdkörpers weitgehend einzuschränken. Typi-

sche Anzeichen sind z. B. lokale Rötung, Schwellung, Überwärmung und Schmerzen.
Sind Krankheitskeime für eine Entzündung verantwortlich, spricht man von einer Infektion. Sie kann – wie bei einem Abszeß – örtlich abgegrenzt bleiben, ein Organ befallen (z. B. bei einer Lungenentzündung) oder sich auf den ganzen Organismus ausbreiten.
Infektionen werden von Mensch zu Mensch oder auch über verdorbene Nahrungsmittel übertragen. Abhängig von den Krankheitskeimen gibt es Tröpfcheninfektionen wie beim Schnupfenvirus, Schmierinfektionen (z. B. beim Ebola-Virus) oder Übertragungen durch Blut- oder Spermakontakte (Hepatitis B, Aids).

BAKTERIEN
Sie sind einzellige Kleinstlebewesen ohne echten Zellkern und treten in unterschiedlicher Gestalt auf: als Klumpen, Stäbchen mit und ohne Fangarme (Geiseln). Zu den Krankheiten, die von Bakterien ausgelöst werden, gehören Lungenentzündungen, Mandelentzündungen oder manche Formen von Gastritis. Dank der Entdeckung von Penicillin konnte die Therapie dieser Krankheiten enorm verbessert werden, steht jetzt aber aufgrund des massiven und häufig unüberlegten Einsatzes dieser Medikamentengruppe (»Antibiotika«) vor neuen Problemen, etwa der sogenannten Antibiotikaresistenz.
VIREN
Sie sind wesentlich kleiner als Bakterien. Viren können sich nicht selbst vermehren, sondern benutzen dazu einen anderen Organismus, in den sie eindringen. Sie sind extrem wandlungsfähig, und gegen viele Krankheiten, die sie auslösen, gibt es keine direkte Therapie. Es gibt allerdings virenhemmende Präparate, sogenannte Virostatika, und es konnten auch zahlreiche Impfstoffe entwickelt werden. Zu den viralen Infekten gehören Schnupfen, Grippe oder Aids.

VITALSTOFFE FÜR DAS IMMUNSYSTEM

Vitamine, Mineralstoffe und Spurenelemente sind sozusagen wichtige Grundnahrungsmittel unseres Immunsystems. Liegt ein Mangel bei der Versorgung mit diesen Vitalstoffen vor, ist die Abwehrfunktion geschwächt: Das Immunsystem ist dann bei der Abwehr von Krankheitserregern überfordert, mit denen ein gesunder Organismus gut fertig werden müßte.
Vitamin C stärkt das Immunsystem und beugt – bis zu einem gewissen Grad – Erkältungskrankheiten vor. In Kombination mit anderen Vitaminen (Beta-Carotin, Vitamin E) schützt es die Körperzellen durch seine antioxidative Wirkung (> Seite 32).
Abgesehen davon unterstützt Vitamin C die weißen Blutkörperchen und die Lymphozyten, die Abwehrspezialisten des Körpers. Vitamin E hemmt bis zu einem gewissen Grad entzündliche Prozesse im Körper. Und auch die Mineralstoffe Selen und Zink sind für ein gesundes Immunsystem wichtig. (> Vitamine, Mineralstoffe, sekundäre Pflanzenstoffe, Seite 29)

Es gibt auch einige pflanzliche Präparate, die das Immunsystem günstig beeinflussen (»Immunmodulierung«) können: Dazu zählen Echinacea-haltige Präparate (> Seite 120) oder Mistel-Präparate (> Seite 128).

HAUSMITTEL ZUR KRÄFTIGUNG DER ABWEHR

Neben einer ausgewogenen Ernährung und ausreichend Schlaf zum richtigen Zeitpunkt können Sie durch bestimmte Übungen das Immunsystem Ihres Körpers kräftigen. Gewöhnen Sie Ihren Körper an die wechselnden Temperaturen in der kalten Jahreszeit, härten Sie ihn dagegen ab. Einige der besten Methoden sind:

- Regelmäßige Sauna- oder Dampfbad-Besuche. Sie können Erkältungskrankheiten vorbeugen. Besonders Saunabäder eignen sich aber nicht zu ihrer Behandlung, weil sie für einen erkrankten Organismus eine zu starke Kreislaufbelastung darstellen.
- Heiß-kalte Wechselduschen: Zuerst eine halbe Minute lang warm, dann ein paar Sekunden lang kalt abbrausen. Bis zu zehn Mal wiederholen.
- Wassertreten nach Kneipp (> Seite 105).
- Tautreten: Mit nackten Füßen drei bis fünf Minuten in feuchtem Gras umhergehen. Danach warme Socken anziehen.
- Viel Bewegung an der frischen Luft und schon mäßiger Ausdauersport (> Seite 22) steigern die Abwehrkräfte des Körpers.

DIE KRAFT DER GEDANKEN

Ein sehr wichtiger Faktor bei der Abwehr von Krankheiten ist die psychische Situation eines Menschen. Daß z. B. Streß die körpereigene Abwehr schwächen kann und eine Ursache für viele Krankheiten und Beschwerden ist, ist heute allgemein bekannt. Die genauen Zusammenhänge zwischen der psychischen Situation und der Immunlage wird gegenwärtig nicht nur von Psychologen und Psychotherapeuten, sondern auch mit naturwissenschaftlichen Methoden erforscht. (> Psychoneuroimmunologie, Seite 17)
Denn ein Faktum ist offensichtlich: Je besser sich jemand fühlt, je optimistischer die gesamte Lebenseinstellung ist, desto leichter wird dieser Mensch mit Krankheiten fertig, desto besser und schneller kann bei ihm der Heilungsverlauf sein. (> Seite 16)
Auch bei der Vorbeugung von Krankheiten, bei Infektionen z. B., dürfte die psychische Verfassung eine gewisse Rolle spielen. Wenn Infektionskrankheiten häufig auftreten oder einem in schwierigen Lebenssituationen besonders oft zu schaffen machen, kann deshalb eine Entspannungstechnik oder eine psychotherapeutische Behandlung sinnvoll sein. (> Seite 146)

Fit für den Alltag

Fitneß, so lautet die klassische Definition dieses Begriffs, verfolgt als Ziel körperliches und geistiges Wohlbefinden, das den Sporttreibenden befähigen soll, den Belastungen des Alltags gewachsen zu sein.
Dazu braucht es nicht sehr viel. 20 bis 30 Minuten Bewegung oder Ausdauersport etwa drei bis vier Mal pro Woche reichen aus, um fit zu werden und zu bleiben. Dadurch kann das Todesrisiko infolge einer Herz-Kreislauf-Erkrankung um 70 Prozent gesenkt werden. Je nach Vorliebe kann es sich dabei um schnelles Gehen, Dauerlauf, Schwimmen, Skilanglauf, Rudern oder Radfahren handeln. Auch bei wettkampffreien Spielsportarten läßt sich ein Ausdauertraining gut absolvieren.
Wenn Sie zusätzlich noch ein Krafttraining absolvieren wollen, das ihre Muskelkraft aufbaut und erhält und außerdem einem Abbau der Knochenmasse im Alter vorbeugt (> Osteoporose, Seite 292), können Sie sich ein entsprechendes Trainingsprogramm von einem Sportpädagogen zusammenstellen lassen. Sinnvoll sind Übungen zur Kräftigung der Bauch- und der Rückenmuskulatur.

DER RICHTIGE PULS

Von besonderer gesundheitlicher Bedeutung ist das »aerobe« Training – wörtlich: Bewegung mit Sauerstoff. Es belastet die Muskulatur nur so stark, daß sie ihren Bedarf an Sauerstoff noch aus dem Blut abdecken kann. Zuviel des Guten führt hingegen zur »anaeroben« Belastung – wörtlich: Bewegung ohne Sauerstoff. Dann muß der Muskel den benötigten Sauerstoff selbst durch eine Veränderung des Stoffwechsels produzieren und wird mehr strapaziert, als ihm guttut. Tip: Wer sich während eines Ausdauerprogrammes noch mit dem Trainingspartner unterhalten kann, hat das richtige Tempo gewählt.
Der maximale Herzschlag pro Minute sollte 220 minus die Zahl Ihrer Lebensjahre betragen. Wenn Sie z. B. 50 Jahre alt sind, liegt diese Höchstgrenze bei 170. Wollen Sie beim Training Ihre Fitneß steigern, dann trainieren Sie mit 70 bis 85 Prozent dieser Maximalfrequenz, das sind bei einem 50jährigen 119 bis 145 Schläge pro Minute. Wollen Sie beim Training Gewicht abbauen, so halten Sie 60 bis 70 Prozent der höchsten Frequenz, das sind 102 bis 119 Schläge. Ihre Herzfrequenz überprüfen Sie während des Trainings am besten mit einem Pulsmeß-Gerät aus dem Sportfachgeschäft.

FITNESS ALS VORBEUGENDE MASSNAHME

Zahlreiche wissenschaftliche Untersuchungen belegen inzwischen, daß ein Fitneßprogramm die Gesundheit verbessert und die Lebenserwartung erhöht. Das hat verschiedene Gründe:

- Mit gezieltem Ausdauertraining kann der Ruhepuls durch Kräftigung des Herzmuskels verlangsamt werden. Dadurch wird der Sauerstoffbedarf des

Organismus durch weniger Herzkontraktionen gedeckt und das Herz entsprechend geschont.

- Ungünstige Blutfettwerte können durch Ausdauertraining verbessert werden. Dadurch sinkt das Risiko der Arteriosklerose, und in der Folge das einer peripheren arteriellen Verschlußkrankheit und eines Herzinfarkts.
- Ausdauertraining kann den Blutzuckerspiegel senken.
- Ausdauertraining kann den Blutdruck senken und ist besonders bei milden Formen des Hochdrucks hilfreich.
- Ausdauersport vermindert die Ausschüttung von Streßhormonen, wodurch sich die Herzschlagfrequenz verringert und die Erholungsphase zwischen zwei Herzschlägen verlängert.
- Ausdauertraining reduziert Streß, verbessert den Schlaf und die Konzentrationsfähigkeit.
- Die Fließeigenschaft des Blutes wird verbessert, wodurch der Sauerstoff besser transportiert werden kann. Der Herzmuskel braucht weniger Sauerstoff, die Gefahr eines Infarktes sinkt.

FITNESS FÜR EINSTEIGER

Fitneß läßt sich nicht »nachholen«, und wer einfach drauflosrennt, um vergangene Sünden möglichst schnell wettzumachen, lebt gefährlich. Zunächst bedarf es eines Fitneß-Checks in Form eines EKG und einer Lungenfunktionsprüfung. Danach sollte ein Übungsprogramm individuell maßgeschneidert und die Leistung nur allmählich gesteigert werden.
Aber auch jedes einzelne Ausdauertraining sollte systematisch angegangen werden: zunächst mit einer fünf- bis zehnminütigen Aufwärmphase, die den Kreislauf und den Stoffwechsel langsam auf Trab bringt. Dann sollte die errechnete Herzfrequenz ungefähr 20 Minuten aufrechterhalten werden. Abschließend sollten Sie allmählich langsamer werden.
Bleiben Sie auch zwischendurch, wenn Ihnen die Luft ausgeht, nicht abrupt stehen, sondern gehen Sie zumindest weiter oder machen Sie Kreisbewegungen mit Ihren Armen. Das gibt Ihrem Herz Gelegenheit, sich auf die niedrigere Frequenz umzustellen.

Was ist eine »gesunde« Ernährung?

VIELE VERWIRRENDE RATSCHLÄGE

An Empfehlungen und guten Ratschlägen, was denn nun genau eine »gesunde Ernährung« sei, besteht heute kein Mangel. Wer jedoch in Ratgebern, Gesundheitszeitschriften oder Radio- und TV-Sendungen Orientierung sucht, was er am besten essen soll, wird sich oft schwertun: zu unterschiedlich und oft auch wi-

dersprüchlich sind die Empfehlungen. Da wird einmal eine Ernährung mit einem deutlichen vegetarischen Schwerpunkt empfohlen, doch allmählich wird bekannt, daß eine nicht unbeträchtliche Personengruppe Rohkost und Getreide schlecht verträgt und darauf mit Überempfindlichkeit reagiert. Dann wieder wird die »Eskimodiät« propagiert, bei der Gemüse und Ballaststoffe praktisch keine Rolle spielen. Manche »Ernährungspäpste« halten das möglichst unbehandelte Getreidekorn für besonders empfehlenswert, für manche Anbieter der Mayr-Diät kann ein solches jedoch, in großer Menge verzehrt, den Darm schädigen.
Während häufig vor einem übermäßigen Alkoholkonsum und seinen nachteiligen Auswirkungen auf die Leber oder den Blutdruck gewarnt wird, werden seit einiger Zeit immer wieder seriöse wissenschaftliche Untersuchungen veröffentlicht, die auf die cholesterinsenkende und herzschonende Wirkung eines maßvollen Wein- oder Bierkonsums hinweisen. Wer soll sich da noch auskennen?

VEGETARIER LEBEN GESÜNDER

Weitgehende Einigung besteht allerdings in der Frage, daß sich die Ernährungsgewohnheiten in der modernen Zivilisation ungünstig entwickelt haben: zuviel Fleisch- und Wurstwaren, zuviel Fett, zuwenig Ballaststoffe, wie sie in Getreide oder Gemüse vorkommen. Entsprechend weit verbreitet sind deshalb in Österreich ernährungsbedingte Stoffwechselkrankheiten wie die »Zuckerkrankheit« (> Diabetes, Seite 258), überhöhte Cholesterinwerte (> Seite 262) oder das sogenannte metabolische Syndrom (> Seite 263), eine Kombination gleich mehrerer Risikofaktoren.
Heute wissen wir aus mehreren großangelegten wissenschaftlichen Untersuchungen, daß Vegetarier – aber auch Personen mit einem bescheidenen Fleisch- und Fettkonsum – statistisch gesehen – länger leben und weit seltener an Arteriosklerose (»Arterienverkalkung«), Herz-Kreislauf-Problemen und bestimmten Krebsformen erkranken als Personen mit einem hohen Fleischkonsum. Sie haben günstigere Blutdruck-, Harnsäure- und Blutfettwerte, und ihre Nierenfunktionsleistung ist besser.

WARUM SIE ZUVIEL FETT VERMEIDEN SOLLTEN

Dazu kommt noch ein weiterer wichtiger Gesichtspunkt: Fett enthält nämlich mehr als doppelt so viele Kalorien wie Eiweiße oder Kohlenhydrate. Ein hoher Konsum fetten Fleisches, fetter Wurstwaren und fetter Käsesorten kann also wesentlich zu Übergewicht beitragen. Außerdem erhärtet sich der Verdacht, daß ein zu hoher Fettkonsum Darmkrebs begünstigen könnte.
Wer jedoch viel Obst, Gemüse und Getreide ißt, ernährt sich nicht nur fettarm, sondern versorgt seinen Organismus mit verdauungsfördernden Ballaststoffen,

mit Vitaminen und sogenannten sekundären Pflanzenstoffen (> Seite 36). Diese können nach neuen wissenschaftlichen Erkenntnissen z. B. Arteriosklerose, überhöhtem Blutdruck, Herz-Kreislauf-Krankheiten oder bestimmten Formen von Krebs vorbeugen. Die Voraussetzung für eine vollwertorientierte Ernährungsform ist natürlich, daß so eine Ernährung auch individuell verträglich ist. Viele Menschen reagieren z. B. auf manche Getreidesorten mit Unverträglichkeit oder sogar einer Nahrungsmittelallergie (> Seite 199). Oder sie vertragen Rohkost schlecht.

Etwa die Hälfte der Nahrungsmittel sollte deshalb nach einer unter Ernährungsexperten verbreiteten Ansicht aus nicht erhitzter Frischkost bestehen, also z. B. aus Rohkost wie Obst, Gemüse und Salaten. Gekochte oder gegarte Speisen sollten wenn möglich aus frischen Lebensmitteln zubereitet werden – möglichst schonend und mit wenig Fett.

DER FETTGEHALT IM FLEISCH

Nach heutigem Wissen ist es ratsam, den Fleischkonsum insgesamt niedrig zu halten und gegebenenfalls möglichst häufig auf fettarme Fleischsorten wie Huhn oder Pute zurückzugreifen. Natürlich brauchen Sie auch nicht völlig auf Schweine- oder Rindfleisch zu verzichten. Wenn Sie sich für das richtige Teilstück entscheiden, können Sie sich auch mit Rind- oder Schweinefleisch fettarm und damit gesundheits- und kalorienbewußt ernähren. Dieser Tabelle können Sie entnehmen, wieviel Fett im Fleisch ist.

Teilstück	Fettgehalt (Fett in g/100 g Fleisch)
Schweinsnuß	1,3
Schweinsschnitzel	1,9
Rinderhüfte	2,0
Schweinsfilet	2,0
Rindsroulade	3,1
Rindsfilet	4,0
Roastbeef	4,5
Schweinskotelett	5,2
Rostbraten vom Rind	8,1
Tafelspitz	9,3
Schweinsschulter	9,7
Schweinsstelze	12,2
Bauchfleisch vom Schwein	29,0

PRAXIS-TIP

Wenn Sie Ihre Ernährung unter gesundheitlichen Gesichtspunkten sinnvoll und unkompliziert zusammensetzen wollen, dann gibt es dafür eine oft zitierte Faustregel. Teilen Sie demnach die Lebensmittel in folgende Gruppen ein:

- **Getreide, Getreideprodukte und Kartoffeln**
- **Gemüse und Hülsenfrüchte**
- **Obst**

- **Getränke**
- **Milch und Milchprodukte**
- **Fleisch, Fisch und Eier**
- **Fette und Öle**

Versuchen Sie, jeden Tag Lebensmittel aus jeder dieser Gruppen zu konsumieren, allerdings mit einem deutlichen Schwerpunkt auf den pflanzlichen Produkten. Damit können Sie Ihre Nahrung abwechslungsreich gestalten und gleichzeitig Einseitigkeit und Mangelernährung vermeiden. Wenn Sie Milchprodukte, zuviel Rohkost oder bestimmte Getreidesorten schlecht vertragen, sollten Sie besser darauf verzichten.

SCHLANK WERDEN, SCHLANK BLEIBEN

Vorsicht Blitzdiät!

An guten Tips für das rasche Abnehmen fehlt es heute nicht – schließlich ist jede Frauen- und Gesundheitszeitschrift voll davon. Und ständig kommen zu den »Klassikern« der Blitzkuren neue Abnehm-Programme dazu. Doch bei fast allen dieser »Wunderdiäten« ist große Vorsicht angesagt. Besonders die Crash-Diäten, die maximalen Gewichtsverlust in kürzester Zeit versprechen, sind in den meisten Fällen mittelfristig wirkungslos und können Ihrer Gesundheit sogar schaden.
Blitzdiäten, die einen hohen Eiweißkonsum empfehlen, können dazu führen, daß der Organismus das Übermaß an Eiweißabbauprodukten nicht mehr ausscheiden kann. In der Folge kann es zu Harnsäurestaus im Blut und zu Gicht kommen. Wer mit den Nieren Probleme hat, sollte solche Diäten unbedingt meiden.
Besonders schädlich sind fettreiche Schlankheitskuren. Wer sich zu lange an sie hält, riskiert erhöhte Blutfett- und Harnsäurewerte und damit Gicht oder Herz-Kreislauf-Erkrankungen.
Diäten mit wenig Kohlehydraten führen rasch zu einer Veränderung der Nierenfunktion und damit zu hohen Wasser- und Elektrolytverlusten. Der Blutdruck kann sinken, außerdem können aufgrund des Kaliumverlustes Herzrhythmusstörungen auftreten.
Kurzfristig abnehmen können Sie mit Blitzkuren vielleicht, mit einer solchen Strategie auch schlank zu bleiben, wird sich jedoch als schwierig erweisen.

Der Jojo-Effekt

Muß der Organismus plötzlich auf seine gewohnte Nahrungsmenge verzichten, schaltet er automatisch auf »Hungersnot«. Die Fettreserven bleiben dann unangetastet, und der Körper greift bloß auf die Energiereserven zurück, die von der Natur für einen kurzfristigen Nahrungsmangel eingerichtet wurden. Sie sind hauptsächlich in der Leber und in den Muskeln gespeichert und bestehen vorwiegend aus Zucker. Am Zucker hängt jedoch sehr viel Wasser, weshalb die hohen Gewichtsverluste zu Diätbeginn in erster Linie auf den Wasserverlust

zurückzuführen sind. An die Fettreserven wagt sich der fastende Körper erst etwa ab dem fünften Diättag.
Bei radikalen Abmagerungskuren sinkt außerdem nach ein paar Tagen der sogenannte Kaloriengrundumsatz. Das ist die maximale Menge an Kalorien, die man zu sich nehmen kann, ohne dabei zuzunehmen. Während der Diät wird der Organismus daran gewöhnt, mit weniger Kalorien auszukommen. Wer dann nach Diätende heißhungrig zu früheren Eßgewohnheiten zurückkehrt, riskiert, daß die überschüssigen Kalorien noch stärker als vor der Diät in Fettpölsterchen umgewandelt werden. Damit ist der berüchtigte Jojo-Effekt programmiert – und die angestrebte Idealfigur weiter entfernt denn je.
Sinnvoll und auch langfristig wirksam sind nach heutigem Wissen nur ausgewogene kalorienreduzierte Diäten, bei denen das Fettgewebe langsam abgebaut wird. Wer schlank bleiben möchte, muß also seine Eßgewohnheiten entsprechend ändern.

Das Ernährungsprotokoll: Schach dem Heißhunger

Wann jemand wieviel wovon ißt, das ist bei vielen von uns kein von der Vernunft gesteuerter Vorgang, sondern beruht auf Gewohnheiten häufig unbewußten Ursprungs. Wer gerne abnehmen möchte, sollte sich deshalb zunächst einmal darüber Klarheit verschaffen, warum er eigentlich zu bestimmten Zeitpunkten etwas ißt oder trinkt. Ist es tatsächlich bloß der Hunger, der uns wieder einmal zur Schokolade, einem Cola oder einem Bier greifen läßt, oder stehen da vielleicht ganz andere Gründe dahinter? Zum Beispiel Streß, Langeweile, Frustrationen oder einfach eine typische Situation wie z. B. vor dem TV-Gerät sitzen?
Wenn Sie diese Fragen beantworten, verstehen Sie vielleicht etwas besser, warum Sie immer wieder einmal zuviel des Guten essen oder trinken:

- In welchen Situationen und warum essen und trinken Sie zuviel?
- Essen Sie zu hastig und deshalb vielleicht mehr, als Sie wirklich bräuchten, um satt zu werden?
- Reißen Sie sich vielleicht beim Essen am »Riemen«, trinken aber dafür größere Mengen alkoholischer oder zuckerhaltiger Getränke?
- Lassen Sie immer wieder einmal eine Hauptmahlzeit aus und leiden deshalb ein paar Stunden später unter schwer kontrollierbarem Heißhunger?

Manchmal kann es auch sinnvoll sein, alles, was Sie essen, über einige Tage hinweg genau aufzuschreiben. Nach einer Analyse Ihrer Eßgewohnheiten und Ihres Speiseplanes können Sie, vielleicht gemeinsam mit einem Ernährungsberater, einen geeigneten Weg finden, um Ihren übermäßigen Appetit zu zügeln oder mit weniger kalorienreichen Nahrungsmitteln zu stillen. Anstelle von Süßem oder Knabbergebäck könnten Sie es z. B. mit Obst oder stangenförmig geschnittenem, rohem Gemüse versuchen. Gut geeignet sind z. B. Karotten, Sellerie oder Paprika.
Wenn Sie die Lust nach etwas Süßem übermannt, läßt sich diese vielleicht auch mit einer Banane oder etwas Trockenobst befriedigen.

NORMALGEWICHT UND ÜBERGEWICHT

Wenn Sie Ihr Normalgewicht – also das Gewicht, das Sie eigentlich haben sollten – errechnen wollen, gibt es dafür zwei anerkannte Möglichkeiten.

Die einfachere und populäre ist die sogenannte Broca-Formel. Die Körpergröße in Zentimeter minus 100 ergibt das Normalgewicht für Männer, Frauen ziehen davon noch 10 Prozent ab.

Ein Beispiel: Sie sind männlichen Geschlechts und 180 Zentimeter groß. Ihr Normalgewicht: 180 – 100 = 80 Kilogramm. Als übergewichtig – und damit potentiell gesundheitsgefährdet – gelten alle, deren Gewicht mehr als 10 Prozent über diesem Wert (im konkreten Fall sind das 88 Kilogramm oder mehr) liegt. Wenn Ihr Gewicht 20 Prozent über dem Normalgewicht liegt (also hier ab 96 Kilogramm), gelten Sie als fettsüchtig.

Sind Sie weiblichen Geschlechts und 1,70 Meter groß, errechnet sich Ihr Normalgewicht so: 170 – 100 = 70 Kilogramm, davon rechnen Sie 7 Kilogramm (also 10 Prozent) ab, Ihr Normalgewicht beträgt also 63 Kilogramm. Wiegen Sie um 10 Prozent mehr, gelten Sie als übergewichtig, ab 20 Prozent mehr als fettsüchtig.

Eine andere – die wissenschaftlich international verwendete – Berechnungsart ist der sogenannte »Body Mass Index« (BMI): Sie errechnen ihn aus Ihrem Körpergewicht in Kilogramm, dividiert durch die Körperlänge in Metern zum Quadrat. Bei Normalgewichtigen beträgt der Quotient 22 bis 25, bei Übergewichtigen 26 bis 28, bei Fettsüchtigen mehr als 28.

Ein Beispiel: Sie sind 1,80 Meter groß und wiegen 80 Kilogramm. Also 80 (Ihre Kilos) : 3,24 (das Ergebnis von 1,80 x 1,80) = 24,69. Mit diesem Quotient sind Sie normalgewichtig.

Vitamine, Mineralstoffe, sekundäre Pflanzenstoffe

WICHTIGE VITALSTOFFE

Vitamine, Mineralstoffe und die in Obst und Gemüse enthaltenen sogenannten »sekundären Pflanzenstoffe« sind von elementarer Bedeutung für Gesundheit und Wohlbefinden – und eine Voraussetzung für das Leben überhaupt. Die Liste der Funktionen, die man ihnen zuschreibt, ist lang: Sie schützen das Nervensystem, beeinflussen das Immunsystem, sorgen für gesundes Haar und gesunde Fuß- und Fingernägel, für eine jugendliche Haut und bremsen schließlich den Alterungsprozeß. Weil unser Organismus Vitamine und Mineralstoffe nicht – oder nicht ausreichend – selbständig produzieren kann, müssen wir sie zuführen: entweder mit der Nahrung oder in Tablettenform.

Vitamine und Mineralstoffe sind eine Voraussetzung für die Funktionstüchtigkeit eines gesunden Organismus. Wer seinen Vitamin- und Mineralstoff-Haushalt nicht in Ordnung hält, riskiert Leistungsschwäche, schlechte nervliche Belastbarkeit oder eine erhöhte Anfälligkeit für Infektionen. Das gilt besonders für die Winterzeit, in der sich viele Menschen ohnehin schlapp und lustlos fühlen und mit rinnender Nase durchs Leben gehen.

Mangel trotz Überfluß

Obwohl heute kein Mangel an geeigneten Lebensmitteln und Vitaminpräparaten mehr besteht, sind dennoch viele Menschen mit diesen Nährstoffen unterversorgt: eine Folge einseitiger Ernährung mit zuviel Fast food wie Wurstsemmeln, Hamburger, Pommes oder Salzgebäck. Aber auch von gesundheitlich bedenklichen Diätprogrammen (> Seite 26), bei denen nicht nur wenig Kalorien, sondern auch zuwenig der wichtigen Vitamine und Mineralstoffe aufgenommen werden. Auch die häufige Verwendung von Abführmitteln kann den Elektrolythaushalt stören, weil dabei Mineralstoffe aus dem Organismus ausgeschwemmt werden. Das kann z. B. zu Kaliummangel und damit unter anderem zu Muskelschwäche führen.
Eine mögliche Folge davon: Man fühlt sich lustlos, abgespannt und schlapp oder ist – besonders in der grauen, nassen Jahreszeit – anfällig für Erkältungskrankheiten.

VITAMINE: BAUSTEINE DER GESUNDHEIT

Zwei Vitamin-Gruppen

Die insgesamt 13 Vitamine können in zwei Gruppen untergliedert werden: Vitamin C, Biotin und die B-Komplex-Vitamine (B1, B2, Niacin, Pantothensäure, B6, B12, Folsäure) sind wasserlöslich. Weil die meisten Vitamine dieser Gruppe nicht im Körper gespeichert werden können und Überschüsse ausgeschieden werden, müssen sie regelmäßig mit der Nahrung neu zugeführt werden. Die fettlöslichen Vitamine A, D, E und K hingegen werden, wenn zuviel davon im Organismus vorhanden ist, im Körpergewebe gespeichert und bleiben wochenbis monatelang verfügbar.

Die richtige Dosis

Für den täglichen Vitaminbedarf hat die Deutsche Gesellschaft für Ernährung (DGE) die auch für Österreich gültigen Richtlinien erarbeitet, die Sie in der Tabelle auf Seite 30 finden. Wer sich daran hält, kann Mangelerscheinungen vorbeugen. Diese Vitaminmengen können Sie, wenn Sie sich ausgewogen ernähren, in aller Regel problemlos über die Nahrung aufnehmen. Ihr täglicher Vitaminbedarf kann allerdings bei starker körperlicher und seelischer Belastung steigen. Aber auch Schwangere, Stillende und Frauen, die die Pille nehmen, Raucher, ältere Menschen und Personen, die gerade eine Diät machen oder bestimmte Medikamente einnehmen, haben einen erhöhten Vitaminbedarf.

Was Vitamine können

Vitamin	Empfohlene Tagesdosis[1]	Worin ist sie z.B. enthalten?[2]	Wofür und wogegen es u. a. gut sein soll	Risiken und Warnhinweise
A	M: 1 mg F: 0,80 mg K 1–4 J: 0,60 mg K 4–7 J: 0,70 mg	55 g rohe Karotten, 140 g roher Spinat	Radikalenfänger; verringert Krebsrisiko und stärkt das Immunsystem	hohe Langzeitdosen (ab 8 mg) können zu Übelkeit und Kopfschmerzen führen
Beta-Carotin	M und F: 2–4 mg3) keine Empfehlung für Kinder	120 g Grünkohl, 100 g Spinat	wird im Körper in Vitamin A umgewandelt und wirkt entsprechend	in sehr hohen Dosen möglicherweise erhöhtes Krebsrisiko
B1	M: 1,30–1,40 mg F: 1,10–1,20 mg K 1–4 J: 0,70 mg K 4–7 J: 1,00 mg	100 g Schweinefilet, 100 g Sojabohnen	wichtig für die Verdauung von Kohlehydraten, hilft bei einigen Arten von Muskelschwäche	Überdosierung ist kaum möglich
B2	M: 1,70 mg F: 1,50 mg K 1–4 J: 0,80 mg K 4–7 J: 1,10 mg	50 g getrocknete Steinpilze, 160 g Hühnchenbrust	Radikalenfänger; unterstützt Heilungsprozesse der Haut	keine unerwünschten Wirkungen bekannt
B6	M: 1,80 mg F: 1,60 mg K 1-4 J: 0,90 mg K 4-7 J: 1,20 mg	200 g Hühnerleber, 250 g Makrele	hilft gegen Beschwerden vor der Periode und bei Hautproblemen	bei extremer Überdosierung (2000 mg) Nervenschäden möglich, ab 500 mg Lähmungs-erscheinungen in Händen und Füßen
B12	M und F: 0,003 mg K 1–4 J: 0,001 mg K 4–7 J: 0,001 mg	150 g Steak, 600 g Joghurt	unterstützt Folsäure bei der Blutbildung; unterstützt das Wachstum	keine unerwünschten Wirkungen bekannt
C	M und F: 75 mg bzw. 150 mg[3] K 1-4 J: 55 mg K 4-7 J: 60 mg	125 g Erdbeeren, 1–2 Gläser Orangensaft	Radikalenfänger; stärkt das Immunsystem, verringert das Krebsrisiko	Überdosierung kaum möglich; in Extremfällen Schlaflosigkeit, Durchfall und Harnsteine
D	M und F: 0,005 mg K 1–4 J: 0,005 mg K 4–7 J: 0,005 mg	100 g Avocado, 100 g Heilbutt	wichtig für den Knochenaufbau, beugt Osteoporose vor	bei extremer Überdosierung Erbrechen und Kalkablagerung in den Blutgefäßen

Vitamin	Empfohlene Tagesdosis[1]	Worin ist sie z.B. enthalten?[2]	Wofür und wogegen es u. a. gut sein soll	Risiken und Warnhinweise
E	M und F: 12 mg bzw. 15–30 mg[3] K 1–4 J: 6 mg K 4–7 J: 8 mg	20 g Sonnenblumenöl, 50 g Mandeln	Radikalenfänger; verringert das Krebsrisiko; höhere Dosis schützt vor Arteriosklerose	bei extremer Überdosierung Kopfschmerzen, Schwindel und Muskelschwäche möglich
K	M: 0,070–0,080 mg F: 0,060–0,065 mg K 1–4 J: 0,015 mg K 4–7 J: 0,020 mg	100 g Spinat, 130 g Quark	fördert die Blutgerinnung; beugt möglicherweise Osteoporose vor	bei der Injektion sehr hoher Dosen allergische Hautreaktionen möglich
Folsäure	M und F: 0,30 mg K 1–4 J: 0,12 mg K 4–7 J: 0,16 mg	80 g Hühnerleber, 190 g Sojasprossen	wichtig für die Blutbildung; lindert die Nebeneffekte einer Chemotherapie bei der Krebsbehandlung	Überdosierung ab 15 mg kann Schlaflosigkeit und Gemütsstörungen auslösen
Niacin	M: 18 mg F: 15 mg K 1–4 J: 9 mg K 4–7 J: 12 mg	100 g Hühnerfleisch, 75 g Erdnüsse	sichert die Funktionsfähigkeit des Nervensystems und fördert die Durchblutung	bei mehr als 100 mg Übelkeit, Kopfschmerzen und Hautallergien möglich
Biotin	M und F: 0,03–0,10 mg K 1–4 J: 0,02 mg K 4–7 J: 0,025 mg	150 g Haferflocken, 150 g Walnüsse	wichtig für die Fett- und Kohlehydrateverwertung im Körper	keine unerwünschten Wirkungen bekannt
Pantothensäure	M und F: 6 mg K 1–4 J: 4 mg K 4–7 J: 4 mg	300 g Vollkornbrot, 280 g Champignons	baut Gifte ab und fördert die Abwehrkräfte der Schleimhäute	keine unerwünschten Wirkungen bekannt

M = Männer, F= Frauen; die angegebenen Mengen beziehen sich auf die Empfehlungen für Erwachsene ab 19 Jahren;

K = Kinder; die für Kinder angegebenen Empfehlungen beziehen sich auf Kinder von 1 bis 4 Jahre und 4 bis 7 Jahre.

1) Quelle: Deutsche Gesellschaft für Ernährung

2) Die angegebene Nahrungsmittelmenge bezieht sich auf die Untergrenze der für Erwachsene empfohlenen täglichen Dosis.

3) Quelle: Hohenheimer Konsensus, der von einer Gruppe von Wissenschaftlern erarbeitet wurde.

Seit bekannt wurde, daß die »Radikalenfänger« Beta-Carotin, Vitamin C und Vitamin E Zivilisationskrankheiten wie Krebs oder Arteriosklerose vorbeugen können, empfehlen viele Experten – z. B. jene Ärzte und Ernährungsexperten, die in Deutschland den sogenannten Hohenheimer-Konsensus erarbeiteten – eine höhere Zufuhr dieser Substanzen.

Vorsicht: Überdosierung

Aber auch bei Vitaminen gilt: Allzuviel kann ungesund sein. Das gilt weniger für wasserlösliche Vitamine wie Vitamin C: eine überhöhte Zufuhr scheidet der Körper einfach wieder aus. Problematischer sind da die fettlöslichen Vitamine. Folgen von extremen Überdosierungen von Vitamin E – etwa ab dem 15fachen der empfohlenen Tagesmenge von 12 mg – können Sehstörungen, Kopfschmerzen, Müdigkeit, Übelkeit und sogar Muskelschwäche sein. Bei Schwangeren kann eine Überdosierung von Vitamin A zu Mißbildungen beim Kind führen. Sie sollten das Dreifache der empfohlenen Tagesdosis von 1 mg nicht überschreiten.
Um unerwünschte Wirkungen zu vermeiden, sollten Sie sich bei Vitaminpräparaten jedenfalls auf dem Beipackzettel genau ansehen, welche Menge wovon Sie da eigentlich zu sich nehmen.

ANTIOXIDANTIEN – DIE JÄGER DER FREIEN RADIKALE

Heute wird davon ausgegangen, daß z. B. bestimmte Krebsarten, Arteriosklerose (»Arterienverkalkung«), verschiedene rheumatische Erkrankungen, aber auch ein vorzeitiger Alterungsprozeß unter anderem durch sogenannte »freie Radikale« verursacht werden. Ein Molekül wird zum freien Radikal, wenn ihm durch Stoffwechselreaktionen oder Schadstoffe, die in den Körper eindringen, ein Elektron entrissen wird.
Nach der Attacke eines freien Radikales versucht das geschädigte Molekül, sich von einem anderen Molekül das verlorene Elektron zurückzuholen. Damit wird eine Kettenreaktion ausgelöst, die unter anderem zu Schädigungen der Körperzellen führt und die Entstehung von zahlreichen Krankheiten begünstigen soll.
Vitamine mit antioxidativer Wirkung (Beta Carotin, C und E), das Spurenelement Selen und verschiedene sekundäre Pflanzenstoffe (> Seite 36) können solche freien Radikale und ihre gesundheitsschädigende Wirkung in einem gewissen Ausmaß neutralisieren. Sie werden deshalb auch als »Radikalenfänger« bezeichnet.

Das Netzwerk der Vitamine

Beachten Sie aber nicht nur die richtige Dosis, sondern auch die richtige Zusammensetzung der verschiedenen Vitamine. Ein Beispiel dafür, warum das wichtig ist: Um »freie Radikale« auszuschalten, arbeiten Beta-Carotin, Vitamin E und Vitamin C wie ein eingespieltes Team zusammen. Stimmt die Relation zwischen den Vitaminen nicht, dann kommen ihre gesundheitsfördernden Effekte häufig nur eingeschränkt zur Wirkung. Übrigens kann man mit Hilfe von Multivitaminpräparaten mögliche Ungleichgewichtungen einschränken.

Obst und Gemüse oder Vitaminpillen?

Ärzte werden immer wieder gefragt, ob es besser sei, viel Obst und Gemüse oder andere geeignete Lebensmittel zu essen oder ob der Bedarf nicht genauso gut mit Vitamintabletten oder Präparaten mit Mineralstoffen gedeckt werden kann. Prinzipiell macht es keinen Unterschied, ob Sie Vitamine und Mineralstoffe »supplementieren« – also über Präparate zuführen – oder in der Form geeigneter Nahrungsmittel zu sich nehmen.
Ein kleiner Unterschied besteht freilich doch. In Obst und Gemüse sind außer Vitaminen auch sogenannte »sekundäre Pflanzenstoffe« (> Seite 36) enthalten, die eine breite Palette gesundheitsfördernder Wirkungen haben. In herkömmlichen Vitaminpräparaten fehlen solche Substanzen.
Andererseits ist bei Obst und Gemüse nicht immer kalkulierbar, ob wirklich noch drinnen ist, was drinnen sein sollte. Spinat oder Salat z. B. verlieren bereits nach zwei Tagen im Kühlschrank rund ein Drittel ihres Vitamin-C-Gehalts. Wer hingegen zu Vitamin-Tabletten, -Kapseln oder -Pulver greift, weiß, woran er ist.
Wer also, wenn immer möglich, möglichst frisches Obst und Gemüse ißt und zusätzlich Präparate mit Vitaminen und Mineralstoffen – z. B. ein Multivitaminpräparat – einnimmt, macht sicherlich nichts falsch.

WAS IST WIEVIEL?

Ein Milligramm (mg) entspricht einem Tausendstel Gramm. Bei einem – mit µg abgekürzten – Mikrogramm handelt es sich um ein Millionstel Gramm.
Auf Vitaminpräparaten ist die Dosierung manchmal in »Internationalen Ernährungseinheiten« (IE) angegeben: eine IE Vitamin A entspricht 0,3 g, die empfohlene tägliche Mindestdosis beträgt daher 2660 IE für Frauen bzw. 3300 IE für Männer. Eine IE Vitamin E entspricht 0,57 Milligramm, die empfohlene Tagesdosis entspricht somit 14 IE.

MINERALSTOFFE: DIE SALZE DES LEBENS

Mikro- und Makroelemente – die Menge macht's

Weil Mineralstoffe vom menschlichen Organismus in deutlich unterschiedlichen Mengen gebraucht werden, unterscheidet die Wissenschaft zwei Gruppen: die sogenannten Mengen- oder Makroelemente (z.B. Natrium, Kalium, Kalzium, Phosphor, Magnesium) und die Mikro- oder Spurenelemente, die im Körper nur in »Spuren« enthalten sind. Dazu zählen Eisen, Kupfer, Selen, Mangan, Molybdän, Silizium, Nickel oder Vanadium.
Am besten stellen Sie die ausreichende Versorgung mit all diesen Bausteinen des Lebens durch eine ausgewogene Ernährung sicher. Welche Nahrungsmittel einen besonders hohen Anteil an Mineralstoffen enthalten, können Sie der Tabelle auf Seite 35 entnehmen.
Wer sich ausgewogen ernährt, fühlt sich nicht nur besser. Eine ausreichende Versorgung mit richtigen Mineralstoffen läßt sich manchmal auch an Haut und Haaren ablesen. Das Spurenelement Silizium etwa wird häufig für »Haut, Haa-

re und Nägel« angepriesen. Tatsächlich ist dieser Mineralstoff am Wachstum der Haare, der Finger- und der Fußnägel beteiligt und macht die Haut elastischer. Gemeinsam mit einer ausreichenden Vitaminversorgung sorgt er nicht nur für die Gesundheit, sondern kann auch zu einem attraktiven Erscheinungsbild beitragen. Weil freie Radikale (> Seite 32) auch ein Feind der Haut sind, kann auch der Radikalenfänger Selen, ein wichtiges Spurenelement, bestimmte Streßfaktoren für die Haut neutralisieren.

Mineralstoffe regeln wichtige Prozesse

Mineralstoffe können aber noch viel mehr und erfüllen verschiedenste lebenswichtige Aufgaben. Natrium z. B. ist unentbehrlich für den Wasserhaushalt im Organismus, Kalzium und Vanadium sind wichtig für gesunde Knochen und Zähne, Schwefel hilft bei der Entgiftung. Zink, Mangan und Selen spielen eine wichtige Rolle bei der körpereigenen Abwehr. Molybdän aktiviert die Stoffwechselfunktionen, und Chrom ist wichtig in der Verwertung von Fett und Zucker. Kupfer hilft bei der Bildung roter Blutkörperchen, Eisen ist lebenswichtig für den Sauerstofftransport und Jod bedeutsam für die Schilddrüse und ihre Funktionen. Nur bei einer ausreichenden Versorgung mit allen Mineralstoffen laufen diese und andere Prozesse im Körper optimal ab.

Kombinieren, aber richtig

Wenn Sie sich für die Einnahme von Präparaten mit Mineralstoffen entscheiden, sollten Sie berücksichtigen, daß diese in einem möglichst ausgewogenen Verhältnis zueinander stehen und nicht einzelne Elemente extrem überdosiert werden. Denn verschiedene Mikro- und Makronährstoffe können sich auch gegenseitig in ihrer Wirkung behindern. Wir haben heute nur sehr unvollständige Kenntnisse über die Wechselwirkung von Spurenelementen. Wird etwa durch entsprechende Präparate der Kalziumspiegel besonders stark erhöht, so kann das zu einem Magnesiummangel führen. Bei einer hohen Fluorgabe wiederum kann sich die Versorgung mit Jod verschlechtern.
Auch Eisen, Kupfer und Zink können einander behindern, wenn man sie gleichzeitig einnimmt. Es ist daher wenig sinnvoll, auf solche Kombinationspräparate zurückzugreifen.

Die richtige Dosierung

Die heute verbreitete Meinung, daß »sehr viel« auch »sehr viel« hilft, kann bei einzelnen Mineralstoffen unter Umständen riskant sein. In manchen Fällen ist das erst bei extremer Überdosierung der Fall. Bei Eisen z. B., das viele Frauen während der Periode in Tablettenform einnehmen, um die Blutverluste auszugleichen, besteht erst ab 5 g pro Tag ein Vergiftungsrisiko – das ist immerhin das 500fache der empfohlenen Mindestdosis.
Amerikanische Studien haben jedoch zuletzt gezeigt, daß etwa die Einnahme von Zink, schon wenn sie ein 5faches über der empfohlenen Tagesdosis von 15 mg liegt, das Immunsystem negativ beeinflussen kann. Auch bei dem Antioxidans Selen können Nutzen und Schaden nahe beieinander liegen. Bei überhöh-

Was die bekanntesten Spurenelemente und Mineralien können

	Empfohlene Tagesdosis	Worin ist sie z. B. enthalten?[1]	Wofür und wogegen es u. a. gut sein soll	Risiken und Warnhinweise
Chrom	50–200 g	50 g Edamerkäse, 100 g Vollkornbrot	reduziert Blutzucker, senkt Cholesterin und Triglyzeride	keine unerwünschten Wirkungen bekannt
Eisen	10–15 mg	120 g Sojabohnen, 280 g Spinat	bildet den roten Farbstoff des Blutes und der Muskelzellen, fördert die Abwehr	Eisenvergiftungen kommen praktisch nicht vor
Kalium	3–4 g	170 g Sojabohnen, 200 g trockene Marillen	wichtig für Muskeln, Nerven und den Darm	Vorsicht bei Herzkranken und bestimmten Erkrankungen der Nebennierenrinde
Kalzium	900 mg	130 g Edamerkäse, ¾ l Milch	Baustein für Knochen und Zähne, schützt die Zellen	keine unerwünschten Wirkungen bekannt
Kupfer	1,5–3 mg	18 g Gurken, 27 g Schweinsleber	lindert Entzündungen, fördert die Eisenaufnahme im Blut, strafft das Gewebe	keine unerwünschten Wirkungen bekannt
Magne-sium	300–350 mg	50 g Weizenkleie, 120 g Sojabohnen	schützt den Herzmuskel, kräftigt das Herz-Kreislauf-System, entspannt die Beinmuskulatur, kann Migräne vorbeugen	Vorsicht bei Patienten mit Niereninsuffizienz, Schilddrüsenunterfunktion und Übersäuerung des Blutes
Mangan	2–5 mg	100 g Vollkornbrot, 35 g Haselnüsse	wichtig für Knochen und Zähne, fördert den Kohlehydratstoffwechsel	keine unerwünschten Wirkungen bekannt
Selen	20–100 g	2 g Kokosnuß, 14 g Hering	Antioxidans, schützt das Immunsystem	bei zu hohen Dosen Störungen des Nervensystems, Haarausfall, Schäden an den Fingernägeln
Zink	10–15 mg	80 g Weizenkeime, 200 g Linsen	wichtig für die Zellteilung, das Wachstum und die Wundheilung	keine unerwünschten Wirkungen bekannt

Der angegebene Tagesdosis orientiert sich an den Empfehlungen bzw. Berechnungen der Deutschen Gesellschaft für Ernährung (DGE).
1) Die angegebenen Nahrungsmittelmengen beziehen sich stets auf den niedrigsten der angegebenen Werte bei der Tagesdosis.

ter Selenzufuhr – etwa dem 50fachen der empfohlenen Menge von 20–100 g über längere Zeit – kann es nach den Angaben von Konsumentenschützern zu Selenvergiftung mit Müdigkeit, Haarausfall und brüchigen Fingernägeln kommen.
Die DGE hat Empfehlungen und Schätzwerte für eine vernünftige tägliche Aufnahme von Mineralstoffen veröffentlicht (> Seite 35). Wenn Sie sich ausgewogen ernähren, sind Sie in aller Regel damit ausreichend versorgt. Höhere Dosen als die empfohlenen einzunehmen ist jedenfalls nach derzeitigem Wissen für im Prinzip gesunde Menschen nicht sinnvoll. Achten Sie deshalb, wenn Sie Mineralstoffe in Pillenform zu sich nehmen, auf die verschiedenen Bestandteile des jeweiligen Präparates und ihre Dosierung.
Bei Erkrankungen des Magen-Darm-Traktes, der Leber und der Niere sollten Präparate mit Spurenelementen erst nach Absprache mit dem Arzt eingenommen werden.

BIOAKTIVE SUBSTANZEN

Daß Obst und Gemüse gesund sind, weil sie viele Vitamine enthalten, weiß heute jedes Kind. Weniger bekannt ist allerdings, daß sich darin auch eine Reihe anderer gesunder Substanzen finden lassen. Sie fördern die Verdauung, regulieren den Blutzucker- und Cholesterinspiegel und können eine bakterien-, viren- und pilztötende Wirkung haben. Weil sie im sogenannten sekundären Stoffwechsel gebildet werden, werden sie als sekundäre Pflanzenstoffe bezeichnet, aber auch als bioaktive Substanzen oder Phytochemikalien (also pflanzliche Chemikalien). Sie können unter anderem den heute so stark verbreiteten Stoffwechselstörungen zu Leibe rücken.
Es gibt zwischen 5000 und 10.000 solcher sekundärer Pflanzenstoffe. Sie tragen exotisch klingende Namen wie Isothiozyanate, Protease-Inhibitoren oder Tocotrienole und dienen den Pflanzen unter anderem als Farb-, Duft- und Aromastoffe. Aber auch als Abwehrstoffe gegen Schädlinge und Krankheiten oder als Regulatoren des Wachstums.

»Präventives Essen«: Schach den Zivilisationskrankheiten

Neugierig auf diese Wirkstoffe wurde die moderne Wissenschaft, als bekannt wurde, daß eine Ernährung mit viel grünem Gemüse und Obst offensichtlich einen gewissen Schutz vor bestimmten Krebsarten bietet. Denn mit dem Vitaminanteil solcher Nahrungsmittel alleine ließ sich diese Wirkung nicht erklären.
Zu den wichtigsten gesundheitsfördernden Wirkungen der sekundären Pflanzenstoffe gehören neben der Regulierung des Stoffwechsels auch die Stimulierung des Immunsystems und die Hemmung von Entzündungen. Darüber hinaus zeigte sich im Reagenzglas und bei Tierversuchen, daß einige dieser Substanzen auch antioxidativ (> Seite 32) wirken und bestimmten Krebsformen vorbeugen können. Im manchen Fällen konnten bioaktive Substanzen im Labor sogar bereits bestehende Geschwulste förmlich schrumpfen lassen.

Einige Ernährungswissenschaftler sind von der vorbeugenden Wirkung dieser Pflanzenstoffe derart überzeugt, daß sie für eine Ernährung mit einem hohen Anteil an Phytochemikalien den Begriff des »präventiven Essens« prägten: es soll zahlreichen Krankheiten wirkungsvoll vorbeugen können.
Hinweise darauf, wie Sie die modernen Einsichten auch in Ihrer Küche nützen können, finden Sie im Kapitel »Gesund mit Gewürzen« (> Seite 39).

Bioaktive Netzwerke schützen die Gesundheit

Wie die gesundheitsfördernde Wirkung von sekundären Pflanzenstoffen im Detail funktioniert, ließ sich bisher noch nicht immer klären. Denn wer viel rotes und grünes Gemüse, Trauben, Sojaprodukte oder ungeschältes Getreide ißt, führt seinem Organismus nicht bloß eine einzelne bioaktive Substanz zu, sondern gleich eine breite Palette davon. Nahrungsinhaltsstoffe kommen in Pflanzen nicht isoliert vor, sie wirken mit zahlreichen anderen Bestandteilen im Obst oder Gemüse zusammen und können miteinander eine Vielzahl von Verbindungen eingehen. Und es ist wahrscheinlich, daß nicht eine einzelne bioaktive Substanz, sondern ein bisher noch nicht entschlüsseltes Zusammenwirken von sekundären Pflanzeninhaltsstoffen für die erhoffte gesundheitsfördernde Wirkung verantwortlich ist.

In der Rohkost bleibt alles erhalten

Wer aus den neuen, hoffnungsvollen Einsichten seinen größtmöglichen persönlichen Nutzen ziehen will, sollte deshalb nach heutigem Wissen möglichst viel Obst und Gemüse mit einem hohen Anteil an sekundären Pflanzenstoffen essen. Angesichts der aktuellen Faktenlage sollten pflanzliche Lebensmittel eindeutig in den Mittelpunkt der Ernährung gerückt werden. Und weil einige bioaktive Substanzen in gekochtem Zustand ihre heilsame Wirkung verlieren, sollten Sie ungefähr die Hälfte der pflanzlichen Nahrungsmittel als Rohkost essen. Voraussetzung ist natürlich, daß Sie diese Art der Ernährung gut vertragen.

PFLANZEN GEGEN ÜBERHÖHTE CHOLESTERINWERTE

Problematische Cholesterin- und Triglyzeridwerte gelten als bedeutsame Risikofaktoren für Arteriosklerose und Herz-Kreislauf-Erkrankungen. Mit geeigneten pflanzlichen Arzneien, Nahrungsergänzungsmitteln und einer Ernährung mit pflanzlichem Schwerpunkt lassen sich die Cholesterin- und Triglyzeridwerte in aller Regel um 20 bis 25 Prozent reduzieren (> Seite 262).
Besonders stark wirken wahrscheinlich einerseits Knoblauch und scharfer Paprika, andererseits schwarze Johannisbeeren, Heidelbeerfrüchte, Rotwein, Rotweinlaub und schwarzer Holunder. Bei diesen Beeren und dem Weinlaub sind in erster Linie bestimmte Bioflavonoide für die blutfettsenkende Wirkung verantwortlich. Aus einer aktuellen Studie ist bekannt, daß Weinlaub dem Organismus hilft, Vitamin E zu sparen. Es neutralisiert freie Radikale, kann bestimmte Oxidationsprozesse (> Seite 32) um bis zu 50 Prozent reduzieren und damit den Cholesterinspiegel deutlich senken.

Was die bioaktiven Substanzen können

Sekundäre Pflanzenstoffe	Die wichtigsten Untergruppen	Wo sie vorkommen	Wie sie wirken
Bitterstoffe	Cynarin Lactane	Artischocke Endivien, Chicorée	blutfettsenkend beruhigend
Carotinoide	Alpha-Carotin Beta-Carotin Lutein Lykopin	orangefarbenes Obst und Gemüse orangefarbenes Obst und Gemüse und grünblättriges Gemüse vorrangig grünes Gemüse Tomaten, Grapefruit	antioxidativ, immunstimulierend, krebsvorbeugend, keimtötend
Glucosinolate	Indol Isothiozyanat Thiozyanat	Senf, Kren, Kohlsprossen, Kresse Broccoli	krebsvorbeugend, keimtötend, cholesterinsenkend
Phytinsäure		Getreide, Nüsse, Samen, Hülsenfrüchte	antioxidativ, immunstimulierend, cholesterin- und blutzuckersenkend
Phytoöstrogene	Isoflavonoide Lignane	Vollkorngetreide, Leinsamen, Hülsenfrüchte	antioxidativ, krebsvorbeugend
Phytosterine	Betasitosterin	Pflanzensamen und -öle	cholesterinsenkend, können Krebs vorbeugen
Polyphenole	Flavonoide Phenolsäuren	Rotwein, Trauben, Heidelbeeren, Zwiebel, Knoblauch, Blaukraut und Grünkohl, Fisolen, Zitrusfrüchte, Tee Kartoffel, Getreide, Samen, Kaffee, Grüner Tee, Heidelbeeren, Himbeeren	antioxidativ, krebsvorbeugend, keimtötend, immunstimulierend, entzündungshemmend, blutdruckregulierend, blutzuckersenkend, beugt Blutgerinnseln vor
Protease-Inhibitoren		Hülsenfrüchte und Getreide	antioxidativ, krebsvorbeugend, blutzuckersenkend
Saponine		Hülsenfrüchte	krebsvorbeugend, immunstimulierend, cholesterinsenkend, keimtötend
Sulfide	Ajoen Allicin	Knoblauch Knoblauch	antioxidativ, krebsvorbeugend, keimtötend, immunstimulierend, entzündungshemmend, blutdruckregulierend, blutzuckersenkend, verdauungsfördernd, beugt Blutgerinnseln vor
Terpene	Carvon Menthol Zitrusöl	Kümmel Minze Limone	krebsvorbeugend

GESUND MIT GEWÜRZEN

Uralte Heilmittel der Volksmedizin

Gewürze werden schon seit Jahrhunderten, manchmal sogar seit Jahrtausenden in der Volksmedizin aller Kontinente eingesetzt: in der Küche, zur gesundheitlichen Vorbeugung und in der Heilkunde. Die vorbeugende und therapeutische Bedeutung vieler Gewürze geriet allerdings mit der Entwicklung der modernen Medizin vorübergehend weithin in Vergessenheit.
Inzwischen befaßt sich jedoch auch die Phytopharmakologie – also die sich mit der Wirkung von Heilpflanzen befassende Wissenschaft – vermehrt mit der gesundheitlichen Bedeutung verschiedener Gewürze. Sie erforscht mit modernen Untersuchungsmethoden, wie es zu den günstigen Wirkungen auf den Organismus kommen kann. Vorrangig, so weiß man heute, sind für die gesundheitsfördernde Wirkung vieler Gewürze ihr ätherisches Öl und die sekundären Pflanzenstoffe verantwortlich (> Seite 36).
Mit Hilfe von geeigneten Gewürzen können Sie also nicht nur Speisen einen gewissen Pfiff geben, sondern auch verschiedenen Alltagsbeschwerden vorbeugen oder diese lindern. Das gilt in erster Linie für Störungen des Magen-Darm-Traktes wie Appetitlosigkeit, Blähungen oder Völlegefühl.

VORSICHT

- **Andauernde Verdauungsprobleme oder andere gesundheitliche Störungen sollten Sie nicht selbständig mit Gewürzen behandeln, sondern durch Ihren Arzt untersuchen lassen.**
- **Manche Menschen reagieren auf bestimmte Gewürze überempfindlich oder sogar mit Allergien. Sollte Ihnen ein Gewürz Unbehagen verursachen oder sollten Sie sich, wenn Sie es gegessen haben, nicht wohl fühlen, dann verzichten Sie besser auf dieses Gewürz.**

Was Gewürze alles können

Diese Tabelle zeigt Ihnen, welche gesundheitsfördernden Wirkungen diese verbreiteten Gewürze haben, für welche Speisen sie geeignet sind und welche Sie nicht mitkochen sollten, damit die wichtigen Inhaltsstoffe nicht verlorengehen.

Gewürz	Gesundheitsfördernde Wirkung	Verwendung in der Küche	Mitkochen?
Anis	appetitanregend, verdauungsfördernd, hustenlindernd, bakterienhemmend	Karotten, Blaukraut, Gurken, Geflügelfüllungen, Fisch, Süßspeisen	ja
Basilikum	appetitanregend, blähungslindernd, verdauungsfördernd, bakterien- und virenhemmend	Melanzani, Tomaten, Weißkohl, Blattsalate, Gurken, Bohnen, Kalb, Faschiertes, gebratenes Rindfleisch, Fisch, Huhn, Pesto, Tomatensaucen, Omelettes	nein

Gewürz	Gesundheitsfördernde Wirkung	Verwendung in der Küche	Mitkochen?
Curry	verdauungsfördernd	Reis, Gemüseeintöpfe, Schwein, Kalb, Lamm, Fisch, Geflügel, Eiergerichte	ja
Dill	appetitanregend, blähungslindernd, verdauungsfördernd, bakterienhemmend	Hülsenfrüchte, Kraut, Gurken, Tomaten, Kartoffel, Rind, Lamm, Ente, Huhn, Fisch, Krabben, Kräutersaucen, Suppen	nein
Estragon	appetitanregend, blähungslindernd, verdauungsfördernd	Gurken, Tomaten, Blattsalate, Karfiol, Kartoffel, Zucchini, Geflügel, Kaninchen, Fisch, Krabben, Kräutersaucen, Kräuterbutter, Senf, Essig	nein
Fenchel	verdauungsfördernd, blähungslindernd, schleim- und hustenlindernd, bakterienhemmend	Tomaten, Gurken, Bohnen, Kraut, Kartoffel, Lauch, Schweinebraten, Fisch, Brot, Gebäck, Saucen	ja
Gewürznelken	appetitanregend, verdauungsfördernd, magenschonend, desinfizierend	Blaukraut, Sauerkraut, Pilze, Wild, Geflügel, Schmorbraten, Fisch, Gebäck, Glühwein, Punsch, Bowlen, Pilzsaucen	ja
Ingwer	appetitanregend, verdauungsfördernd, bekämpft Übelkeit u. Brechreiz, bei Reisekrankheit	Reis, Fruchtsalate, Geflügel, Fleisch, Fisch, Schalentiere, Chutneys, Curry, Glühwein	ja
Kardamom	appetitanregend, blähungslindernd, verdauungsfördernd, bakterien- und virenhemmend	Kompotte, Fruchtsalate, Fleisch, Geflügel, Fisch, Weihnachtsbäckereien, Süßspeisen, Punsch, Kaffee	ja
Knoblauch	verdauungsfördernd, keimtötend, blutfett-, cholesterin- und blutdrucksenkend, vorbeugend gegen Arteriosklerose, antioxidativ	Salate, Gurken, Tomaten, gedünstetes Gemüse, Schwein, Lamm, Rindfleisch, Geflügel, Fisch, Saucen, Brotaufstrich	ja
Koriander	appetitanregend, verdauungsfördernd, blähungs- und krampflindernd	Rot- und Weißkraut, Rote Rüben, Karotten, Schwein, Lamm, Ente, Gans, Wildpasteten, Brot, Lebkuchen	ja
Kümmel	appetitanregend, verdauungsfördernd, blähungs- und krampflindernd, bakterienhemmend	Kraut, Rote Rüben, Sauerkraut, Kartoffel, Schwein, Lamm, Ente, Gans, Brot, Gebäck	ja
Liebstöckel	harntreibend, schleim- und hustenlösend, verdauungsfördernd, blähungslindernd	Tomaten- und Paprikasalat, saures Gemüse, Suppen, Lamm, Rind, Faschiertes, Geflügel, Fisch, Brot, Käsegebäck	ja
Lorbeer	magenschonend, hustenlösend, appetitanregend, verdauungsfördernd, blähungslindernd	Kraut, Sauerkraut, Gemüseeintöpfe, Kochfleisch, Wild, Fisch, Marinaden, Fleischsaucen	ja
Majoran	husten- und schleimlösend, blähungslindernd	Hülsenfrüchte, Kartoffel, Tomaten, Gemüsesalat, Rind, Schwein, Hammel, Faschiertes, Wild, Gans, Kräuterbutter, Kräutersaucen	ja
Muskatnuß	appetitanregend, lindert Durchfall, verdauungsfördernd, blähungslindernd	Kohl, Kartoffel, Spinat, Karfiol, Karotten, Broccoli, Kalb, Schwein, Hammel, Faschiertes, Geflügel, Fisch, Punsch, Gewürzgebäck	ja
Oregano	lindert Magenbeschwerden, verdauungsfördernd, blähungslindernd, bakterien- und virenhemmend	Blattsalat, Tomaten, Melanzani, Zucchini, Hülsenfrüchte, Schwein, Kalb, Faschiertes, Fisch, Kräuter- und Salatsaucen	ja

Gewürz	Gesundheitsfördernde Wirkung	Verwendung in der Küche	Mitkochen?
Paprika	durchblutungsfördernd, kreislaufanregend, schweißtreibend, regt die Nasensekretion an, entzündungshemmend, mild antibiotisch, antioxidativ, schmerzlindernd, verdauungsfördernd	Gemüse, Tomatensaucen, Suppen, Gulasch, Fleischeintöpfe, Geflügel, Fisch	ja
Petersilie	harntreibend, abführend, blähungslindernd, bakterien- und virenhemmend	Salate, Suppen, gedünstetes Gemüse, Grillfleisch, Braten, Kräutermischungen, Kräutersaucen	nein
Pfeffer	verdauungsfördernd, appetitanregend, bakterienhemmend, lokal schmerzstillend	Suppen, Salate, Gemüsegerichte, Kalb, Rind, Schwein, Faschiertes, Wild, Fisch	ja
Rosmarin	verdauungsfördernd, blähungslindernd, durchblutungsfördernd, appetitanregend, antioxidativ, bakterien- und pilzhemmend	Pilze, Tomaten, Melanzani, Zucchini, Gurken, Kartoffel, Rind, Schwein, Lamm, Geflügel, Fisch, Kräutersaucen	ja
Salbei	verdauungsfördernd, entzündungshemmend, desinfizierend, schweißhemmend	Fisolen, Tomaten, Erbsen, Kohlsprossen, Suppen, Rind, Schwein, Lamm, Geflügel, Wild, Aal, Kräuterbutter, Kräutersaucen, Salatsaucen	ja
Senfkörner	appetitanregend, verdauungsfördernd, antibakteriell, hustenlösend, entzündungshemmend	Mixed Pickles, Zwiebel, Sauerkraut, Sauerbraten, Kräutersaucen, Marinaden	ja
Thymian	schleimlösend, hustenlindernd, bakterienhemmend, appetitanregend, verdauungsfördernd, blähungenslindernd, harntreibend, durchblutungsfördernd	Karotten, Pilze, Bohnen, Linsen, Salate, Rind, Lamm, Wild, Faschiertes, Huhn, Gans, Ente, Fisch, Kräutersaucen, Kräutermischungen	ja
Wacholder	husten- und schleimlösend, blähungslindernd, appetitanregend, durchblutungsfördernd	eingelegtes Gemüse, Rote Rüben, Blaukraut, Sauerkraut, Schwein, Wild, Fisch, Marinaden	ja
Zimt	verdauungsfördernd, blähungslindernd, bakterien- und pilzhemmend	Kompott, Obstsalate, Milchreis, Geflügel, Wild, Schokoladencreme, Weihnachtsgebäck, Glühwein, Punsch	ja
Zwiebel	bakterienhemmend, blutfett- und blutdrucksenkend, antioxidativ	Suppen, Gemüsegerichte, Tomaten, Gurken, Rind, Schwein, Faschiertes, Saucen, Marinaden	ja

Geistig fit bleiben

Theoretisch ist die Fähigkeit zur Informationsverarbeitung des »Biocomputers« Gehirn fast unbegrenzt. In der Praxis wird die Leistungsfähigkeit des Gehirns jedoch durch verschiedene Faktoren eingeschränkt. Dazu zählen Erbanlagen, Umwelteinflüsse sowie der gesundheitliche Zustand des Gehirns und des gesamten Organismus.
Der wichtigste Faktor, um unsere mentalen Fähigkeiten zu erhalten und auszu-

bauen, ist der regelmäßige Gebrauch unserer geistigen Möglichkeiten. Wer intellektuell rege bleibt, kann sich sein geistiges Potential bis ins hohe Alter bewahren. Mentale Leistungen wie etwa der Intelligenz-Quotient (IQ), das Erinnerungsvermögen oder die Wahrnehmungsgeschwindigkeit erreichen im Alter von 18 bis 25 Jahren einen Höchststand. Die Abnahme dieser Fähigkeiten verläuft dann über die gesamte Lebensspanne, allerdings in aller Regel nur sehr langsam.
Um die chemische und elektrische Leistungsbilanz der rund einen Billion Nervenzellen des Gehirns zu verbessern, sollten Sie vor allem die beiden größten Feinde der mentalen Fitneß bekämpfen: Reizarmut und Reizüberflutung. Das Denken in eingefahrenen Bahnen führt zu geistiger Unbeweglichkeit.
Aber auch Dauerstreß macht engstirnig und vergeßlich, weil die erhöhte Konzentration des Streßhormons Cortisol im Gehirn die Leistungen beeinträchtigt. Wer sein Gehirn ständig überfordert, merkt sich irgendwann nicht einmal mehr die Namen seiner Freunde.
Unser Biocomputer sollte deshalb von unwichtigen Informationen freigehalten werden. Entspannungstechniken (> Seite 147), wie beispielsweise die Progressive Muskelentspannung nach Jacobson, Autogenes Training oder Yoga, können dabei helfen, sich von unnötigem Gedankenballast zu befreien und die Konzentrationsfähigkeit zu verbessern.

LERNEN LERNEN

In seinem Buch »Megatrends 2000« beschreibt der bekannte Zukunftsforscher John Naisbitt einen »Metatrend«, der allen Megatrends übergeordnet ist: »Es dreht sich alles darum, zu lernen, wie man lernt.«
Jeder von uns verbringt einen großen Teil seiner Lebenszeit damit, für die Schule oder die Universität zu lernen. Nach der Schulzeit wird unsere Fähigkeit, neue Informationen aufzunehmen, zu verarbeiten und wiederzugeben, bei Weiterbildungsaktivitäten gefordert, die heute immer wichtiger sind.
Doch wie der Lernprozeß selbst verbessert werden kann, vermitteln nur die wenigsten Bildungsinstitutionen. Leider wird noch immer zu oft stures Auswendiglernen verlangt, wo das Verhältnis zwischen Aufwand und Ergebnis meist sehr ungünstig ist.
Einige Grundprinzipien können dabei helfen, mehr Spaß und Erfolg beim Lernen zu haben: Verwenden Sie nicht nur die sogenannten »akademischen« Fähigkeiten Ihres Gehirns wie etwa Sprachvermögen, logisches oder Zahlen-Denken, sondern auch seine »kreativen« Fähigkeiten wie beispielsweise Phantasie, Farb- oder Rhythmuswahrnehmung. Je intensiver möglichst viele mentale Fähigkeiten gleichzeitig genutzt werden, desto mehr verstärken sie sich gegenseitig. Ein einfaches Beispiel dafür ist, Schlüsselwörter in Notizen oder Lehrbüchern in verschiedenen Farben zu unterstreichen. Damit können Sie die Gedächtnisleistungen deutlich verbessern.
Nutzen Sie die natürlichen assoziativen Fähigkeiten Ihres Gehirns, um Begriffe, Fakten und Daten miteinander zu verknüpfen und sich dadurch besser an sie zu erinnern – bauen Sie sich sogenannte »Eselsbrücken«.
Heute bieten spezialisierte Psychologen und Lernforscher eine breite Palette von

Trainingsbüchern und Seminaren an, die Ihnen dabei helfen sollen, Ihre Lernleistung, Ihr Lesetempo und Ihre Gedächtnisfähigkeit zu unterstützen und zu fördern.

STOFFMENGE UND ZAHL DER WIEDERHOLUNGEN

Weitere grundlegende Erkenntnisse zur Psychologie des Lernens stammen aus den wegweisenden, heute als klassisch geltenden Arbeiten von Hermann Ebbinghaus. Der deutsche Psychologe zeigte durch Experimente, daß mit dem Umfang des Lernstoffes die Dauer des Lernens und Wiederholens unverhältnismäßig stark ansteigt. Für die Praxis läßt sich daraus ableiten, daß Lernmaterial in möglichst kleine Portionen aufgeteilt werden sollte.

Ebbinghaus zeigte zudem, daß »Weiterbüffeln« keinen Sinn mehr hat, wenn etwas schon bis zum Behalten erlernt wurde. Sobald Lernmaterial einmal im Gedächtnis enthalten ist, bringen sofortige zusätzliche Wiederholungen fast keinen positiven Effekt für die spätere Erinnerungsleistung.

Wirkungsvoll sind Wiederholungen erst, wenn ein gewisser Zeitraum verstrichen ist. Und nur so wird die Information auch im Langzeitgedächtnis gespeichert. Jede Wiederholung sollte nach einem planmäßigen Programm etwa zu der Zeit erfolgen, wenn die Erinnerung »abzufallen« beginnt.

So sollte beispielsweise bei einer einstündigen Lernperiode die erste Wiederholung in aller Regel ungefähr zehn Minuten nach dieser Lernperiode stattfinden und ungefähr zehn Minuten dauern. Nach einem Tag kann dann die zweite Repetition angesetzt werden, die dann nur noch zwei bis vier Minuten dauern muß. Nach etwa einer Woche ist erneut eine Wiederholung von zirka zwei Minuten Dauer notwendig. Die nächste ist nach etwa einem Monat fällig. Anschließend sollte das Wissen im Langzeitgedächtnis verankert sein.

Natürlich ist das nur eine lernpsychologische Faustregel, die nicht für alle Menschen in exakt gleicher Weise gilt.

GEDÄCHTNISTEST

Lesen Sie die folgenden Zahlenreihen einzeln, decken Sie diese dann jeweils wieder ab und versuchen Sie, die Zahlen der eben gelesenen Zeile zu wiederholen:

387
1750
82604
271380
7420163
03726182
284738729

Die meisten Menschen kommen etwa bis zur Mitte der Liste, da ein untrainiertes Gehirn durchschnittlich zirka sechs Einzelinformationen zugleich speichert.

NAHRUNG FÜRS GEHIRN

Essen und Trinken für die Intelligenz

Mentale Leistungen können nicht nur durch eine bessere Strukturierung der Lernprozesse erhöht werden. Sehr wichtig sind auch die körperlichen Voraussetzungen für ein effektives Arbeiten des Gehirns. So reagiert unser Biocomputer beispielsweise sehr empfindlich auf Wasserverluste. Pro Tag sollten deshalb mindestens eineinhalb Liter Flüssigkeit aufgenommen werden, am besten in Form von Wasser, Fruchtsäften oder Tees.

Auch viele Substanzen, die wir mit der Nahrung aufnehmen, sind für das Gehirn lebenswichtig. Für die Leistungen, die es ständig erbringt, braucht es vor allem Zucker, der mit Hilfe von Sauerstoff verbrannt wird. Ohne die dadurch entstandene Energie ist das Wahrnehmungsvermögen ebenso wie die Konzentrationsfähigkeit eingeschränkt, und man kann schon deshalb nichts lernen.

Der Körper gewinnt den Zucker aus kohlenhydratreichen Nahrungsmitteln wie etwa Nudeln, Kartoffeln und Reis. Für kurzfristige Energiezufuhr können Trauben- oder Fruchtzucker sorgen. Wer länger fit sein will, benötigt jedoch Milchzucker oder Stärke, die sich beispielsweise in Vollkornbrot, Bananen oder Haferflocken finden. Milchgetränke und Obst geben relativ schnell aufnehmbare Energie, die zudem über einen längeren Zeitraum zur Verfügung steht.

Wundermittel gibt es nicht

Versuchen Sie jedoch nicht, mit dubiosen Mitteln Ihre Gehirnleistung zu verbessern. Viele Ärzte warnen vor verbreiteten Wundermitteln wie den Hormonen DHEA oder Melatonin. Es gibt keine Gedächtnis-Droge, deren leistungssteigernde Wirkung wissenschaftlich belegt wäre. Die angepriesenen Mittel können aber starke unerwünschte Wirkungen haben.

Kreative Pausen für Ihr Gehirn

Eine wesentliche Voraussetzung für erhöhte geistige Leistungsfähigkeit ist jedenfalls, daß Körper und Geist ausgeruht sind. Achten Sie darauf, daß Sie sich mental nicht überanstrengen, und hören Sie auf, sobald Unlustgefühle auftauchen. Folgen Sie Ihrem geistigen Aktivitätszyklus und lassen Sie auf Phasen der mentalen Anspannung solche der Entspannung folgen. Die besten Zeiten für geistige Betätigungen liegen übrigens bei vielen Personen zwischen 8 und 12 Uhr und zwischen 17 und 20 Uhr. Aber auch in diesen Zeiten sollte nicht völlig ohne Pause durchgearbeitet werden.

Wenn Sie einige der hier angeführten einfachen Prinzipien berücksichtigen, können Sie mit relativ wenig Aufwand Ihre mentalen Leistungen verbessern und Ihre geistige Fitneß erhalten. Mit speziellen Strategien wie beispielsweise der Lern- und Notiztechnik »Mind Mapping« oder mit komplizierteren Mnemotechniken zur Erhöhung des Erinnerungsvermögens ist es zudem in manchen Fällen möglich, die Gedächtnisleistungen zu vervielfachen.

INTELLIGENZ IST MEHR ALS BLOSSES DENKVERMÖGEN

Die moderne Psychologie unterscheidet sieben Arten von Intelligenz, die wesentlich mehr umfassen als nur das logische lineare Denken:
Soziale Intelligenz besteht darin, die Stimmungen und Gefühle anderer Menschen zu erkennen und auf diese eingehen zu können. Diese Fähigkeit kann beispielsweise durch den Besuch von Psychotherapie- und Selbsterfahrungsgruppen verbessert werden.
Emotionale Intelligenz bezeichnet unter anderem einen angemessenen Zugang zum eigenen Gefühlsleben. Das Erkennen und Zähmen von Impulsen wie Wut und Angst kann beispielsweise in Selbstfindungs-Workshops trainiert werden.
Musikalische Intelligenz umfaßt ein gutes Gehör und Rhythmusgefühl. Tanzen, Trommeln, das Spielen von Instrumenten sowie gezieltes Gehör- und Rhythmustraining können diese Fähigkeiten verbessern.
Räumliches Denken gehört zu den »kreativen« Fähigkeiten des Gehirns und ist etwa für Schachspieler oder Bildhauer von großer Bedeutung. Ihren Orientierungssinn können Sie schulen, indem Sie komplizierte Bewegungsabläufe geistig durchgehen. Das machen beispielsweise Ski-Slalom-Läufer, indem sie einen schwierigen Kurs vor dem Rennen mental trainieren.
Körperliche Intelligenz umfaßt unter anderem die Fähigkeit, die Gesichtsmimik fein zu steuern, aber auch alle anderen Bewegungsfertigkeiten. Erweitern Sie Ihr Potential an Bewegungen, indem Sie sich einmal als Schauspieler versuchen oder verschiedene Sportarten ausprobieren, die Ihnen scheinbar gar nicht liegen – etwa Tanzen, Tai Chi oder Ballspiele.
Logische Intelligenz umschreibt die Fähigkeit, Probleme zu erkennen und zu lösen. Sie läßt sich unter anderem mit traditionellen IQ-Tests messen.
Sprachliche Intelligenz ist die Voraussetzung für viele soziale und intellektuelle Fertigkeiten. Wer sie erhöhen möchte, sollte sich intensiv mit der eigenen Ausdrucksweise beschäftigen und versuchen, verstärkt in Bildern zu denken.

Der gesunde Schlaf

WARUM VIELE VON UNS VIEL ZU WENIG SCHLAFEN

Vor der Erfindung des elektrischen Lichts haben Menschen im Durchschnitt deutlich mehr geschlafen als heute. Schuld an dem chronischen Schlafdefizit unserer Gesellschaft ist wohl unter anderem der Trend hin zu einem 24-Stunden-Tag: TV-Programme, die rund um die Uhr laufen, Überstunden, Freizeitstreß und die Doppelt- und Dreifachbelastung vieler Paare, vor allem aber von Frauen – all das beeinträchtigt insgesamt die Nachtruhe.
Deshalb sollte bei dem Versuch, seine Schlafqualität zu verbessern, erst einmal der Stundenplan einer kritischen Prüfung unterzogen werden: Mutet man sich

vielleicht zuviel zu – und das regelmäßig auf Kosten der Nachtruhe? Diese Ruhephase ist kein Luxus, den sich nur Faulenzer ausgiebig gönnen. Schlafmangel zehrt an den Nerven, verringert die Belastbarkeit in Beruf und Alltag, und die Unfallgefahr steigt. Außerdem kann bei dauerhaftem Schlafmangel der Organismus, vor allem das Immunsystem, geschwächt werden.
Doch die Ermunterung, doch mehr zu schlafen, ist leichter ausgesprochen als befolgt. Die »Nacht zum Tag zu machen« ist oft nur ein Fluchtreflex auf die Probleme mit der nächtlichen Ruhe. Wenigstens jeder Fünfte leidet an Schlafstörungen (> Seite 182), wovon vermutlich die Hälfte psychisch bedingt ist. Die Betroffenen haben entweder Probleme mit dem Ein- oder mit dem Durchschlafen. Sie schaffen es nicht, wirklich tief zu schlafen, oder sie leiden unter Schlafapnoe: Atemaussetzern während des Schlafes, die zu einer Unterversorgung mit Sauerstoff und Erschöpfung beim Aufwachen führen.

WIEVIEL SCHLAF BRAUCHT DER MENSCH?

Das individuelle Schlafbedürfnis

Auch wenn häufig behauptet wird, daß eine Ruhephase von acht Stunden ideal sei, sollten Sie nicht krampfhaft versuchen, diesem Ideal zu entsprechen. Manchen Menschen reichen sechs Stunden, andere brauchen neun Stunden und mehr, um sich ausgeruht zu fühlen. Die richtige Balance zwischen Wachsein und Schlafen muß jeder für sich selbst herausfinden. Das Schlafbedürfnis ändert sich außerdem im Laufe des Lebens und nimmt oft mit zunehmendem Alter deutlich ab.
Entscheidend ist vor allem eines: daß Sie sich in der Früh wohl und ausgeruht fühlen.

Die Qualität des Schlafes

Genauso wichtig wie ausreichend viele Schlafstunden ist auch deren Qualität. Und dazu gehört ein einigermaßen geregelter Wechsel zwischen Wach- und Schlafphasen. Dieser Mechanismus wird von einem »Schrittmacher« im Zwischenhirn geregelt: Von dieser Steuerstelle erhalten Nervenzellen den Impuls, Anregungen zum Wachsein zu bieten. Steht eine Ruhephase auf dem Plan, erhalten dieselben Zellen den umgekehrten Befehl, und schlafauslösende Botenstoffe (Azetylcholin und Serotonin) werden frei.
Diese Schlaf-Wach-Periodik ist durch den äußeren Licht-Dunkel-Wechsel mit dem 24-Stunden-Rhythmus der Erdumdrehung synchronisiert. Der Mensch ist darauf programmiert, nachts zu schlafen, weshalb die Schlafqualität während Schichtdiensten und durch den Wechsel der Zeitzonen beim Fliegen (Jet-lag) leidet.
Diese Regelmäßigkeit ist deshalb so entscheidend, weil Schlafphasen und Wachphasen die Grundstruktur des Zeitplans für die Abläufe in unserem Organismus sind. Sämtliche biochemischen Vorgänge basieren auf einer hochsensiblen Koordination, die vom Hormonsystem geleistet wird. Alles muß zu seiner

Zeit erledigt werden: Die Leber, z. B., läuft in den frühen Morgenstunden auf vollen Touren. Wachstumshormone, die bei Erwachsenen die Zellerneuerung bewirken, werden in Tiefschlafphasen mobilisiert. Eine Umgewöhnung auf einen neuen Wach-Schlaf-Rhythmus stellt deshalb eine große Belastung für den Organismus dar. Ein ständiger Wechsel ist nur schwer verkraftbar. Deshalb ist ein gesunder Schlaf in erster Linie regelmäßig und wirkt auf den Organismus wie ein zuverlässiger Taktstock.

Die innere Uhr

Natürlich haben wir auch eine »innere Uhr«, und die ist nicht bei jedem von uns gleich gestellt. Heute weiß man, daß es tatsächlich so etwas wie »Morgenmenschen« und »Abendmenschen« gibt und daß es keineswegs nur Faule sind, die »am Abend fleißig« werden – sondern Menschen, deren innere Uhr eben so programmiert ist.
Wer ständig gegen seine »innere Uhr« lebt, ist gewissen Risiken ausgesetzt. Studien zufolge leiden etwa Schichtarbeiter weit häufiger an Magen-Darm-Erkrankungen, Bluthochdruck oder anderen Herz-Kreislauf-Leiden als der Durchschnitt der Bevölkerung. Menschen mit gestörtem Rhythmus empfinden häufig Unlust und erhöhte Reizbarkeit.
Wie schwer sich die »innere Uhr« umstellen läßt, wissen Interkontinental-Reisende, die anschließend an einem Jet-lag zu leiden haben. Wer infolge intensiver Reisetätigkeit sehr häufig Zeitzonen überfliegt, muß nach der Ansicht von Chronomedizinern – sie zählen jenem Zweig der Medizin zu, der sich mit solchen Fragen beschäftigt – damit rechnen, daß Krankheiten leichter ausbrechen, für die er genetisch anfällig ist.

DIE PHASEN DES SCHLAFES

Schlaf läßt sich tagsüber kaum nachholen

Eine zu kurz gekommene geruhsame nächtliche Schlafenszeit läßt sich tagsüber nur schwer nachholen. Denn die körpereigenen Beruhigungsstoffe orientieren sich an der einsetzenden Dunkelheit, und tiefer Schlaf verträgt sich schlecht mit Helligkeit. Außerdem ist Lärm, der Störfaktor Nummer eins, tagsüber fast unvermeidbar. Das führt dazu, daß man tagsüber meistens nicht wirklich tief schläft. Doch die sogenannten Tiefschlafphasen sind jene Momente, in denen sich der Organismus so richtig erholt. Fehlen sie oder fallen sie zu kurz aus, fühlt man sich nach dem Aufwachen niedergeschlagen. Da die Schlafeffizienz nach dem 50. Geburtstag stetig abnimmt, leiden ältere Menschen oft an einem Mangel an tiefem Schlaf.

Der Tiefschlaf

Tiefschlafphasen sind ein wesentlicher Bestandteil der fünf aufeinanderfolgenden Schlafphasen, die sich in drei bis fünf Zyklen pro Nacht wiederholen: Normalerweise dauert die Einschlafphase etwa zehn Minuten, während der ersten

Schlafstunde sinkt man über vier Schlaf-Stufen bis in den Tiefschlaf. Dabei verlaufen die Hirnwellen, mißt man sie mit einem EEG, in langgezogenen Bögen. Nach eineinhalb bis zwei Stunden geht der Schlafende von diesem Normalschlaf in den Traumschlaf oder REM-Schlaf über. Die Hirnwellen werden kürzer und schneller.
REM ist die Abkürzung für den englischen Begriff »Rapid Eye Movement« und bezeichnet das offensichtlichste Merkmal dieser Schlafphase: die ruckartigen Bewegungen der Augäpfel. Sie belegen, daß das Gehirn jetzt arbeitet: Es wird geträumt, Erinnerungen werden gespeichert, die Erlebnisse des Tages werden gewissermaßen psychisch »verarbeitet«. Bei Tests an Studenten zeigte sich, daß sich während intensiver Lernphasen die Dauer dieser REM-Phasen deutlich verlängert.
Während des REM-Schlafes wird übrigens auch die Produktion des männlichen Hormons Testosteron angekurbelt. Das dürfte die Ursache dafür sein, daß Männer mit Schlafstörungen deutlich häufiger unter Impotenz (> Seite 237) leiden.
Insgesamt dauert einer dieser Schlafzyklen etwa 100 Minuten, und nur wenn alle diese Etappen wenigstens zwei Mal durchschlafen werden, empfindet man die Nacht als erholsam.

Das Nickerchen zwischendurch

Viele ältere Menschen, die morgens häufig sehr zeitig aufwachen und schlecht durchschlafen, brauchen einen ausgedehnten Nachmittagsschlaf. Doch dann fehlt die Müdigkeit, um abends einzuschlafen. In solchen Fällen ist es sinnvoll, diesen Kreislauf zu durchbrechen und sich die Müdigkeit aufzusparen. Allerdings ist ein Nickerchen von einigen Minuten, währenddessen man nicht wirklich einschläft, ein hervorragendes Lebenselixier für zwischendurch.

Alkohol und Schlafmittel

Alkohol ist nur sehr oberflächlich betrachtet ein wirksames Schlafmittel. Man kann vielleicht besser einschlafen, doch die Schlafqualität ist stark beeinträchtigt, und man wacht wie gerädert auf.
Auch Schlafmittel führen auf Dauer nicht zu erholsamem Schlaf. Sie narkotisieren das Bewußtsein und stören die natürlichen Tief- und Traumschlafphasen. Außerdem kann der Konsum von Schlafmitteln leicht in die Abhängigkeit führen (> Seite 172). Allerdings sollten Schlafmittel nicht pauschal abgelehnt werden. Werden sie unter der Kontrolle eines qualifizierten Arztes eingenommen, können sie dabei helfen, sich Schlafstörungen »abzugewöhnen«. Denn viele Menschen verkrampfen sich nach ein paar »schlechten« Nächten. Sie legen sich mit der Angst hin, daß es mit dem Einschlafen wieder einmal nicht klappen könnte. So entsteht ein Teufelskreis, dem sie mit leicht dosierten Schlafmitteln entkommen können.

TRÄUMEN SIE GUT?

Der REM-Schlaf

Etwa 20 Prozent der Schlafenszeit verbringen die meisten von uns mit Träumen. Die sogenannten REM-Schlafphasen, während derer wir träumen, sind neben den Tiefschlafphasen essentiell für die Schlafqualität. Bei Traumentzug, also bei Schlaf ohne REM-Phasen, werden die Betroffenen aggressiv und übererregt. Über längere Zeit hinweg ist dieser Entzug nicht verkraftbar. Wer Drogen, zuviel Koffein, Alkohol oder barbitursäurehaltige Schlafmittel zu sich nimmt, verkürzt oder verhindert diese REM-Phasen.

Jeder Mensch, der gesund schläft, träumt. Es gibt nur jene, die sich an die Traumbilder erinnern, und jene, die es nicht tun. Dieses Traumerleben, das ein wichtiges Ventil für die Verarbeitung von Erlebnissen ist, enthält vor allem für die Psychoanalyse (> Seite 151), aber auch für andere mit den Methoden der Traumdeutung arbeitende Psychotherapien wertvolle Hinweise auf die unterbewußten Vorgänge in einem Menschen.

Das Traumbuch

Doch auch ohne Therapiebedarf kann es sinnvoll und anregend sein, wenn Sie sich im Wachzustand ab und zu einmal mit Ihren Träumen beschäftigen. Am besten schreiben Sie diese in einem Buch auf, das griffbereit neben dem Bett liegt. Wenn Sie Schwierigkeiten mit der Erinnerung an Ihre Träume haben, können Sie versuchen, sich nach dem Aufwachen für einige Sekunden nicht zu bewegen. Dadurch merkt man sich manchmal seine Träume besser.

Natürlich ist man versucht, diese auch zu deuten. Eine pauschale Traumdeutung, deren Symbole für jedermann gelten sollen, gibt es allerdings nicht. Was aber nicht heißen soll, daß eine kreative Beschäftigung mit den Regungen des Unterbewußten nicht den einen oder anderen Hinweis – z. B. zur Bewältigung von Krisen – beinhalten kann. Auf jeden Fall gewähren Träume einen bereichernden Einblick in die eigene Seelenlandschaft.

TIPS FÜR EINEN GUTEN SCHLAF

- **Bei Problemen mit dem Einschlafen kann Ihnen ein täglich wiederholtes Beruhigungsritual helfen. Zum Beispiel: Erst einen Nachtspaziergang, dann ein heißes Bad nehmen, einen beruhigenden Tee oder warme Milch mit Honig trinken.**
- **Denken Sie beim Schlafengehen an etwas Schönes. Sorgen sind Schlafkiller, und ehe man sich's versieht, hat man sich wegen einer kleinen Krise Schlafstörungen »antrainiert«. In vielen Fällen läßt Müdigkeit die Lage noch auswegloser erscheinen. Versuchen Sie, einfach »umzuschalten«. Versprechen Sie sich, die Krise ernst zu nehmen und die Lösung umgehend anzupacken. Für solche Aufgaben brauchen Sie erst einmal genügend Schlaf, um am nächsten Morgen mit einem ausgeruhten Geist und Körper die Angelegenheit beim Schopfe zu packen.**
- **Wer aus beruflichen Gründen keinen regelmäßigen Rhythmus von Schlaf- und Wachphasen einhalten kann, sollte mit anderen Fixpunkten seinem Organismus**

einen gewissen Rhythmus verschaffen: Zum Beispiel regelmäßig eine Mahlzeit zwischen 13 und 14 Uhr. Auch davon profitiert die Schlafqualität.

- **Wie man sich bettet, so schläft man. Sparen Sie also – im Rahmen Ihrer finanziellen Möglichkeiten – nicht unnötig bei der Anschaffung Ihres Bettes. Es sollte ausreichend groß sein, und die Wirbelsäule sollte durch eine möglichst feste Unterlage beim Liegen gerade gehalten werden. Der Kopfpolster sollte nur die Stufe zwischen Schulter und Hinterkopf ausgleichen, also nicht so hoch sein.**
- **Lärm und Licht gehören, so gut es geht, aus dem Schlafzimmer verbannt. Allerdings ist es nicht sinnvoll, wenn wegen des Lärmschutzes die Belüftung ausfällt. Eine Lösung des Dilemmas: Die Schlafzimmertür offenhalten und über einen anderen Raum für Frischluft sorgen. Es gibt sogar belüftbare Schallschutzfenster. Behelfen Sie sich notfalls mit Ohrenstöpsel oder einer Schlafbrille.**
- **Sollten Sie Einschlafprobleme haben, so verzichten Sie vor dem Schlafengehen auf aufregende Lektüre, spannende TV-Sendungen und schwere Speisen.**

Wenn die Umwelt krank macht

Umweltkrankheiten nehmen durch die steigende Umweltverschmutzung immer stärker zu. Galten Allergien (> Seite 192) bis vor kurzem noch als die Umweltkrankheiten schlechthin, so kam eine Reihe neuer Krankheitsbilder dazu. Symptome wie chronische Müdigkeit, Schwindel, Übelkeit, Unfruchtbarkeit, Konzentrationsstörungen, Magen- und Herzprobleme machen immer mehr Menschen zu schaffen und werden in manchen Fällen auf Umwelteinflüsse zurückgeführt.

Viele Chemikalien und Umweltgifte wirken allerdings nicht auf alle Menschen gleich stark. Warum einzelne Menschen übersensibel auf bestimmte Stoffe reagieren, während andere niedrige Stoffbelastungen locker wegstecken können, das ist nach wie vor nicht ganz geklärt. Vermutet werden häufig Ursachen wie hormonelle Störungen, Schädigungen des Immunsystems oder eine Übererregbarkeit des Nervensystems.

MULTIPLE CHEMIKALIENUNVERTRÄGLICHKEIT (MCS)

In den USA wird sie als die Krankheit des 20. Jahrhunderts bezeichnet. Aber auch hierzulande leiden immer mehr Menschen an der sogenannten Multiplen Chemikalienunverträglichkeit (Multiple Chemical Sensitivity). Sie reagieren auf verschiedene chemische Stoffe in ihrer Umwelt – mit denen sie sowohl in Innenräumen als auch im Freien in Berührung kommen – mit zahlreichen Krankheitssymptomen, z. B. Allergien, Schlaf- und Gleichgewichtsstörungen, Leberschäden, Schmerzen verschiedenster Art, Pilzbefall und Herzrhythmusstörungen.

Eine ohnehin niedrige individuelle Toleranz gegenüber Umwelteinflüssen kann durch psychische Faktoren wie Überbelastung, Streß oder andere Probleme noch weiter sinken.

DIE GEBÄUDEKRANKHEIT (SBS)

Menschen aus Industrieländern verbringen durchschnittlich 90 Prozent ihrer Zeit in Innenräumen. Nach verschiedenen Untersuchungen weisen allerdings rund ein Drittel der Büroarbeitsplätze krankmachende Faktoren auf. Verantwortlich dafür sind unter anderem flüchtige organische Verbindungen, die aus Möbeln in die Luft austreten können; aber auch Schadstoffe, die aus technischen Geräten wie z. B. Druckern entweichen, oder Pilze, die sich oft in Klimaanlagen festsetzen. Untersuchungen stellten das besonders häufige Auftreten der »Gebäudekrankheit« oder des »Sick Building Syndrome« (SBS) in klimatisierten Bürogebäuden fest.
Den eigenen vier Wänden stellt die Weltgesundheitsorganisation (WHO) auch kein besseres Zeugnis aus: In 30 Prozent aller nach 1960 gebauten Häusern befinden sich die verschiedensten Schadstoffe in der Luft. Augenbrennen, Konzentrationsschwäche oder ständige Kopfschmerzen können eine Reaktion darauf sein. Umweltmediziner zählen aber auch Beschwerden, die das Zentralnervensystem oder die Schleimhäute der Atemwege beeinträchtigen, zu Symptomen, die eine Reaktion auf Umweltgifte sein können.
Besonders wenn sich Kleinkinder oder Kranke in den eigenen vier Wänden aufhalten, sollte man beim Einrichten und Renovieren zu schadstoffarmen Produkten greifen.

HEIMTÜCKISCHES GIFT?

Umweltkrankheiten stellen die behandelnden Ärzte aber nicht selten vor Probleme. Denn nicht immer ist die Ursache der Beschwerden beim Patienten so eindeutig wie bei Vergiftungen mit bekannten Substanzen. Das inzwischen verbotene Nervengift Lindan etwa wurde in verschiedenen Insektenschutzmitteln verwendet und läßt sich über Urin und Blutuntersuchungen ebenso nachweisen wie das Holzschutzmittel Pentachlorphenol (PCP).
Andere Gifte wiederum sind mit solchen Methoden nicht nachweisbar: Bei immer mehr Patienten, die über Umweltkrankheiten klagen, lassen sich bei Untersuchungen keine Konzentrationen chemischer Substanzen finden, die nach herkömmlichem medizinischem Verständnis für die Beschwerden verantwortlich sein können. Außerdem sind die Symptome oft vielfältig und machen es für Ärzte schwierig, eindeutige Diagnosen zu stellen.
Viele Alternativmediziner (> Seite 134) haben deshalb einen anderen Vergiftungsbegriff entwickelt als »Schulmediziner«. Sie gehen davon aus, daß es auch zu Vergiftungen kommen kann, wenn sich verschiedene – in der jeweiligen Konzentration für sich genommen ungefährliche – problematische Substanzen im Organismus aufaddieren. Die Summe all dieser Stoffe sei es, die den

Menschen insgesamt überfordere. Diese Vorstellung ist allerdings wissenschaftlich umstritten.

WAS TUN BEI BESCHWERDEN

Bei Auftreten von Beschwerden sollte man zunächst einen Arzt konsultieren. Falls der Arzt keine unmittelbaren Ursachen feststellen kann, ist es möglich, daß das Büro oder die eigene Wohnung mit Umweltgiften »verseucht« ist. Wer sich über den tatsächlichen Schadstoffgehalt Klarheit verschaffen will, der kann die Luft vom Österreichischen Institut für Baubiologie analysieren lassen. Das Institut führt Schadstoffmessungen in ganz Österreich durch und bietet Beratungen an. Die Kosten für die Messungen liegen bei 900 Schilling aufwärts.

Österreichisches Institut für Baubiologie
Landstraßer Hauptstraße 67/2. Stiege
1030 Wien
Tel: (01) 713 37 93-0
Fax: (01) 712 09 97

GIFTIGE STOFFE IN DER TÄGLICHEN UMWELT

Ozon

Im Sommer kann bodennahes Ozon zu einer Beeinträchtigung der Gesundheit führen. Untersuchungen ergaben, daß Menschen, die bodennahem Ozon – einem Atemgift und Reizgas – besonders stark ausgesetzt sind, eine durchschnittliche Leistungseinbuße der Lungenfunktion von 9 Prozent zeigen. Anhaltende Hitze in den Sommermonaten begünstigt das Entstehen von bodennahem Ozon. Wenn möglich, sollte man bei höherer Ozonkonzentration körperlich anstrengende Tätigkeiten im Freien meiden.

Das Reizgas entsteht aber nicht nur im Freien, auch einige Bürogeräte setzen Ozon frei. So treten bei Laserdruckern kleine Mengen von Ozon aus, die von den Menschen am Arbeitsplatz eingeatmet werden. Lüften Sie also Ihren Arbeitsbereich so oft wie möglich.

Chemische Holzschutzmittel

Zu den für den Menschen gefährlichsten Bestandteilen von Holzschutzmitteln zählt Pentachlorphenol (PCP). Besonders gefährlich ist PCP, wenn Holz, das mit diesem Gift behandelt wurde, im Kamin verheizt wird. Ist der Schadstoff erst einmal freigesetzt, so breitet er sich nicht nur im gesamten Raum, sondern durch die Wände auch in andere Zimmer weiter aus. Wer unter Symptomen wie Durchfall, Leber- und Nierenschäden leidet und keine eindeutigen medizini-

schen Ursachen feststellen kann, der sollte seine Wohnung nach möglichen Giftherden in Holzmöbeln und Holzbalken durchsuchen lassen.
Das in der Zwischenzeit durch negative Schlagzeilen zwar seltener, aber immer noch in Holzschutzmitteln verwendete Insektenmittel Lindan gilt unter Umweltmedizinern als Zerstörer von Knochenmark und dem Blutbildungssystem.
Prinzipiell gilt: Problematische chemische Holzschutzmittel haben in Innenräumen nichts zu suchen.

Asbest

Die Gefährlichkeit dieses Stoffes wurde erst nach und nach erkannt. In den 90er Jahren wurde dann die Herstellung von asbesthältigen Baustoffen endgültig verboten. Asbest wurde vor allem als Dämmstoff in Decken, Wänden und Nachtspeicheröfen verwendet. Aber auch ältere Heizkörperverkleidungen oder Brandschutzplatten von Herden sind aus Asbestfasern gefertigt. In Häusern, die bis Anfang der 90er Jahre erbaut worden sind, ist Asbest aber noch immer vorhanden. Eine besondere Gefahr geht von Hausdächern aus: Werden diese gereinigt, so wird damit das umliegende Gelände verseucht. Eine tägliche Asbestbelastung kann zu Lungenverhärtung, Lungenkrebs oder Bauchfellkrebs führen. Asbest-Altlasten sollten nur von Spezialisten beseitigt werden.

Lösungsmittel

Diese Zusätze kommen vor allem in Farben und Lacken vor. Sie setzen beim Trocknen giftige Gase frei, die sich in den Innenräumen ausbreiten. Lösungsmittel werden auch häufig in Teppichklebstoffen verwendet. Die meisten dieser Kleber enthalten Klebstoffe aus Kunstharz, Synthesekautschuk oder Acrylsäureester, deren giftige Inhaltsstoffe auch in die Luft freigesetzt werden.
Am besten sollten zum Kleben der Fußbodenbeläge Dispersionskleber mit Naturharzen verwendet werden: Diese gelten als unbedenklich für die Gesundheit, da sie keine Lösungsmittel enthalten. Lösungsmittel wirken berauschend und können Schwindelgefühl, Sprech- und Sehstörungen bewirken. Deshalb sollte man bei Malerarbeiten immer gut lüften und Teppiche eher verspannen als verkleben.

Blei im Trinkwasser

Bleileitungen in Altbauten können Blei ins Trinkwasser abgeben. Das ist vor allem für Kleinkinder gefährlich. Wer in einem Altbau wohnt, sollte sich bei der Hausverwaltung über den Zustand der Wasserleitungen informieren. Auf jeden Fall hilft es, wenn man das Wasser vor der Benützung etwas laufen läßt, damit die in den Rohren angesammelte Bleilast abrinnen kann.

Formaldehyd

Diese Substanz findet sich am häufigsten in Möbelstücken, die aus Spanplatten gefertigt sind. Sie wird noch jahrelang in die Luft abgegeben. Formaldehyd wird nach wie vor verwendet und findet sich heute in einem Großteil der Innen-

räume. Schleimhautreizungen, Bindehautentzündungen, Kopfschmerzen, Müdigkeit und Übelkeit können die Ursache von formaldehydverseuchten Innenräumen sein. Außerdem steht das Umweltgift in Verdacht, krebserregend zu sein.
Wer Möbel kauft, die aus Spanplatten gefertigt sind, sollte darauf achten, daß diese rundum versiegelt sind.

Elektrosmog

Elektromagnetische Felder entstehen überall dort, wo es Strom gibt. Sie sind zwar unsichtbar, geräusch- und geruchlos, trotzdem werden sie in einzelnen wissenschaftlichen Untersuchungen für bestimmte Beschwerden verantwortlich gemacht. Die allgegenwärtige Strahlung aus Stromkabeln, Funkstationen oder Mobiltelefonen wird nicht nur für ein Nachlassen der geistigen Fitneß und für Befindlichkeitsstörungen wie Wetterfühligkeit, Schlafstörungen, Müdigkeit oder Mattigkeit verantwortlich gemacht. Elektrosmog soll in einzelnen Fällen auch Auslöser von Krebs, Rheuma oder Herzrhythmusstörungen sein. Obwohl einige Experten vor den Einflüssen des Elektrosmog warnen, bleibt die Mehrheit der Wissenschafter aufgrund der widersprüchlichen Ergebnisse wissenschaftlicher Studien aber skeptisch: bis heute ist die schädliche Wirkung von Elektrosmog auf den Menschen wissenschaftlich nicht erwiesen. Nachgewiesen ist allerdings, daß er die Funktion eines Herzschrittmachers beeinflussen und medizinische Meßgeräte stören kann.

HANDYS UND HERZSCHRITTMACHER

- **Träger von Herzschrittmachern sollen ihr Handy prinzipiell nicht über dem Schrittmacher-Generator tragen.**
- **Das Telefonieren sollte immer am dem Schrittmacher gegenüberliegenden Ohr erfolgen.**
- **Eine Mindestentfernung von etwa 25 Zentimeter von der Handy-Antenne zum Schrittmacher sollte eingehalten werden.**
- **Anzuraten ist auch die Überprüfung der Schrittmacher-Funktion beim Telefonieren durch den Kardiologen.**

Das Leiden am Wetter

WIE DAS KLIMA DEN KÖRPER BEEINFLUSST

Ob leichte Kopfschmerzen, Kreislaufstörungen oder derart heftige Symptome, daß Betroffene phasenweise bis zur Berufsunfähigkeit oder totalen Lebensunlust beeinträchtigt sind: Wetterfühligkeit – also die Empfindlichkeit gegen Hitze, Käl-

te, Föhn, Wetterumschwung, Klimawechsel oder naßkalte November-Nebelschwaden – gilt als eine der verbreitetsten Zeitkrankheiten.
Inzwischen weiß die moderne Wissenschaft, daß Wetterbedingungen einen direkten Einfluß auf den Organismus haben können. Das hat mehrere Gründe:

- Weil der Körper bei Wärme den Blutdruck drosselt, kann die dadurch bedingte Unterversorgung mit Sauerstoff zu Müdigkeit und Erschöpfung führen. Diese Reaktion des Organismus auf steigende Temperaturen erklärt auch die verbreitete Müdigkeit im Frühjahr. Unter dem Einfluß von Hitze gerinnt das Blut schneller, wodurch das Risiko steigt, daß ein Blutgefäß verstopft und damit ein Schlaganfall (> Seite 256), ein Herzinfarkt (> Seite 251) oder eine Lungenembolie ausgelöst wird. Kommt zur Hitze noch Tiefdruck, steigen diese Risiken weiter.
- Bei winterlicher Kälte beschleunigt der Organismus seine Tätigkeiten. Er scheidet mehr Harn aus, der Zucker-, Kalzium-, Phosphat-, Natrium- und Magnesiumgehalt des Blutes steigen ebenso wie der Blutdruck, der dann das Herz belastet und die Blutgefäße verhärtet. Riskant kann es für Patienten werden, die von Haus aus unter einem stark überhöhten Blutdruck leiden: Bei ihnen kann das Risiko eines Herzinfarkts oder Schlaganfalls steigen.
- UV-Licht kann zwar, in Überdosen genossen, das Hautkrebs-Risiko erhöhen und die Erbinformation in den Hautzellen schädigen. Wird die UV-Strahlung jedoch durch niedrige Wolken und dichten Nebel behindert, so kann dadurch das Immunsystem geschwächt, die Leistungsfähigkeit herabgesetzt und die Stimmung getrübt werden. Das ist mit ein Grund für die höhere Infektionsanfälligkeit und das häufig leicht verstimmte Lebensgefühl im Spätherbst und Winter.

SECHS TYPISCHE WETTERLAGEN – UND WAS SIE IM ORGANISMUS BEWIRKEN

1. Mittleres Schönwetter
Kühl, mild und trocken, die Sonne scheint. Nachts gehen die Temperaturen stark zurück. Das stabile Hochdruckwetter ist medizinisch günstig, wirkt auf den Organismus erfrischend und belebend, der Blutdruck steigt leicht an.

2. Gesteigertes Schönwetter
Warm, mild und weiterhin trocken. Vereinzelt zeigen sich Schönwetterwolken, die Luftfeuchtigkeit nimmt leicht ab, die Temperaturen steigen langsam. Medizinisch günstig, wirkt häufig leistungssteigernd und die Befindlichkeit fördernd.

3. Übersteigertes Schönwetter
Die Sonne strahlt, es ist warm und extrem trocken. Im Alpenvorland setzt der Föhn ein, der Luftdruck fällt. Die erhöhte Reizwirkung dieser Wetterlage kann zu Kopfschmerzen und Migräne, Herz-Kreislauf-Beschwerden, in Extremfällen zu Thrombosen und Embolien führen.

4. Aufkommender Wetterumschlag
Die Luft wird zunehmend warm und feucht, der Luftdruck fällt stark, der Himmel trübt sich ein. Diese schwüle, drückende Wetterlage übt eine starke Reizwirkung auf den Organismus aus. Kreislaufstörungen und eine erhöhte Infarktanfälligkeit sind mögliche Folgen.

5. Vollzogener Wetterumschlag
Kalte, feuchte Luft sind für das nachfolgende Tief ebenso typisch wie Regenschauer und manchmal Gewitter. Im Sommer fallen die Temperaturen, im Winter bringt das Tief milde Meeresluft. Diese Wetterreize wirken sich unterschiedlich aus: viele Wetterfühlige sind bereits beschwerdefrei. Die feuchte Luft und die niedrigen Temperaturen können jedoch vor allem Rheumatikern zu schaffen machen.

6. Beginnende Wetterberuhigung
Es ist kühl und trocken, die Wolkendecke reißt auf, die Sonne setzt sich langsam durch. Der Luftdruck steigt wieder an. Diese Phase ist medizinisch günstig und kaum noch belastend.

Wetterfühlige sollten vor allem in den Phasen 3 bis 5 zusätzliche Belastungen möglichst gering halten.

DAS WETTER ALS FRÜHWARNSYSTEM

Die typischen Beschwerden bei Wetterfühligkeit sind Warnreflexe: Der Körper zeigt, daß er Probleme damit hat, sich den veränderten Wetterverhältnissen anzupassen. Wenn die natürliche Reaktionsbereitschaft eines Menschen deutlich herabgesetzt ist, machen sich bestimmte Wetterlagen oder ein Wetterumschwung mit allgemeinen Befindlichkeitsstörungen oder Schmerzen an bereits vorgeschädigten Organen bemerkbar.
Ein Wetterumschwung setzt etwa das vegetative (»unwillkürliche«) Nervensystem unter einen großen Anpassungsstreß. Wird es dabei überfordert, reagiert es krankhaft überreizt und kann Migräne, Kopf-, Narben-, Glieder- oder Gelenkschmerzen hervorrufen. Opfer dieser Zusammenhänge sind auch jene »Wetterpropheten«, bei denen sich eine bevorstehende Wetteränderung durch Stechen oder Ziehen im Knie oder ähnliches ankündigt.

VORBEUGUNG UND BEHANDLUNG

Viele Ärzte empfehlen als Vorbeugung gegen Wetterfühligkeit vor allem viel Bewegung in der frischen Luft, Kneipp-Anwendungen (> Seite 99) und einen geregelten Tagesablauf, der sich möglichst an der Natur orientieren soll. Wenn Sie

sich viel im Freien aufhalten und sich bewußt den Klimareizen aussetzen, haben Sie gute Chancen, Wettereinflüssen künftig gestärkter zu begegnen.
Bei Risikogruppen wie Herz-Kreislauf- oder Rheuma-Patienten ist allerdings eine konkretere Vorbeugung angesagt. Rheumatiker (> Seite 166) können etwa die Dosierung von Schmerzmitteln in Absprache mit ihrem Arzt in feuchtkalten und windigen Witterungsperioden, bei besonders hoher Luftfeuchtigkeit oder starkem Regen vorübergehend entsprechend erhöhen oder zusätzlich zu sanften schmerzlindernden Behandlungsmethoden (> Seite 135) greifen.
Ist Ihr Herz-Kreislauf-System (> Seite 247) belastet, sollten Sie sich bei potentiell heiklen Wetterlagen möglichst schonen und zusätzliche Belastungen wie Streß, Zigarettenrauchen oder schwere körperliche Anstrengungen nach Möglichkeit meiden.

SANFTE THERAPIEN FÜR WETTERFÜHLIGE

Wer bei wetterbedingten Beschwerden nicht – oder nicht ausschließlich – auf Medikamente setzen will, für den gibt es eine Reihe natürlicher oder naturnaher Alternativen.

- **Kommt Ihr Kreislauf nicht in Schwung, können trockene Körperbürstungen, Wechselduschen, verschiedene Kneippsche Anwendungen (> Seite 99) oder Weißdorn-Tee oder -Präparate (> Seite 133) bis zu einem gewissen Grad Abhilfe schaffen. Bei leichten depressiven Verstimmungen kann sich Johanniskraut (> Seite 125) bewähren.**
- **Wer sich entstressen und entspannen will, kann es mit Autogenem Training (> Seite 147), Bio-Feedback (> Seite 147), Hypnose oder Selbsthypnose (> Seite 148), Muskelentspannung nach Jacobson (> Seite 148) oder Yoga (> Seite 149) versuchen. Einschlägige Kurse werden von Psychologen, Ärzten oder Institutionen der Erwachsenenbildung angeboten.**
- **Von der Akupunktur (> Seite 136) weiß man, daß sie bei Schmerzen immer wieder Linderung verschafft oder dabei helfen kann, mit einer geringeren Menge von Schmerzmitteln auszukommen.**
- **Wem das zu aufwendig ist, der kann es bei Kopfschmerzen oder »Kreislaufhängern« – wenn der Magen mitspielt – mit einer Tasse starkem Kaffee und dem Saft einer Zitrone versuchen.**

Gesundheit auf Reisen

Reisen, besonders wenn es in weitentfernte Länder geht, stellen besondere Anforderungen an die Gesundheit. Das gilt sowohl für die Anreise, die den Organismus – etwa im Auto, im Flugzeug oder auf dem Schiff – stärker als sonst beanspruchen kann, als auch für den Aufenthalt im Urlaubsland. Zur Vorbereitung von Ferienaufenthalten sollte deshalb auch die Zusammenstellung von geeigneten Medikamenten für die am meisten verbreiteten Beschwerden gehören. Bei Reisen in Länder mit erhöhten Infektionsrisiken können diese durch Impfungen oder Chemoprophylaxe teilweise ausgeschaltet oder zumindest deutlich reduziert werden.

REISEDURCHFALL

Wie Sie am besten vorbeugen

Sehr viele Auslandsreisende sind während ihres Urlaubs einmal von Durchfall (> Seite 268) oder anderen Verdauungsproblemen betroffen. Meistens handelt es sich dabei um ungefährliche Probleme, die auch mit der Ernährungsumstellung zu tun haben können und von selbst wieder vergehen. Trotzdem empfiehlt es sich besonders in heißen, tropischen Ländern, die möglichen Auslöser von »Montezumas Rache« zu meiden. Dazu zählen vor allem Leitungswasser, Eiswürfel, Speiseeis, Salate, rohe Gemüseprodukte, ungeschälte Früchte sowie rohe Fisch- und Fleischgerichte. Statt Leitungswasser können Sie in Originalflaschen abgefülltes Trinkwasser oder Softdrinks mit unversehrtem Verschluß konsumieren.

Einige Tips zur Behandlung

Bei dünnem, wäßrigem Stuhl ohne Fieber sollte vor allem der Flüssigkeits- und Elektrolytverlust ausgeglichen werden. Dabei hilft z. B. eine Mischung aus 1 Liter Orangensaft (frisch gepreßt pur oder mit Mineralwasser verdünnt), 1 gestrichenen Kaffeelöffel Kochsalz und 1 Eßlöffel Zucker. Dieser »Cocktail« wird gut umgerührt und vor dem Trinken eine Stunde stehengelassen. Je nach Schwere der Durchfälle müssen mindestens zwei Liter pro Tag getrunken werden.
Kindern, die unter Durchfall leiden, sollten Präparate gegeben werden, die den Flüssigkeits- und Elektrolytmangel wieder ausgleichen. Auch das alte »Hausmittel« Cola und Salzstängelchen kann helfen.
Sogenannte »Motilitätshemmer« (sie hemmen die Darmbewegung) sollten nur im Notfall – also etwa bei Rundreisen oder längeren Busfahrten – und über maximal 48 Stunden eingenommen werden.
Wenn Reisedurchfall länger als drei bis vier Tage dauert, Fieber auftritt oder Blut im Stuhl ist, sollte zur diagnostischen Abklärung ein Arzt aufgesucht werden. Im Notfall kann auch eine antibiotische Eigentherapie gestartet werden (> Reiseapotheke, Seite 62). Die alleinige Einnahme von Motilitätshemmern ist für Durchfall mit Fieber ungeeignet.

SONNENSCHUTZ

Vorsicht Sonne

Die möglichen Folgen von allzu intensiven Sonnenbädern sind inzwischen hinlänglich bekannt: Sonnenbrand, vorzeitige Hautalterung und im Extremfall sogar Hautkrebs. Deshalb ist unbedingt eine stufenweise Gewöhnung an starke Sonnenbestrahlung notwendig. Besser noch ist der weitgehende Verzicht auf

ausgiebige Sonnenbäder – besonders dann, wenn Sie direkte Sonnenbestrahlung insgesamt schlecht vertragen.
Am besten kaufen Sie schon vor der Abreise ausreichende Mengen eines Sonnenschutzmittels, dessen Verträglichkeit Sie bereits getestet haben. Auch Sonnenbrillen und eine Kopfbedeckung sollten im Reisegepäck nicht fehlen.

Der »Sonnenschutzfaktor«

Für Mitteleuropäer von durchschnittlichem Hauttyp empfehlen manche Ärzte beispielsweise bei einem Urlaub in der Karibik ein Sonnenschutzmittel mit Schutzfaktor 12 für die ersten Tage und eines mit Faktor 8, wenn die Haut bereits gebräunt ist. Für besonders helle Hauttypen können Sonnenschutzmittel mit Schutzfaktoren bis zu 30 sinnvoll sein. Vergessen Sie nicht, das Sonnenschutzmittel auch auf und hinter den Ohren aufzutragen.
Natürlich hat jeder Hauttyp eine für ihn typische Eigenschutzzeit: Sie gibt an, wie lange jemand ohne Sonnenschutz in der Sonne verbringen kann, ohne einen Sonnenbrand zu bekommen. Dafür gibt es zwar Richtwerte, entscheidend sind jedoch die Erfahrungen, die Sie mit der Sonne bereits gemacht haben. Der an der Packung des jeweiligen Sonnenschutzmittels angegebene Faktor zeigt, um wie viel sich diese Zeitspanne verlängert, wenn Sie das Mittel verwenden: Sie multiplizieren einfach Ihre Eigenschutzzeit mit dem Sonnenschutzfaktor. Ein Beispiel: Eine Person, deren Eigenschutzzeit 15 Minuten beträgt, kann mit einem Sonnenschutzfaktor 4 eine Stunde (15 x 4 Minuten) an der Sonne liegen, ohne daß sich die Haut entzündet.
Besonders hohe Sonnenschutzfaktoren benötigen auch Kinder, die zudem vorzugsweise im Schatten spielen sollten. Sie sollten möglichst häufig eingecremt werden (erst etwa 15 Minuten nach dem Eincremen Schwimmen gehen!) und nach Möglichkeit eine leichte Kopfbedeckung und helle T-Shirts tragen. Die Zeit zwischen 11 und 15 Uhr sollten Kinder und Erwachsene besser im Schatten verbringen.

Die Eigenschutzzeit von Hauttypen

Hauttyp	Hautfarbe	Sommersprossen	Haarfarbe	Brustwarzen	Eigenschutz in der Sonne
I	sehr hell	stark	rötlich	sehr hell	5–10 min.
II	hell	selten	blond, braun	hell	10–20 min.
III	hell – hellbraun	keine	dunkelblond, braun	dunkler	20–30 min.
IV	hellbraun, oliv	keine	dunkelbraun, schwarz	dunkel	40 min.

SEXUELL ÜBERTRAGBARE KRANKHEITEN

In vielen Urlaubsländern ist das Risiko, sich bei ungeschützten Sexualkontakten mit sexuell übertragbaren Krankheiten wie HIV, Hepatitis B, Tripper oder Syphilis zu infizieren, sehr hoch. Schutz können hier nur Präservative bieten, die am besten noch vor der Abreise gekauft werden.

SCHUTZ VOR INSEKTEN UND ANDEREN TIEREN

Insekten können unter anderem Malaria und das Dengue-Fieber übertragen. Deshalb sollte bei Fernreisen in Regionen, in denen diese Krankheiten vorkommen, ein – am besten mit einem Insektenschutzmittel imprägniertes – Moskitonetz mitgeführt werden. Schutz bieten auch mückenabwehrende Hautlotionen, Vitamin-B-Präparate und Imprägnierungsmittel für die Kleidung.
Bisse oder Stiche exotischer Insekten können auch große Beulen hervorrufen. Eine juckreizstillende Creme oder Histamintabletten können hilfreich sein, im Zweifelsfalle sollte aber lieber zu früh als zu spät ein Arzt aufgesucht werden, um schwere Entzündungen zu vermeiden. (> Insektenallergien, Seite 198)
Bei Bissen von Gifttieren ist eine Selbstbehandlung nicht ratsam. Stellen Sie statt dessen nach Möglichkeit den gebissenen Körperteil der betroffenen Person ruhig und transportieren Sie den Patienten schonend ins nächstgelegene medizinische Zentrum.
Bei Kontakten mit Hunden, Katzen oder halbzahmen Affen besteht die Gefahr, mit Tollwut infiziert zu werden.

THROMBOSEGEFAHR AUF LANGEN FLUGREISEN

Durch Bewegungsmangel und hohen Flüssigkeitsverlust können auf Langstreckenflügen lebensgefährliche Blutgerinnsel entstehen. Zur Vorbeugung sind häufiges Aufstehen und Lockerungsübungen empfehlenswert. Nehmen Sie zudem ausreichend nicht-alkoholische Getränke zu sich. Wenn Sie schon einmal Venenprobleme gehabt haben, sprechen Sie vor Langstreckenflügen mit Ihrem Arzt über Stützstrümpfe, die Einnahme von Acetylsalicylsäure und niedermolekulare Heparine (wirken beide »blutverdünnend«) zur Vorbeugung.

JET-LAG

Zu den vergleichsweise harmlosen Reisebeschwerden zählt die Störung des Schlaf-Wach-Rhythmus bei Fernreisen. Treten Sie die Reise nach Möglichkeit ausgeschlafen an, weil sich ein eventuelles Schlafdefizit auf dem Weg durch die Zeitzonen vervielfachen kann. Versuchen Sie dann, sich an Ihrem Zielort bewußt der »neuen Zeit« anzupassen und möglichst bald zu Ihrem gewohnten Rhythmus zu finden. Bei Bedarf können eventuell auch pflanzliche Schlafmittel wie Baldrian (> Seite 119) oder Hopfen (> Seite 125) eingenommen werden. Bei manchen Menschen kann angeblich auch das Hormon Melatonin den Jetlag lindern.

SCHIFFS- UND AUTOREISEN

Bei Autoreisen sollten genügend Pausen gemacht werden, um schlechter Konzentrationsfähigkeit und Ermüdung vorzubeugen. Empfehlenswert sind z. B.

- eine Stunde nach dem Start eine Pause von fünf Minuten, sowie
- zehn Minuten Pause nach dreieinhalb Stunden
- 20 Minuten Pause nach fünf Stunden
- 60 Minuten Pause nach sieben Stunden.

Nach spätestens zehn Stunden sollten Sie nach Möglichkeit die Fahrt unterbrechen und dort, wo Sie gerade sind, übernachten.
Gegen den vor allem auf Schiffsreisen recht häufigen Brechreiz durch Reisekrankheit ist Ingwer (> Seite 125) als natürliches Mittel gebräuchlich. Kauen Sie jede Stunde ein etwa einen Zentimeter großes Stückchen frische Ingwerwurzel. Ähnlich wirkt ein Gramm getrocknetes Ingwerpulver, das in einem Glas Wasser verdünnt im Zwei-Stunden-Takt eingenommen werden sollte. Aber auch andere Präparate gegen Übelkeit und Erbrechen, sogenannte Antiemetika, helfen; sie sind als Tropfen, Zäpfchen oder Kaugummi erhältlich.

IMPFUNGEN

Impfungen sollen gegen die in bestimmten Urlaubsländern weit verbreiteten Infektionskrankheiten vorbeugend schützen. Die Notwendigkeit von Impfungen richtet sich unter anderem nach dem exakten Zielort innerhalb eines Landes, der Aufenthaltsdauer und dem persönlichen Reisestil. Rucksacktouristen sind oft anderen Risiken ausgesetzt als Fünf-Sterne-Urlauber.
Das »Zentrum für Reisemedizin« in Wien gibt gegenwärtig folgende – im Laufe der Zeit immer wieder geänderte – Impf-Empfehlungen für Fernreisen in Länder mit erhöhtem Infektionsrisiko:

- Basisprogramm für alle Reisenden: Diphterie, Tetanus, Polio, Hepatitis A, Typhus
- Zusatzprogramm je nach Zielort, Aufenthaltsdauer und persönlichem Reisestil: Gelbfieber, Cholera (Schluckimpfung), Meningokokken-Meningitis (Gehirnhautentzündung), Japan-B-Encephalitis (Gehirnentzündung), Hepatitis B, Tollwut, eventuell BCG (Tuberkulose)
- Weiters wird je nach Zielland zum Teil auch eine Malariaprophylaxe empfohlen.

INFORMATIONEN FÜR FERNREISENDE

Mit der Gesundheitsvorsorge sollten Sie bei einer bevorstehenden Fernreise unbedingt rechtzeitig beginnen – also etwa acht Wochen vor der Abreise. Befragen Sie dazu Ihren Hausarzt oder Apotheker. Informationen über die Notwendigkeit von Impfungen – die sich laufend ändern kann – sowie über andere vorbeugende Maßnahmen erteilt auch das

Zentrum für Reisemedizin
Zimmermanngasse 1a
1090 Wien
Tel: (01) 403 83 43
Fax: (01) 403 83 43-90
E-mail: reisemedizinzentrum@eunet.at
http://members.eunet.at/reisemedizinzentrum

REISEAPOTHEKE

Medikamente, die Sie ohnehin regelmäßig einnehmen, sollten Sie auch in ausreichender Menge in den Urlaub mitnehmen. Außerdem empfiehlt sich die Zusammenstellung einer kleinen Reiseapotheke, um notfalls gewappnet zu sein. Die folgende Liste gibt Ihnen einen Überblick über sinnvolle Medikamente, erhebt aber keinen Anspruch auf Vollständigkeit. Viele der genannten Medikamente sind verschreibungspflichtig, sprechen Sie also bitte vor der Abreise mit Ihrem Arzt. Sämtliche angeführten Arzneien müssen der Gebrauchsinformation oder der ärztlichen Verordnung entsprechend eingenommen werden.
Bewähren können sich auf Reisen

- spezielle Präparate für den Flüssigkeits- und Elektrolytersatz bei Durchfall von Kindern
- Medikamente gegen Durchfall
- Präparate gegen Übelkeit und Erbrechen
- krampflösende Mittel
- Antibiotika für längerdauernde Durchfälle mit hohem Fieber
- Schmerzmittel z. B. mit den Wirkstoffen Acetylsalicylsäure, Ibuprofen oder Paracetamol
- Präparate mit diesen Wirkstoffen für den Fall von Erkältungskrankheiten oder grippalen Infekten. Sie wirken entzündungshemmend und abschwellend).
- Präparate gegen Probleme mit dem Kreislauf
- Präparate, die aufgrund ihres Geruches Insekten fernhalten können
- Spezielle Lotionen, Gels oder Sprays gegen Insektenstiche, juckende Hautausschläge und Sonnenbrand
- Tropfen gegen (nicht eitrige) Augenentzündungen und
- Pflaster zur Behandlung kleinerer Verletzungen, ein kleines Verbandspäckchen und Mittel zur Wunddesinfektion

Bitte überprüfen Sie vor Ihrer Abreise das Ablaufdatum aller Arzneien. Auf Flügen sollten Sie die wichtigsten Medikamente sicherheitshalber in Ihrem Handgepäck transportieren.

BESCHWERDEN NACH DER RÜCKKEHR

Daß es bei gesundheitlichen Problemen nach der Rückkehr aus dem Urlaub sinnvoll ist, einen Arzt zu konsultieren, sollte selbstverständlich sein. Besonders wichtig ist die rasche Untersuchung durch einen Mediziner, wenn die Beschwerden plötzlich auftreten oder von Fieber begleitet sind.
Bei Malaria bietet auch die Prophylaxe keinen 100prozentigen Schutz. Eine Malaria tropica kann innerhalb von 48 Stunden akut lebensgefährlich werden. Bei rechtzeitiger Behandlung verläuft sie jedoch in aller Regel unproblematisch.

Ein gesunder Lebensstil bei Kindern und Jugendlichen

DIE ELTERN ALS VORBILD

Die meisten Kinder haben das Potential, gesund heranzuwachsen. Voraussetzung dafür sind aber nicht nur genügend Liebe, Zuwendung und Anleitung durch die Eltern, sondern eine wichtige Rolle spielt auch deren Vorbildfunktion. Kinder neigen dazu, ihre gesunden genauso wie ihre ungesunden Verhaltensweisen zu übernehmen. Kindern das Gegenteil von dem zu empfehlen, was man selber tut, wird also möglicherweise nicht zum gewünschten Ergebnis führen.
Drei Bereiche sind für eine positive gesundheitliche Entwicklung der Kinder von besonderer Bedeutung:

- richtige Körperpflege
- ein ausgeglichenes Verhältnis zwischen Entspannung und Aktivität
- eine vollwertorientierte, kräftigende Ernährung.

DIE RICHTIGE KÖRPERPFLEGE

Kinder und das Badezimmer

Für Kleinkinder ist das Baden meist ein Riesenspaß. Zunächst müssen sie natürlich noch von den Eltern gewaschen werden, doch spätestens mit zwei bis drei Jahren können die meisten Kinder bereits beim Baden, Ankleiden und Zähneputzen mithelfen. Eltern sollten die natürliche Neugierde von Kindern ausnützen, um ihre Kleinen für die Körperpflege zu interessieren. Mit vier bis fünf Jahren können sich Kinder teilweise schon allein waschen.

Auf jeden Fall sollten sie lernen, ohne Scheu den Genitalbereich zu pflegen. Dabei gilt es aber, in jedem Alter das Recht eines Kindes auf den Respekt vor seiner Intimität anzuerkennen. Wenn Kinder – meist kurz vor Beginn der Schulzeit – beginnen, schamhaft zu werden, sollte die geschlossene Badezimmertür als Grenze respektiert werden.

Haut und Haar

Da Kinderhaare noch kaum fettig werden, genügt es, sie erst dann zu waschen, wenn sie schmutzig sind. Was aber nicht heißt, daß eine tägliche Haarwäsche schadet. Ein Haarwaschmittel ist dabei nicht unbedingt nötig, lauwarmes Wasser tut es auch. Es kann auch ein mildes Babyshampoo verwendet werden, das nicht so stark brennt, falls es in die Augen kommt.
Bei Jugendlichen fettet das Haar rascher nach und sollte mindestens zweimal pro Woche gewaschen werden. Dies liegt daran, daß die Talgdrüsen während der Pubertät beginnen, mehr Fett zu produzieren.
Bei vielen Jugendlichen wird damit auch die Haut fettiger, unterschiedlich stark ausgeprägte Formen von Akne (> Seite 202) können auftreten. Bei leichter Akne kann es hilfreich sein, die Haut zwei- bis dreimal täglich mit einer Spezialseife zu waschen oder rezeptfrei erhältliche Präparate anzuwenden. Im Laufe der Pubertät entwickeln sich auch spezielle Drüsen in den Achselhöhlen. Deshalb schwitzen Jugendliche stärker als Kinder. Lockere Kleidung aus Naturfasern sorgt dafür, daß die Haut atmen und Feuchtigkeit abgeben kann. An schlechtem Mundgeruch (> Seite 275) ist meist mangelhafte Zahnpflege schuld, er kann aber auch ein Anzeichen für eine Krankheit sein.

Binden und Tampons

Mit Beginn der Menstruation brauchen Mädchen Tampons, Binden oder eine Kombination von beidem. Damit können alle üblichen Aktivitäten fast unbeeinträchtigt fortgesetzt werden, bloß Schwimmen ist mit Binden nicht möglich. Binden sollten ausgetauscht werden, wenn sie sich vollgesogen haben, allerdings mindestens zwei Mal pro Tag. Tampons sollten bei normaler Stärke der Blutung nach rund vier Stunden gewechselt werden.
Der Körperpflege und Körperreinigung widmen Jugendliche in aller Regel relativ viel Zeit. Die meisten Teenager haben ein ausgeprägtes »Verschönerungsbedürfnis«. Das Problem für die Eltern besteht dann hauptsächlich darin, eine gütliche Einigung über die Zeiten der Badezimmerbenutzung zu erzielen.

Die richtige Zahnpflege

Durch richtige Mundhygiene können viele unangenehme Behandlungen beim Zahnarzt aufgrund von Karies (> Seite 278), Zahnfleisch- und Zahnbettentzündungen vermieden werden.
Erste Milchzähne reinigen Sie am besten mit einem feuchten Wattestäbchen. Sobald im Alter von etwa eineinhalb bis zwei Jahren die Backenzähne durchbrechen, sollten Sie mit dem Zähnebürsten beginnen. Am Anfang erledigen das

am besten die Betreuungspersonen. Doch schon von Kindesbeinen an kann hier die Eigeninitiative gefördert werden, wenn die Zahnreinigung ausführlich erklärt und beaufsichtigt wird. Spezielle Bürsten mit abgewinkeltem, dickem Griff und besonders kleinem Kopf erleichtern Kleinkindern das Zähneputzen.
Nach Möglichkeit sollten die Zähne bei Kindern – ebenso wie bei Erwachsenen – nach allen Hauptmahlzeiten, nach dem Essen von Süßigkeiten und vor dem Zubettgehen gereinigt werden. Sie sollten jedoch mindestens zweimal am Tag gründlich gereinigt werden: nach dem Frühstück und abends nach der letzten Mahlzeit.
Mit dem Putzen wird am besten auf der Zungenseite der Zähne begonnen, dann folgt die Wangenseite und dann erst die Kaufläche. Die Zahnhygiene sollte ungefähr drei Minuten dauern. Eine Sanduhr kann dabei helfen, das Zähneputzen als Ritual im Tagesablauf zu verankern.
Empfehlenswert ist dabei die Verwendung von Zahnbürsten mit endgerundeten, weichen Kunststoffborsten und einem relativ kurzen Kopf. Ab einem Alter von vier Jahren können auch zusätzlich Zahnseide oder Zahnhölzchen eingesetzt werden. Nur damit lassen sich auch die Zwischenräume zwischen den Zähnen reinigen. Spezielle Farbtabletten – die allerdings nur fallweise und in spielerischer Absicht eingesetzt werden sollten – ermöglichen es dem Kind, die Erfolge seiner Putzarbeit zu überprüfen. Sie zeigen an, wo noch Zahnbelag übriggeblieben ist und wo die Zähne sauber sind. Fluoridpräparate und fluoridhaltige Zahncremen können während der gesamten Zahnentwicklung Zahnverfall vorbeugen.
Wenn alle Milchzähne vorhanden sind – also mit etwa zweieinhalb bis drei Jahren –, sollte das erste Mal ein Zahnarzt aufgesucht werden. In der Folge ist es ratsam, die Zähne des Kindes zweimal pro Jahr untersuchen zu lassen.

SPORT FÜR KLEINE MENSCHEN

Kinder brauchen Bewegung

Die meisten Kinder müssen nicht eigens dazu motiviert werden, sich ausreichend zu bewegen. Spielerisch erkunden sie die Möglichkeiten, ihren Körper einzusetzen und dabei die Welt zu entdecken.
Manche Kinder haben von Natur aus ein relativ hohes Aktivitätsniveau. Im Babyalter ist das daran zu erkennen, daß sie sich auch im Schlaf oft bewegen und vergleichsweise häufig zappeln. Später klettern sehr agile Kinder dann in und auf verschiedenste Möbelstücke. In der Schulzeit haben sie oft »kein Sitzfleisch« und können nur mit Mühe ruhig vor den Hausaufgaben sitzen.

Kinder haben unterschiedliche Vorlieben

Kinder mit eher niedrigem Aktivitätsniveau bevorzugen »stille« Spiele, sitzen auch während langer Autofahrten ruhig da, lesen lieber, als sich im Freien aufzuhalten, und essen in aller Regel auch sehr langsam. Es lohnt sich jedoch, Kinder mit relativ wenig Bewegungsdrang zu etwas sportlicher Betätigung anzure-

gen. Denn regelmäßige körperliche Bewegung stärkt Herz und Lungen, fördert die Beweglichkeit und Geschicklichkeit und erhält den Körper leistungsfähig.
Auch Kinder, die an Erkrankungen wie etwa Asthma (> Seite 194) oder einem Herzgeräusch leiden, sollten sich bewegen. Hier sollte zur Auswahl der passenden Sportart ein Kinderarzt konsultiert werden.
Kleinkinder haben in aller Regel noch genügend Möglichkeiten, sich körperlich auszutoben. Ab der Schulzeit müssen Kinder aber relativ lange stillsitzen, sportliche Betätigung zum Ausgleich bekommt dadurch mehr Bedeutung. Die Eltern können sie dann beispielsweise dazu motivieren, kurze Strecken mit ihnen zu joggen, gemeinsam schwimmen zu gehen oder öfters mit dem Fahrrad zu fahren.
Jugendliche suchen sich meist selbst ihre Lieblingssportarten aus, in denen sie versuchen, ein gewisses Niveau zu erreichen.

Die »richtige« Sportart

Natürlich ist es wichtig, daß ein Kind eine Sportart nicht völlig ablehnt. Sonst wird es dazu kaum zu motivieren sein. Bei vielen Kindern treten – auch wenn ihnen eine bestimmte Sportart durchaus Spaß macht – immer wieder kleine Krisen auf. Zum Beispiel wenn es im Team, in der Gruppe, mit dem Sportlehrer oder dem Trainer einmal Probleme gibt oder wenn sich Mißerfolge einstellen. Prinzipiell ist es besser, wenn ein Kind dann nicht gleich das Handtuch wirft, sondern versucht, diese Krise zu überwinden. Dabei braucht es oft die Unterstützung der Eltern. Oft stellt sich dann die Freude bald wieder ein.
Natürlich verändern sich die sportlichen Vorlieben eines Kindes im Lauf der Zeit. Das sollte auch ernst genommen werden. Bei der Entscheidung für oder gegen einen bestimmten Sport spielt natürlich auch eine Rolle, ob er sich ohne allzu großen Aufwand in den Alltag eines Kindes integrieren läßt.
Bitte beachten Sie auch, daß es ein Kind überfordern kann, wenn es allzuviel elterlichem Ehrgeiz entsprechen muß. Sport sollte nicht nur leistungsorientiert sein, sondern auch Spaß machen.

Welcher Sport ist gesund?

Doch welcher Sport ist nun der »richtige« für ein Kind? Prinzipiell günstig für die Gesundheit sind Sportarten, bei denen der Sauerstoffbedarf des Körpers erhöht, der Kreislauf angeregt, der Bewegungsapparat gekräftigt und zudem die Beweglichkeit verbessert wird. Dazu zählen beispielsweise Schwimmen, Radfahren, Laufen, Skilanglauf, Gymnastik, Ballett oder Volleyball. Beim Teamsport lernen Kinder außerdem den Umgang mit einer Gruppe und schulen dabei ihre soziale Intelligenz.
Bei bestimmten Sportarten sollte qualitativ hochwertige Schutzkleidung getragen werden. Knie- und Ellenbogenschützer, Gesichtsschutz, Helme und auch Sicherheitsbrillen können dabei helfen, gröbere Verletzungen zu vermeiden. Derartige Accessoires sind speziell bei Kontaktsportarten und beim Skateboarding, Rollerskating und Radfahren dringend notwendig.

WIEVIEL SCHLAF KINDER BRAUCHEN

Neugeborene und Kleinstkinder

Neben ausreichender Bewegung sind auch genügend Ruhe und Entspannung für das allgemeine Wohlbefinden eines Kindes von großer Bedeutung. Kinder brauchen den Schlaf zudem, um Energie für ihr Wachstum zu gewinnen. Besonders viel Ruhe benötigen Neugeborene, die bis zu 18 Stunden pro Tag schlafen. Während der ersten Lebensmonate richtet sich ihr Rhythmus dabei nach der Nahrungsaufnahme.

Von sechs bis zwölf Monaten

Im Alter von etwa sechs bis zwölf Monaten schlafen Babys durchschnittlich etwa elf bis 13 Stunden pro Tag. Ist das Ruhebedürfnis stärker oder schwächer ausgeprägt, so ist das noch lange kein Anlaß zur Sorge. Allmählich paßt sich ihr Rhythmus dann den Aktivitäten im Haushalt an. Kinder schlafen dadurch oft nicht mehr automatisch ein, wenn sie müde sind, weil sie fürchten, etwas zu verpassen.
Angst vor einer Trennung von den Eltern und die ab diesem Alter auftretenden Alpträume können dazu führen, daß Kinder nachts aufwachen. Schmusedecken oder Plüschtiere können jetzt als Einschlafhilfe dienen. Ungeeignet sind jedoch Fläschchen, die ins Bett mitgenommen werden. Bei zuckerhaltigen Getränken können Zahnschäden entstehen, außerdem können sich Kinder schwer verschlucken, wenn Flüssigkeit in ihre Luftröhre gerät.

Nach dem ersten Lebensjahr

Zwischen einem und zweieinhalb Jahren werden dann weiterhin durchschnittlich elf bis zwölf Stunden Schlaf benötigt. Bis zum Alter von etwa sechs Jahren schlafen Kinder durchschnittlich zehn bis zwölf Stunden am Tag, inklusive eines eventuellen Mittagsschläfchens. Doch die individuellen Unterschiede im Schlafbedürfnis sind nach wie vor groß: Das Kind kann auch 14 oder nur zehn Stunden Schlaf brauchen. Ab dem Schulalter schlafen Kinder durchschnittlich ungefähr acht bis zehn Stunden pro Tag. Jugendliche benötigen etwa sieben bis acht Stunden Schlaf.

GESUNDE KOST FÜR KINDER

Was Kinder mögen

Kinder mögen nicht nur Hamburger, Pommes und Schleckereien. Wer sich ein bißchen Zeit dafür nimmt, wird feststellen, daß es gar nicht so schwer ist, seinem Nachwuchs auch gesundes Essen schmackhaft zu machen. Kinder sind noch sehr kritische Esser, für die viele Geschmacksrichtungen neu und interessant sind. Entscheidend ist, ob es den Eltern gelingt, ihre Neugierde zu wecken. Unter den rund 50 in Österreich erhältlichen Gemüsesorten findet sich dann sicher auch die eine oder andere, die dem Sproß zusagt.

Es lohnt sich auch, mit den Zubereitungsarten etwas zu experimentieren. So ziehen z. B. viele Kinder rohes Gemüse dem gekochten vor. Andere mögen es vielleicht lieber kurz gedünstet mit einem Stich Butter oder in ihrer Lieblingssauce. Fast alle Kinder essen gerne Gemüse mit leicht süßlichem Geschmack wie Mais, Karotten oder Kürbis.
Natürlich sollten Kinder nicht gezwungen werden, alles zu essen, was den Eltern schmeckt oder was die Eltern für besonders »gesund« halten. Sie haben ein Recht auf ihre eigenen Vorlieben.

Die Mischung macht's

Insgesamt sollte die Ernährung von Kindern eine hohe Nährstoffdichte haben, also pro Kalorie besonders viele Vitamine, Mineral- und Ballaststoffe enthalten. Am leichtesten schafft man dies, wenn häufig Getreide, Kartoffeln, Gemüse, Hülsenfrüchte und Obst am Speiseplan stehen. Idealerweise wird das Menü mit Milch und Milchprodukten sowie etwas Fleisch oder Fisch ergänzt. Zucker- und fettreiche Lebensmittel haben hingegen viele Kalorien und eine geringe Nährstoffdichte.
Süßes braucht nicht prinzipiell abgelehnt zu werden, denn es tut der Seele gut. Schokolade etwa enthält einige wertvolle Inhaltsstoffe wie Magnesium, sollte aber trotzdem nicht tafelweise konsumiert werden.
Wenn Lebensmittel mit hoher Nährstoffdichte den Sockel der »kindgerechten Eßpyramide« bilden, ist es überhaupt kein Problem, wenn ab und zu auch zucker- und fettreiche Lebensmittel verzehrt werden. Außerdem kann als Süßspeise auch einmal ein Joghurt mit Früchten, Kompott oder Milchreis angeboten werden. Letzterer etwa enthält Vitamine und Mineralstoffe und sättigt meistens länger als Schokolade.

Wenig essen, dafür öfter

Heißhungerattacken auf den Schrank mit Süßigkeiten können dadurch vermieden werden, daß Kinder fünf- bis sechsmal am Tag kleinere – und gesunde – Mahlzeiten angeboten bekommen anstelle von drei großen. Das entspricht ihrem schnelleren Stoffwechsel, sie werden dann weniger schnell müde und bleiben leistungsfähiger. Außerdem belegen alle einschlägigen Untersuchungen, daß die Ernährung durch mehrere Mahlzeiten abwechslungsreicher wird, was sehr vorteilhaft ist.
Kinder erkennen meistens auch noch viel unmittelbarer als Erwachsene, wann sie satt sind. Wenn sie die eigenen Körpersignale ernst nehmen dürfen, macht das in Kombination mit einer natürlichen ausgewogenen Ernährung und regelmäßiger Bewegung jedes Kalorienzählen und spezielle Diäten unnötig.
Kinder brauchen viel Flüssigkeit, mindestens einen Liter pro Tag. Bei Sport oder an heißen Tagen kann sich dieser Bedarf verdoppeln. Trinken ist allerdings Gewohnheitssache, und Kinder neigen dazu, sich an zu geringe Flüssigkeitsmengen zu gewöhnen. Animieren Sie am besten ein Kind, das nicht so recht trinken will, immer wieder einmal dazu, ein paar Schlucke zu nehmen. Ideale Durstlöscher sind Kräuter- oder Früchtetees, Wasser und Obstsäfte.

Gesund leben im Alter

NEUE HERAUSFORDERUNGEN FÜR ALTE MENSCHEN

Der Alterungsprozeß bringt geistige und körperliche Veränderungen mit sich, mit denen wir uns alle früher oder später einmal auseinandersetzen müssen. Diese natürliche Entwicklung, die unseren Aktivitäten im Laufe der Zeit neue – und für viele Menschen recht gewöhnungsbedürftige – Grenzen setzt, kann nicht gestoppt werden. Doch wer körperlich und geistig möglichst lange aktiv bleibt, begegnet den Herausforderungen des Alters auf die bestmögliche Weise.
Alter sollte nicht Stillstand bedeuten, sondern den optimalen Umgang mit den veränderten Lebensbedingungen. Um die Jahrhundertwende galt ein 70jähriger noch als Greis. Viele der heutigen »jungen Alten« genießen im Ruhestand Geselligkeit, Reisen und Unternehmungen in vollen Zügen.

GESUND ESSEN IM ALTER

Risikofaktor Ernährung

Die gesundheitlichen Folgen einer einseitigen oder mangelhaften Ernährung in jungen Jahren zeigen sich oft erst im Alter. Viele ernährungsbedingte Schädigungen lassen sich zwar im nachhinein nicht mehr ungeschehen machen. Doch für eine Änderung der Ernährungsgewohnheiten ist es nie zu spät. Allerdings braucht es etwas Zeit, bis sich erste Erfolge einstellen.
Die Basis einer gesunden Ernährung ist eine abwechslungsreiche Mischkost mit Vollkornbrot, -nudeln und -reis, viel Salat, Obst und Gemüse. Letzteres sollte vorzugsweise roh oder zart gedünstet gegessen werden – vorausgesetzt natürlich, daß diese Form der Ernährung individuell auch gut vertragen wird. In Sachen Fleisch ist aus gesundheitlicher Sicht Mageres Fettem vorzuziehen, wenn möglich sollte Fisch anstelle von Fleisch auf den Teller kommen (> Seite 25).

Das richtige Gewicht im Alter

Für ältere Menschen ist es besonders wichtig, zusätzliche Gesundheitsbelastungen durch Übergewicht zu vermeiden. Der Kalorienbedarf sinkt bereits nach dem 40. Lebensjahr, weil sich der Stoffwechsel verlangsamt. Frauen, die über 50 Jahre alt sind, kommen pro Tag mit durchschnittlich 1700 Kalorien aus, Männer mit 2200. Wer weiterhin so viel ißt wie mit 25, wird rasch ein Gewichtsproblem bekommen.
In aller Regel sollte das Normalgewicht (> Body Mass Index, Seite 28) gehalten oder erreicht werden. Dazu sind keine komplizierten Diäten notwendig. Es genügt in aller Regel, Fett, Zucker, weißes Mehl, fettes Fleisch und Wurst, fetten

Käse, Saucen, Süßigkeiten, Weißbrot, Gebäck und Limonade nach Möglichkeit zu meiden und den Alkoholkonsum einzuschränken.

Vorsicht vor zu wenig Flüssigkeit

Dafür brauchen ältere Menschen sehr viel Flüssigkeit. Viele Senioren trinken zu wenig, weil ihr Durstgefühl nachgelassen hat. Manche leiden sogar an Dehydrierung – also einem gesundheitlich problematischen Mangel an Flüssigkeit im Organismus. Der Stoffwechsel wird dadurch träger, und die Nierenfunktion läßt nach. Für sehr alte Menschen, die ihren Alltag nicht mehr gut planen und koordinieren können, kann es lebenswichtig sein, daß ihre Umgebung darauf achtet, daß sie regelmäßig trinken. Denn Unterversorgung mit Flüssigkeit ist eine häufige – und häufig unterschätzte – Todesursache.
Alte Menschen sollten etwa eineinhalb bis zwei Liter Flüssigkeit pro Tag zu sich nehmen, auch wenn sie »keinen Durst« haben. Am besten in Form von Wasser, geeigneten Kräuter- und Früchtetees oder Obst- und Gemüsesäften.

GESUND BLEIBEN DURCH BEWEGUNG

Fitneß mit Augenmaß

Ein vernünftiges Maß an Bewegung kann vielen Krankheiten vorbeugen oder deren Heilung unterstützen. Die schützende Wirkung körperlicher Betätigung gegen Herz-Kreislauf-Erkrankungen (> Seite 247) und Osteoporose ist heute allgemein anerkannt. Körperliche Fitneß trägt zudem dazu bei, daß die gewohnten Aktivitäten fortgesetzt werden können.
Daß sich ältere Personen um jeden Preis körperlich »schonen« sollen, ist ein überholtes Klischee. Immer mehr Menschen nehmen heute auch in hohem Alter noch an Marathonläufen oder extremen Mountainbike-Touren teil. Und immerhin haben Untersuchungen in Deutschland gezeigt, daß sich viele trainierte 70jährige an außergewöhnliche Belastungen sogar besser anpassen können als untrainierte 30jährige. Eine amerikanische Studie zeigte, daß sogar 80- bis 90jährige durch gezieltes Krafttraining nicht nur Muskelkraft aufbauen, sondern auch insgesamt beweglicher werden können.
Überanstrengung sollte jedoch speziell im Alter unbedingt vermieden werden. Wenn Sie mit einer Sportart neu beginnen wollen, sollten Sie sich zuvor ärztlich untersuchen lassen und danach bei der noch ungewohnten Betätigung mit Bedacht vorgehen. Häufig reichen auch körperliche Aktivitäten auf niederem Niveau aus, um die Gesundheit zu fördern. Ein halbstündiger Spaziergang pro Tag, Rasenmähen, Unkraut jäten oder Spielen mit den Enkeln können die Kondition bereits verbessern und die Lebenserwartung erhöhen.

Bewegung gegen typische Altersleiden

Vor allem Ausdauersportarten sind für ältere Personen besonders geeignet. Dazu zählen Wandern, Schwimmen, Radfahren und Skilanglauf, Jogging oder

Walking. Diese Spielart des sportlichen Gehens ist für Senioren meistens besser geeignet als Laufen, weil es die Fuß- und Kniegelenke weniger stark belastet.
Diese Sportarten können gegen typische Altersleiden wie erhöhten Blutdruck und Einschränkungen der Lungenkapazität oder der Herzleistung hilfreich sein. Tanzen etwa tut nicht nur dem Körper gut, sondern macht vielen auch noch Spaß. Außerdem bietet es die Möglichkeit zu sozialen Kontakten.

DIE GEISTIGE FITNESS ERHALTEN

Viele ältere Personen neigen zu Vergeßlichkeit, weil das Kurzzeitgedächtnis im Laufe der Zeit nachläßt und die Konzentrationsfähigkeit abnimmt. Wer neben der körperlichen Bewegung aber auch noch geistig aktiv bleibt, kann seine »mentale Fitneß« (> Seite 41) im größtmöglichen Ausmaß erhalten. Auch das Gehirn kann bis ins hohe Alter trainiert werden. Dafür sind nicht einmal spezielle Gehirn-Übungen notwendig. In aller Regel genügt es schon, das Geschehen in der näheren Umgebung und in der Welt mit Interesse zu verfolgen, Tageszeitungen, Magazine und Bücher zu lesen oder den Enkeln bei den Hausaufgaben zu helfen. Zahlreiche Senioren erlernen auch neue Fremdsprachen, machen sich mit aktuellen Computerprogrammen vertraut oder beginnen ein Studium. Wer sich jedoch für nichts mehr interessiert, von nichts mehr »etwas wissen« will und keinen Wert mehr auf zwischenmenschliche Kontakte legt, wird wahrscheinlich geistig rasch abbauen.
Manchmal wirken sich körperliche Probleme wie etwa Augen- und Hörschäden, die im Alter vermehrt auftreten, negativ auf die Hirnleistung aus. Auch aus diesem Grunde ist es wichtig, Seh- und Hörfehler korrigieren zu lassen, selbst wenn eine Brille oder ein Hörgerät manchem lästig sein mögen.

LIEBE UND SEXUALITÄT IM ALTER

Das Sexualleben älterer Frauen und Männer ist erstaunlicherweise noch immer ein Tabuthema. Dabei hat z. B. eine deutsche Studie gezeigt, daß mehr als ein Drittel der 70jährigen mit festem Partner noch sexuell aktiv ist. Das ist auch nicht weiter verwunderlich, weil die sexuelle Erlebnisfähigkeit meistens bis ans Lebensende weitgehend bestehen bleibt. Werden sexuelle Wünsche jedoch über längere Zeit nicht mehr ausgelebt, kann es vorkommen, daß sie allmählich »einschlafen«.
Daß Frauen nach den »Wechseljahren« keine Kinder mehr bekommen können, hat keine Auswirkungen auf ihr sexuelles Verlangen. Manche Frauen beklagen zwar den Verlust ihrer Fruchtbarkeit, andere wiederum erleben die Wechseljahre als befreiend, weil nicht mehr verhütet werden muß. Körperliche Veränderungen, wie die trockener werdende Haut der Scheide, lassen sich problemlos mit Gleitmitteln ausgleichen.
Männer können sich ihre Orgasmusfähigkeit – ebenso wie Frauen – bis ins hohe Alter bewahren. Bei älteren Männern entstehen Erektionen allerdings häufig

langsamer als in jungen Jahren. Außerdem verliert der Samenerguß an Intensität und findet nicht mehr unbedingt bei jedem Beischlaf statt. Dies ist jedoch keinesfalls ein Hindernis dafür, körperliche Liebeslust auch noch in hohem Alter zu genießen.

SICHERHEIT ZU HAUSE

Bei älteren Menschen heilen Verletzungen langsamer. Schon deshalb ist es wichtig, Stürze oder Unfälle möglichst zu vermeiden. Die folgenden praktischen Tips können dabei helfen, mögliche Gefahrenquellen im eigenen Haushalt rechtzeitig zu beseitigen:

- **Verwenden Sie im Badezimmer Teppiche oder Matten mit einer rutschfesten Unterseite. Statten Sie auch Wanne oder Dusche mit rutschfesten Matten aus.**
- **Bringen Sie in der Dusche, an der Wanne und in der Toilette spezielle Haltegriffe an.**
- **Wählen Sie nach Möglichkeit eine Dusche mit möglichst flachem Rand, um das Einsteigen zu erleichtern.**
- **Ein bequemer Duschhocker kann Ihre Sicherheit zusätzlich erhöhen.**
- **Die Küche sollte so gestaltet sein, daß Sie alle wichtigen Dinge bequem – also ohne Bücken oder Steighilfen – erreichen können.**
- **Falls Sie einmal doch eine Steighilfe benötigen, sollten Sie eine Leiter verwenden, nicht Stühle oder Kisten.** **(> Seite 96)**
- **Die Betten sollten bequeme Sitzhöhe haben, um Probleme beim Aufstehen zu vermeiden.**
- **Benutzen Sie keine zu niedrigen Sitzgelegenheiten.**
- **Vermeiden Sie Stolperfallen wie Verlängerungskabel quer durchs Zimmer oder Telefone mit langem Kabel. Schnurlos-Telefone haben zudem den Vorteil, daß sie im Notfall stets griffbereit sind.**
- **Bringen Sie unter losen Teppichen Gleitschutzstreifen oder -matten an.**
- **Ältere Menschen brauchen mehr Licht als jüngere. Sparen Sie nicht bei der Beleuchtung.**
- **Verzichten Sie darauf, selbst die Fenster zu putzen, wenn Sie sich dabei nicht mehr sicher fühlen. Bitten Sie statt dessen Verwandte, Nachbarn oder Sozialdienste um Hilfe.**

2. Gesund bleiben

Der informierte Patient

Die erfolgreiche Behandlung einer Krankheit erfordert eine gesunde Vertrauensbasis zwischen Arzt und Patient. Im Idealfall gestaltet sich die Therapie als Zusammenarbeit von gleichwertigen Partnern. In den vergangenen Jahrzehnten haben Patienten mehr und mehr an Selbstbewußtsein gewonnen, der Mythos der »allmächtigen Götter in Weiß« gehört der Vergangenheit an. Doch diese positive Entwicklung hat auch problematische Auswüchse zur Folge: Selbsternannte Wunderheiler nützen das zunehmende kritische Potential unter den Patienten aus und rufen zur Rebellion gegen die Schulmedizin auf: teilweise mit katastrophalen Auswirkungen für das Schicksal von einzelnen Patienten. (> Alternativ- und Komplementärmedizin, Seite 135)

Doch auch in weniger drastischem Ausmaß ist übertriebenes Mißtrauen gegen die behandelnden Ärzte ein Störfaktor in jedem Heilungsprozeß. Gerade bei schwerwiegenden Krankheiten, deren Behandlung gravierende und nicht rückgängig machbare Eingriffe erfordert, fühlen sich immer mehr Patienten allein gelassen. Zum einem wollen sie die eigene Verantwortung für das Gesundwerden übernehmen und besorgen sich jede erdenkliche Information, zum anderen müssen sie doch ihrem Arzt Vertrauen schenken. Widerspricht sich dann das selbst angeeignete Wissen mit den Therapievorschlägen der Ärzte, führt das in ein belastendes Dilemma. Was stimmt nun? Ist mein Arzt wirklich am allerletzten Stand?

Eine erste Faustregel ist, daß Sie bei etwaigen Unsicherheiten immer den Rat eines zweiten Experten einholen können. Kein Arzt, der seinen Beruf und so auch die verständlichen Sorgen seiner Patienten ernst nimmt, wird gegen die Konsultation eines Kollegen Einwände haben. Sie sollten zusätzliche Meinungen vor allem dann einholen, wenn Sie Bedenken bei einem operativen Eingriff haben.

WELCHEN QUELLEN SIE VERTRAUEN KÖNNEN

Wenig erscheint heute einfacher, als sich Informationen über eine bestimmte Krankheit zu beschaffen: Buchhandlungen und Internetseiten (> Seite 77) quellen über von Ratgebern und Fachliteratur aller Art. Zudem finden Sie zahlreiche

Magazine, wie auch Spezialseiten in fast allen Tageszeitungen. Information für interessierte Patienten ist also keine Frage der Quantität, sondern der Qualität. Wie können Sie die Spreu vom Weizen trennen?
Egal ob es sich um Bücher, Presseartikel oder Broschüren handelt – wenn Sie einige kritische Fragen beantworten, können Sie leicht feststellen, ob Sie eine seriöse Quelle in der Hand haben.

Wissenschaftliche Studien

In vielen Berichten in Zeitungen und Zeitschriften ist von Studien die Rede, die diese oder jene Behandlungsmethode nahelegen. Sie erkennen seriöse Studien daran, daß in dem Artikel die Anzahl der untersuchten Personen und die Methode der Analyse erläutert wird, und ob sie in renommierten und streng überprüften wissenschaftlichen Zeitschriften oder aber in weitgehend unbekannten Journalen publiziert werden.
Meist können Sie davon ausgehen, daß mit der Größe der untersuchten Gruppen auch die Aussagefähigkeit der Ergebnisse steigt. Weiters sollten Sie darauf acht geben, ob Sie genau darüber informiert werden, wann und welche Stelle die Studie durchgeführt hat. Nebulosen Angaben wie »eine amerikanische Studie« sollten Sie keinesfalls blind vertrauen. Ernstzunehmende Studien werden immer von einer unabhängigen Stelle wissenschaftlich kontrolliert. Achten Sie auch auf entsprechende Angaben. Bevor Sie allerdings Ergebnisse einer Studie zur Grundlage für Entscheidungen über Ihre Behandlung machen, sollten Sie sich die Originalversion von dem Institut besorgen, das diese Untersuchung durchgeführt hat.

Fachbücher und Ratgeber-Literatur

Keinesfalls trauen sollten Sie Ratgeber-Büchern oder Broschüren, die den Anschein erwecken, daß jene Methode, die beschrieben wird, den einzig richtigen Weg darstellt. Je unkritischer ein Thema oder ein Behandlungsansatz dargestellt wird und je weniger auf andere Ansätze eingegangen wird, desto mehr Mißtrauen ist angebracht. Das ist besonders dann der Fall, wenn eine bestimmte Methode oder eine Substanz eine Vielzahl von Leiden kurieren können soll. Achten Sie darauf, ob auch medizinische Experten – Ärzte und Wissenschaftler –, wenn schon nicht als Autoren, dann wenigstens als Berater aufscheinen. Ist das nicht der Fall, sollten Sie das Wissen, das Sie sich anlesen, keinesfalls unkritisch übernehmen.
Ein wichtiger Hinweis ist auch der Verlag, in dem das Buch erschienen ist. Zögern Sie nicht und fragen Sie in Ihrer Buchhandlung nach den Hintergründen und den Strategien des jeweiligen Verlages.
Weiters sollten Sie das Erscheinungsdatum der ersten Auflage des Buches überprüfen. Ist das Werk bereits älter als fünf Jahre, sollte es sich wenigstens um eine »überarbeitete Neuauflage« handeln – sonst besteht die Gefahr, daß Sie sich überholtes Wissen anlesen und völlig unnötig verunsichert werden. Wissenschaftlich abgesicherte Werke erkennen Sie auch daran, daß sämtliche Quellen, auf die sich der Autor bezieht, als Fußnoten angegeben sind und anhand einer Literaturliste im Anhang nachgeschlagen werden können.

Magazine und Journale

Je seriöser das Gesamtbild einer Tageszeitung oder eines Magazins sich darstellt, desto eher können Sie darauf vertrauen, daß ein verantwortungsvoller Redakteur die Gesundheitsseiten gestaltet. Ihr Arzt wird sicher die einschlägigen Publikationen kennen und sich eine Meinung über die Berichterstattung des jeweiligen Mediums gebildet haben. Auch wenn Sie gerade nicht Informationen zu einer bestimmten Krankheit suchen, wäre es durchaus sinnvoll, Ihren Hausarzt einmal danach zu fragen. Ein kleiner Tip am Rande: Viele Gesundheitsberichte, die in österreichischen Medien erscheinen, stützen sich auf Material der österreichischen Presseagentur APA: Diese Informationen sind in fast allen Fällen äußerst seriös und präzise. Sie können via Internet (> Seite 77) auf einen Großteil der APA-Gesundheitsberichte kostenlos zugreifen.

Warum eine Krankheit zum Medien-Thema wird

Kritisch sollten Sie auf jeden Fall mit neuen Informationen umgehen, die plötzlich in allen Medien gleichzeitig auftauchen. Dabei könnte es sich um eine gezielte Kampagne eines oder mehrerer Pharmakonzerne handeln, bei der es weniger um Aufklärung, sondern mehr um die Absatzförderung bestimmter Produkte geht. Mit Vorsicht zu genießen sind auch Berichte über ein bestimmtes Leiden, die in nächster Nähe eines Inserates für eine Arznei zu finden sind, die just dieses Leiden kuriert.

SELBSTHILFEGRUPPEN

Selbsthilfegruppen sind aus dem Gesundheitsbereich nicht mehr wegzudenken. Vor allem bei der Bewältigung von chronischen Krankheiten oder Beschwerden, die eine traumatische Erfahrung für den Betroffenen bedeuten, sind sie zu einer wichtigen Ergänzung des institutionellen Behandlungs- und Betreuungsangebotes geworden.
Selbsthilfegruppen erfüllen dabei im wesentlichen zwei zentrale Aufgaben: Durch den regelmäßigen Kontakt mit Menschen, die unter denselben Belastungen leiden, gelingt es den betroffenen Patienten, ihre Isolation zu durchbrechen. Doch das Gespräch mit Leidensgefährten bietet nicht bloß psychische Unterstützung. Bei den regelmäßigen Treffen von Selbsthilfegruppen werden sämtliche relevanten Informationen ausgetauscht: zum Beispiel über neue Behandlungsmöglichkeiten, spezialisierte Ärzte und ähnliches. In manchen Bereichen spielen Selbsthilfegruppen auch eine zentrale Rolle bei der Behandlung: Dazu gehören besonders Suchterkrankungen wie Alkoholismus.
Der Bedarf nach Selbsthilfegruppen steigt ständig. Meist geht die Initiative von Privatpersonen aus, die sich mit Betroffenen aus ihrer nächsten Umgebung zusammentun und eine Selbsthilfegruppe gründen. Deshalb ist es sehr schwierig, den Überblick über die sehr vielfältigen aktuellen Angebote zu behalten.

So finden Sie Ihre Selbsthilfegruppe

Einen gezielten Informationsaustausch bietet die Service- und Informationsstelle für Gesundheitsinitiativen und Selbsthilfegruppen, kurz »SIGIS« genannt. Diese Stelle wurde auf Initiative des Bundesministeriums für Gesundheit gegründet und erstellt ein jährlich aktualisiertes Verzeichnis sämtlicher Selbsthilfegruppen. Darüber hinaus bietet SIGIS Hilfestellungen bei der Gründung einer neuen Selbsthilfegruppe an. Im Internet erreichen Sie SIGIS unter http://www.fgoe.org zu jeder Tages- und Nachtzeit. Umfassende Information zum Thema bieten auch das Buch »Selbsthilfegruppen in Österreich. Organisationen, Adressen, Ansprechpartner« und die Homepage der Ärztekammer: http://www.aekwien.or.at.
Ein besonders breites Angebot an Selbsthilfegruppe finden Sie in unserem Nachbarland Deutschland. So Sie Informationen und Kontaktpersonen für sehr ausgefallene Krankheiten oder Beschwerden brauchen, kann es durchaus sinnvoll sein, sich an NARKOS zu wenden, die zentrale deutsche Informationsstelle.

ADRESSEN
Service- und Informationsstelle für Gesundheitsinitiativen und Selbsthilfegruppen (SIGIS)
Mariahilfer Straße 176
1150 Wien
Tel: (01) 895 04 00

Nationale Kontakt- und Informationsstelle zur Anregung und Unterstützung von Selbsthilfegruppen (NARKOS)
Albrecht Achiles Straße 65
D-10709 Berlin
Tel: (0049/30) 891 40 19

OFFIZIELLE INFORMATIONSSTELLEN

Welche Beratungsstellen, Kliniken, sozialen Dienste, Ambulatorien etc. gibt es eigentlich? Sie werden überrascht sein, welche Fülle an Angeboten das österreichische Gesundheitswesen für Sie bietet. Ein informierter Patient sollte also nicht bloß ein wandelndes Gesundheitslexikon sein, er sollte auch wissen, wo er jene Behandlung findet, die seinen Bedürfnissen am ehesten entspricht.
Dazu können Sie auf die Broschüre »Österreich Sozial« zurückgreifen. Sie wird vom Sozialministerium ständig aktualisiert herausgegeben und enthält sämtliche relevanten Informationen in diesem Bereich: Verbände, Ambulatorien, Unterstützungen etc. Unter der Wiener Telefonnummer: (01) 544 15 97-319 können Sie diese 800 Seiten starke Info-Broschüre kostenlos anfordern.
Weiters erhalten Sie dort drei weitere Spezial-Broschüren zu folgenden Themen: »Einblick – Ratgeber für Behinderte«, »Alters- und Pflegeheime in Österreich«

sowie »Soziale Dienste«, wo Sie einen Überblick über sämtliche mobilen Betreuungsangebote erhalten.
Eine Reihe von Informationen gibt es heute auch im Internet.

PATIENTENANWÄLTE

Manchmal entsteht der Informationsbedarf erst dann, wenn man als Patient das Gefühl hat, daß die Behandlung schlampig oder einfach falsch durchgeführt worden ist. Kompetente Ansprechpartner in diesen Fällen sind die Patientenanwaltschaften, die mittlerweile in sieben Bundesländern eingerichtet worden sind (Kärnten, Niederösterreich, Oberösterreich, Salzburg, Steiermark, Tirol, Wien). Sie wurden von den jeweiligen Landesregierungen bestellt, um als unabhängige Vertretung die Durchsetzung der Patientenrechte zu sichern und die Prüfung von Beschwerden zu übernehmen.
Die Aufgaben variieren leicht zwischen den Bundesländern, da die gesetzliche Grundlage an die jeweilige Landesgesetzgebung gebunden ist.
Allein in Wien nehmen pro Jahr mehr als 6000 Personen die Hilfe der Patientenanwaltschaft in Anspruch. Ihre Aufgabe ist nicht die eines Rechtsanwaltes, der einen Patienten vor Gericht vertreten kann. Allerdings wird eine Hilfestellung bei außergerichtlichen Schadenersatzregulierungen angeboten. Die Mitarbeiter vermitteln bei Meinungsverschiedenheiten zwischen Patienten und Gesundheitsdiensten und informieren auch über die diversen Angebote des Gesundheitswesens.
Die Angebote und Betreuungsformen variieren stark zwischen den Bundesländern. Einen Überblick über die verschiedenen Leistungen erhalten Sie bei der

- Wiener Patientenanwaltschaft: (01) 587 12 04
- Kärntner Patientenanwaltschaft: (0463) 572 30
- Niederösterreichische Patientenanwaltschaft: (02742) 200-5575
- Oberösterreichische Patientenvertretung: (0732) 77 20-4215
- Salzburger Patientenvertretung: (0662) 80 42-2030
- Steiermärkische Patientenombudsfrau: (0316) 877-3350
- In Tirol gibt es mehrere Patientenvertreter; z. B. jenen für die Landeskrankenanstalten: (0512) 504 40 70

MEDIZIN IM INTERNET

Online-Information zum Thema Gesundheit

Nicht nur Mediziner, auch interessierte Laien finden heute im Internet eine enorme Informationsfülle zu den Themen Gesundheit, Krankheit und Therapie. Wer einen PC mit Modem hat, kann zum Orts- und Spezialtarif nach Lust und Laune nachsehen, was sich international in der medizinischen und pharmazeutischen Forschung so alles tut. Ob Selbsthilfegruppen, Patienten-Hotlines, medizinische Datenbanken, die österreichische Schizophrenie-Gesellschaft oder die aktuelle

Präparatenliste der Pharmaunternehmen – der suchende Surfer findet heute im Internet unter dem Stichwort »Medizin« reichlich Rat und Information. Allerdings unterliegen Homepages und Websites einem sehr raschen Wandel, und es ist kaum möglich, den Überblick zu bewahren.

Die Spreu vom Weizen trennen

Allzu große Gutgläubigkeit ist freilich nicht immer angebracht, kann doch im Internet jeder so gut wie alles als »wissenschaftlich« anpreisen. Während etwa renommierte wissenschaftliche Zeitschriften nur ausgewählte Texte nach ausgiebiger Prüfung ihrer Güte abdrucken, gibt es derartige Qualitätskontrollen im Internet in aller Regel nicht. Wird etwa der Autor oder die Quelle des angebotenen Wissens nicht genannt, ist jedenfalls Vorsicht angebracht. Das gilt auch bei Internet-Seiten, die schon lange nicht auf den aktuellen Stand gebracht wurden. Manchmal kann die Reputation des Anbieters einer Datenbank Hinweise auf die Verläßlichkeit der dort gebotenen Informationen und Ratschläge geben.

Die Wiener Ärztekammer

Die Wiener Ärztekammer bietet Online-Patienten den »Praxisplan Wien«. Beim virtuellen Besuch des Praxisplans finden Sie beim Anwählen der Internet-Adresse http://www.aekwien.or.at zunächst eine Übersicht sämtlicher auf der Homepage der Ärztekammer angebotenen Informationsinhalte. Die Palette ist breit gefächert und hält neben Servicestellen für Selbsthilfegruppen bei Krankheiten von A wie Allergien bis T wie Turner-Syndrom auch juristische Tips bereit. Ein virtueller Stadtplan erleichtert die Orientierung.

CNN und Reuters

Internet-Surfer, die des Englischen mächtig sind, können z. B. die Medizininformationen von der Nachrichtenagentur CNN unter http://cnn.com/HEALTH/index.html oder die einschlägige Datenbank der Nachrichtenagentur Reuters unter http://www.healthanswers.com/health_answers/todays_news/reuters.htm nach Belieben nützen. Von diesen Homepages führen Querverbindungen, sogenannte Links, zu den unterschiedlichsten Fachgebieten von Alzheimer bis Zahnpasta.

Medikamente im Internet

Die Pharma-Datenbank http://www.medsearch.at entstand in Kooperation zwischen dem Institut für Medizinische Statistik und dem österreichischen Gesundheitsnetz Medical net. Sie ermöglicht Ärzten und Patienten den schnellen Zugang zu Informationen über Arzneimittel inklusive Inhaltsstoffen, aber auch zu den verschiedenen Pharmafirmen. Die Liste der Arzneimittel wird monatlich überarbeitet und ist immer auf dem letzten Stand.
Doch trotz der vielen Vorteile, die das große Internet-Angebot in Sachen Gesundheit, Medizin und neue Produkte bietet, ist hier auch Vorsicht angebracht. Denn nicht jede Website, die Medikamente präsentiert – und manchmal auch online zum Verkauf anbietet –, ist glaubwürdig. Der Kauf von Pillen und ande-

ren Präparaten über das Internet kann problematisch sein, weil sich die Seriosität der Anbieter häufig jeder Kontrolle entzieht und die Qualität der angebotenen Produkte nicht immer überprüft werden kann.

Wo es Rat und Hilfe gibt

Juristischen Beistand leistet unter http://www.magwien.gv.at/ma35/patanw/ der Wiener Patientenanwalt. Neben Beratung und Information über alle Fragen des Patientenrechts gibt die Homepage Auskunft über die Aufklärung von Mängeln und Mißständen, aber auch über die oftmals strittigen Pflegegebühr- und Honorarfragen.

Selbsthilfegruppen im Internet

Einen Überblick über das gegenwärtige Angebot bietet die Servicestelle für Selbsthilfegruppen der Wiener Ärztekammer unter ihrer Homepage (> Seite 78). Die österreichische Schizophreniegesellschaft z. B. ist unter http://info.uibk.ac.at/sci-org/oesg/index.html im Netz vertreten. Betroffene und deren Angehörige können sich dort über die Krankheit informieren, Kontakte knüpfen und die neuesten Publikationen zu diesem Thema studieren. Informationen gibt es auch für alle, die psychologische oder psychotherapeutische Leistungen in Anspruch nehmen wollen, z. B. unter http://www.psychnet.at/.

Die Grenzen der Selbstbehandlung

VORSICHT BEI SELBSTDIAGNOSE!

Daß Patienten sich in Fragen der Gesundheit immer besser informieren und immer kritischer werden, ist schon deshalb eine positive Entwicklung, weil Informiertheit für den Behandlungserfolg eine wichtige Rolle spielt. Wir wissen heute aus mehreren medizinischen Studien, daß informierte Patienten bei vielen Krankheiten bessere Aussichten auf Heilung haben.
Es gibt aber auch viele Informationsquellen, die als nicht seriös beurteilt werden müssen (> Seite 73). Man sollte auch hier kritisch sein und nicht alles bereitwillig glauben, was in den Medien veröffentlicht wird: Eine Selbstdiagnose und Selbstbehandlung kann auch gefährlich sein. Das beste Team sind immer ein gut informierter Patient und ein Arzt, der sich ständig weiterbildet.

WANN EINE SELBSTBEHANDLUNG SINNVOLL IST

Vor allem alltägliche Beschwerden, unter denen viele Menschen gelegentlich leiden, können in vielen Fällen auch sehr gut selbst behandelt werden. Dazu gehören z. B. Erkältungskrankheiten, gelegentliche Kopf- oder Bauchschmerzen, Menstruationsschmerzen und Verdauungsbeschwerden. Für die Selbstbehandlung solcher Beschwerden eignen sich je nachdem etwa rezeptfreie Medikamente, verschiedene Massagetechniken, Wasseranwendungen (> Seite 99), eine Reihe von pflanzlichen Arzneien (> Seite 115) oder gewisse Entspannungsmethoden (> Seite 147).

Wenn Ihre Beschwerden allerdings über einige Tage unverändert anhalten oder häufig wiederkehren, sollten Sie die Ursachen von einem Arzt abklären lassen. Im 3. Abschnitt dieses Buches, in dem die verbreitetsten Krankheiten und Beschwerden behandelt werden, finden Sie stets auch Hinweise darauf, wann Sie einen Arzt aufsuchen sollten. Bitte halten Sie sich nach Möglichkeit daran, damit mögliche ernste Krankheiten nicht übersehen werden.

BITTE BEACHTEN SIE

- **Länger dauernde Beschwerden sind immer ein Signal Ihres Organismus, daß etwas nicht in Ordnung ist – nehmen Sie deshalb solche Anzeichen ernst.**
- **Auch rezeptfreie Medikamente können, wenn sie längerfristig eingenommen werden, zu – mitunter starken – unerwünschten Wirkungen (»Nebenwirkungen«) führen. Sprechen Sie mit Ihrem Arzt darüber.**

Der regelmäßige Gesundheits-Check

BESSERE HEILUNGSCHANCEN BEI FRÜHERKENNUNG

Wer den Arzt nicht erst bei den ersten Beschwerden aufsucht, hat gute Chancen, daß schwere Erkrankungen rechtzeitig erkannt werden. Früherkennung bedeutet häufig, daß sich die Heilungschancen einer Krankheit deutlich verbessern. Um die Gesundheitsvorsorge zu fördern, bezahlen die österreichischen Kassen für alle Personen über 19 Jahren einmal jährlich eine Vorsorgeuntersuchung.

ALLGEMEINE VORSORGEUNTERSUCHUNG

Die kostenlosen Vorsorgeuntersuchungen bestehen aus einem allgemeinen Basisprogramm und bei Frauen aus einem gynäkologischen Zusatzprogramm. Die allgemeine Vorsorgeuntersuchung umfaßt eine Blutanalyse. Untersucht werden dabei

- der Cholesterinspiegel und die Triglyzeride (die »klassischen« Blutfette), wodurch sich Hinweise auf ein eventuell erhöhtes Risiko einer Arterienverkalkung (»Arteriosklerose«) ergeben
- die Harnsäure, deren Konzentration unter anderem Hinweise auf ein erhöhtes Gichtrisiko ergibt
- der Blutzucker, ein Indikator für die Zuckerkrankheit (»Diabetes«)
- die Senkungsreaktion, die Rückschlüsse auf Entzündungsherde im Körper ermöglicht
- der Harn mit einem Streifchentest auf mögliche problematische Stoffe – als Hinweise für Erkrankungen der Niere und der ableitenden Harnwege
- der Stuhl auf Blutspuren (bei Über-40jährigen).

Außerdem wird der Arzt eine Krankengeschichte (»Anamnese«) aufnehmen, die Patienten abhorchen, abklopfen, ausleuchten und befragen. Verschiedene Reflexe werden überprüft, die Wirbelsäule untersucht und der Blutdruck gemessen. Eventuell können auch zusätzliche Diagnose-Schritte wie Röntgen- oder Ultraschall-Untersuchungen sowie Überweisungen an einen Facharzt notwendig sein.

GYNÄKOLOGISCHE VORSORGE-UNTERSUCHUNGEN

Die wichtigsten Maßnahmen des Vorsorgeprogrammes für Frauen sind

- ein Abstrich zur Erkennung von Gebärmutterhalskrebs, der im Früh- oder Vorstadium praktisch zu 100 Prozent heilbar ist
- eine Untersuchung der Brust, weil Brustkrebs in entwickelten Ländern die häufigste bösartige Erkrankung von Frauen ist.

Bei Schwangeren kommt noch der Mutter-Kind-Paß dazu, der durch regelmäßige ärztliche Kontrollen eine risikoarme Schwangerschaft und eine möglichst komplikationslose Geburt ermöglichen soll. Nach der Geburt werden die Daten des Kindes und die Ergebnisse der kinderärztlichen Untersuchungen im Mutter-Kind-Paß festgehalten.

UROLOGISCHE VORSORGE-UNTERSUCHUNGEN

Wenn es in der Familie bereits Fälle von Prostatakrebs gibt, sind Untersuchungen beim Urologen ab etwa 40 Jahren empfehlenswert, ansonsten ab 45. Wichtig ist, daß die Untersuchung des PSA, des prostataspezifischen Antigens, mit einer Fingeruntersuchung der Prostata kombiniert wird. Denn in der Frühphase eines Krebsgeschehens muß der PSA-Wert nicht unbedingt erhöht sein. Er kann aber aus sehr unterschiedlichen Gründen erhöht sein, ohne daß deshalb Krebs vorliegt. Dann muß weiter untersucht werden. (> Tumormarker, Seite 297)

Richtig impfen

Mit Hilfe des Immunsystems wehrt sich unser Organismus gegen Unerwünschtes, Fremdes. Impfungen nützen das »Gedächtnis« unseres Immunsystems. Erreger, die schon einmal im Zuge einer Impfung bekämpft wurden, werden wiedererkannt und können unschädlich gemacht werden.
Tragen Sie sämtliche Impfungen mit Datum, Arztstempel und Unterschrift des Arztes in einen international gültigen Impfpaß ein. Falls dieser abhanden gekommen oder eine besonders genaue Abklärung des aktuellen Impfschutzes notwendig ist, kann auch eine Antikörperbestimmung mittels einer Blutanalyse durchgeführt werden. Ein derartiger Impftest zeigt genau, welche Impfungen durchgeführt – oder unterlassen – werden sollten.

DIE »AKTIVE« IMMUNISIERUNG

Bei einer Impfung erfolgt in aller Regel eine sogenannte aktive Immunisierung: Dabei werden Infektionsauslöser in »abgemilderter« Form verabreicht. Diese sollen natürlich nicht die Krankheit selbst verursachen, sondern den Körper dazu anregen, Abwehrstoffe (»Antikörper«) gegen diese zu bilden. Der Organismus bleibt dann über längere Zeit bis lebenslang abwehrbereit. Allerdings verstreichen in aller Regel mindestens 14 Tage, bis der Schutz besteht. Sogenannte Auffrischungsimpfungen können die Wirkungsdauer verlängern.
Üblicherweise werden heute meistens sogenannte Totimpfstoffe verwendet. Die darin enthaltenen Erreger sind nicht mehr vermehrungsfähig, oder es sind sogar nur bestimmte Eiweißverbindungen des Keimes vorhanden.
Zum Schutz gegen manche Erkrankungen – wie etwa Masern, Mumps oder Röteln – können allerdings nur Lebendimpfstoffe eingesetzt werden. Diese enthalten noch vermehrungsfähige, aber nicht mehr krankmachende Erreger.

DIE »PASSIVE« IMMUNISIERUNG

Bei der passiven Immunisierung werden Antikörper aus dem Blut von Menschen oder Tieren verwendet. Sie wird nur angewendet, falls sich jemand höchstwahrscheinlich bereits infiziert hat oder wenn – beispielsweise vor einer Reise – nicht mehr genügend Zeit für eine aktive Immunisierung vorhanden ist. Die »fremden« Abwehrstoffe – die auch Immunglobuline oder Gammaglobuline genannt werden – können den Verlauf von Krankheiten mildern. Ist es bereits zu einer Infektion gekommen, muß der Abwehrstoff innerhalb von drei Tagen injiziert werden.
Passiv-Impfungen sind beispielsweise notwendig, wenn eine Schwangere, die noch keine Röteln hatte und auch nicht dagegen geimpft ist, mit einem an Röteln erkrankten Kind in Kontakt gekommen ist. Denn die an sich relativ harmlosen Röteln (> Seite 289) können bei ungeborenen Kindern Mißbildungen verur-

sachen. Speziell in den ersten vier Schwangerschaftsmonaten ist das Risiko dafür vergleichsweise hoch. Immunglobulin schützt allerdings weder die Mutter noch das Kind zuverlässig vor einer Infektion.

GRUND- UND AUFFRISCHUNGS-IMPFUNGEN

Das Immunsystem wird üblicherweise mit mehreren aufeinanderfolgenden Impfserien darauf »trainiert«, Krankheitserreger rasch zu erkennen und abzuwehren. Die Grundimmunisierung umfaßt eine Gruppe von Erstimpfungen, mit der in aller Regel bereits im Säuglingsalter begonnen wird.
Die Menge der Abwehrstoffe, die bei der Grundimmunisierung vom körpereigenen Abwehrsystem gebildet werden, nimmt nach einiger Zeit wieder ab. Deshalb sind teilweise sogenannte Auffrischungsimpfungen notwendig, um die Anzahl der Abwehrstoffe gegen bestimmte Erreger wieder zu erhöhen.

UNERWÜNSCHTE WIRKUNGEN UND IMPFSCHÄDEN

Insgesamt sind unerwünschte Wirkungen bei den heutzutage verwendeten Impfstoffen sehr selten. Gelegentlich kommt es zu Rötungen, Schwellungen, Gewebeverhärtungen oder Schmerzen im Bereich der Injektionsstelle. Auch eine vorübergehende Erhöhung der Körpertemperatur oder eine leichte Verschlechterung des allgemeinen Wohlbefindens sind möglich.
Speziell bei der Verwendung von Lebendimpfstoffen können Nebenwirkungen auftreten, die abgemildert der Krankheit ähneln, gegen die geimpft wurde. Bleibende Impfschäden sind jedoch extrem selten. Bei der Masernimpfung treten sie pro einer Million Impfungen einmal auf, bei der Schluckimpfung gegen Kinderlähmung einmal bei 1,4 Millionen Impfungen.
Trotzdem: Wenn Sie den Eindruck haben, daß nach einer Impfung bei Ihnen oder Ihrem Kind »irgend etwas nicht stimmt«, wenden Sie sich möglichst schnell an den Arzt, der die Impfung durchgeführt hat. Für den Fall, daß Sie sich dort nicht gut betreut und informiert fühlen, richten Sie sich am besten an ein Gesundheitsamt.

IMPFEN: LIEBER SCHON ODER LIEBER DOCH NICHT?

Die Frage, ob bei einer Impfung ihres Kindes denn tatsächlich die Vorteile oder nicht doch vielleicht die Nachteile überwiegen, beschäftigt viele Eltern immer wieder. Dem Krankheitsschutz, den Impfungen bieten, steht natürlich gegenüber, daß Impfschäden zwar höchst unwahrscheinlich, aber dennoch nicht restlos auszuschließen sind. Letztlich ist das Abwägen der Nutzen gegen die Risiken etwas, das individuell vorgenommen werden muß. Dieses Abwägen führt je nach Impfung und betroffenem Kind oft zu unterschiedlichen Ergebnissen. Beraten Sie sich, wenn Sie im Zweifel sind, mit Ihrem Kinderarzt. Dazu einige Anhaltspunkte:

- Prinzipiell ist eine Impfung dann sinnvoll, wenn die Krankheit, vor der sie schützen soll, häufig auftritt, wenn das Risiko schwerer Folgen dieser Krankheit hoch ist und wenn es für diese Krankheit keine wirksame Behandlung gibt.
- Nicht geimpft werden sollte in aller Regel, wenn die zu impfende Person gerade nicht völlig gesund ist oder wenn gerade eine starke Allergie vorliegt. Wenn der zu Impfende Medikamente nimmt, die seine Abwehr schwächen, wenn sein Immunsystem oder das zentrale Nervensystem erkrankt ist oder eine Eiweißallergie vorliegt, sollten Sie mit dem Arzt die möglichen Risiken einer Impfung besprechen.
- Aufgrund des hohen Anteils geimpfter Personen hat sich natürlich das Risiko einer Ansteckung für nicht-geimpfte Kinder heute sehr stark verringert. Dem steht allerdings gegenüber, daß bei ihnen das Infektionsrisiko in späteren Jahren steigt und, sollte es zu einer Erkrankung kommen, diese häufig schwerer verläuft und es öfter zu Komplikationen und Folgeschäden kommen kann.

IMPFKALENDER

Hier finden Sie eine Liste der optimalen Termine für öffentlich allgemein empfohlene Impfungen in Österreich. Wird dieser Zeitpunkt versäumt, kann jede der Impfungen zum nächstmöglichen Termin nachgeholt werden.

- ab dem 3. Lebensmonat: 3 Teilimpfungen gegen Diphterie, Tetanus, Keuchhusten, Haemophilus influenzae b und Kinderlähmung
- ab dem 3. Lebensmonat: Impfung gegen Hepatitis B
- ab dem 14. Lebensmonat: 1. Masern-Mumps-Röteln-Impfung
- 15. bis 18. Lebensmonat: Auffrischungsimpfung gegen Diphterie, Tetanus, Keuchhusten, Haemophilus influenzae b und Kinderlähmung
- 2. Lebensjahr: Hepatitis-B-Auffrischungsimpfung
- 7. Lebensjahr (Schulanfang): Auffrischungsimpfungen gegen Kinderlähmung und Diphterie-Tetanus; 2. Masern-Mumps-Röteln-Impfung
- 13. Lebensjahr: Rötelnimpfung für Mädchen bzw. Nachholen der Masern-Mumps-Röteln-Impfung für Mädchen
- 14. bis 15. Lebensjahr: Auffrischungsimpfungen gegen Kinderlähmung und Diphterie-Tetanus.

Empfohlene Auffrischungsimpfungen für Erwachsene:

- Diphterie-Tetanus alle zehn Jahre
- Kinderlähmung alle zehn Jahre

SPEZIELLE IMPFUNGEN

Je nach persönlichem Lebensstil und Erkrankungsrisiko kann eine Reihe von weiteren Impfungen sinnvoll sein. Dazu zählen:

- Die Impfung gegen Frühsommer-Meningoenzephalitis (FSME). Der Schutz gegen die durch Zeckenstich übertragbare Gehirnentzündung kann sinnvoll sein, wenn Sie in einem Gebiet mit relativ vielen FSME-Erkrankungen leben und/oder sich viel in der freien Natur aufhalten.
- Die Grippeimpfung wird vor allem für chronisch kranke und ältere Menschen empfohlen, für die eine echte Grippe ein höheres Risiko darstellt.
- Die Pneumokokken-Impfung soll gegen die Erreger von Mittelohr-, Lungen- und Hirnhautentzündung schützen. Sie sollte bei besonders Gefährdeten durchgeführt werden, z. B. bei Über-65jährigen, Herz- und Kreislaufkranken, Menschen mit chronischen Atemwegsbeschwerden, Diabetes oder chronischen Nierenerkrankungen.
- Die Tollwut-Impfung wird üblicherweise erst verabreicht, wenn jemand von einem tollwutkranken oder der Tollwut verdächtigen Tier gebissen wurde. Eine vorbeugende Schutzimpfung gibt es für Menschen mit erhöhtem Risiko, etwa Tierärzte, Jäger, Laborpersonal und Entwicklungshelfer.
- Die Tuberkulose-Impfung (BCG-Impfung) sollte nur gezielt eingesetzt werden. Sie wird nur für Personen empfohlen, die einer erhöhten Ansteckungsgefahr ausgesetzt sind und bei denen eine Tuberkulinprobe negativ ausfällt, weil sie keine Antikörper gebildet haben.
- Die Hepatitis-A-und-B-Impfung wird für Personen, die beruflich einem höheren Ansteckungsrisiko ausgesetzt sind, und für Reisende in Länder mit niedrigem Hygienestandard empfohlen.
- Bei Fernreisen kann eine ganze Reihe weiterer Impfungen empfehlenswert sein (> Gesundheit auf Reisen, Seite 57). Eine Gelbfieberimpfung ist für die Einreise aus Österreich in einige afrikanische Staaten sogar verpflichtend.

Der Besuch bei Ihrem Arzt

DIE VORBEREITUNG AUF DEN ARZTBESUCH

Wenn Beschwerden auftreten, die es erforderlich machen, einen Arzt aufzusuchen, werden viele Menschen unsicher. Eine Tatsache, die leicht zu Mißverständnissen führen und die Behandlung unnötig erschweren bzw. verlängern kann. Denn wenn es um die optimale Behandlung geht, sollten Arzt und Patient ein Team sein. Ein gemeinsames Vorgehen im gegenseitigen Vertrauen kann den Genesungsprozeß wesentlich fördern. Ein selbstbewußter Patient, der sich informiert und auch Eigenverantwortung übernimmt (> Der informierte Patient, Seite 73), ist der ideale Partner für den Behandler.

Um den Termin beim Arzt optimal vorzubereiten, sollten Sie sich schon zu Hause eine Liste anlegen, die alle wesentlichen Punkte für das Gespräch mit Ihrem Arzt enthält.

CHECKLISTE FÜR DEN ARZTBESUCH

- **Welche Beschwerden machen mir genau zu schaffen?**
- **Seit wann treten sie auf?**
- **Wie häufig und unter welchen Begleitumständen treten sie auf?**
- **Hatte ich die Beschwerden schon früher?**
- **Hat sich an meinen Lebensumständen (z.B. Trennung, Arbeitswechsel) oder Lebensgewohnheiten (z.B. Diät) in letzter Zeit etwas geändert?**
- **Welche anderen Krankheiten hatte ich früher? An welchen leide ich derzeit?**
- **Welche rezeptpflichtigen und nicht rezeptpflichtigen Medikamente nehme ich?**
- **Habe ich Allergien?**
- **Kann ich aktuelle Befunde mitbringen, z. B. Labor oder Röntgen?**
- **Bei welchen Ärzten bin ich sonst noch in Behandlung?**
- **Welche Fragen sind mir im Zusammenhang mit meinen Beschwerden wichtig?**

EIN GESPRÄCH IM VERTRAUEN

Patienten haben das Recht auf eine zeitgemäße und umfassende Aufklärung durch ihren Arzt. Viele Menschen sind aber noch immer zurückhaltend, wenn es darum geht, bei ihrer eigenen Untersuchung und Behandlung mitzureden. Manche scheuen selbst davor zurück, so lange nachzufragen, bis sie sich rundum informiert fühlen. Das hat häufig mit der Angst und Unsicherheit zu tun, die »komplizierten« medizinischen Zusammenhänge nicht richtig zu verstehen.

Für diese Scheu besteht kein guter Grund. Als Patient haben Sie schließlich ein Anrecht nicht nur auf eine angemessene Behandlung, sondern auch auf ausreichend Information. Immerhin geht es um etwas so Wichtiges wie Ihre Gesundheit. Hier ein paar Anregungen für den Besuch beim Arzt:

Schildern Sie möglichst genau Ihre Beschwerden – Ihre Checkliste hilft Ihnen dabei. Sagen Sie die Wahrheit und verzichten Sie auf Verharmlosungen oder Beschönigungen, weil das Ihren Arzt nur in die Irre leitet und die Diagnose erschwert.

Lassen Sie sich von Ihrem Arzt immer genau beraten und lassen Sie sich im Detail erklären, weshalb welche Untersuchungen notwendig sind und welche Behandlungsmethoden für Ihr Problem zur Verfügung stehen. Scheuen Sie sich nicht, immer wieder nachzufragen, wenn Sie etwas nicht verstanden haben. Wer einen ärztlichen Rat nicht versteht, kann ihn auch nicht befolgen.

Ein kompetenter Arzt wird sich ausreichend Zeit dafür nehmen, Ihnen zuzuhören und Ihnen die Zusammenhänge genau darzulegen.

WELCHER ARZT IST FÜR MICH DER RICHTIGE?

Vertrauen ist ein wesentlicher Bestandteil einer erfolgreichen Therapie. Beim Arzt, dem Sie vertrauen, sollten Sie das Gefühl haben, daß Sie wirklich alles ansprechen können und ausreichend Antworten auf Ihre Fragen bekommen.

Aber auch einige andere Beobachtungen können Ihnen Hinweise darauf geben, ob ein Arzt, von dem Sie sich behandeln lassen wollen, der richtige für Sie ist:

- **Achten Sie darauf, mit wem er zusammenarbeitet und wie er mit Mitarbeitern und anderen Patienten umgeht. Ist Ihnen die Art sympathisch?**
- **Achten Sie darauf, wie gut die Ordination organisiert ist. Überlange Wartezeiten sind nicht nur lästig, sondern auch ein Anzeichen für einen Mangel in der Praxis-Organisation.**
- **Ist er gut mit Informationsmaterial ausgestattet? Bemüht er sich, nicht ständig medizinische Fachausdrücke zu verwenden? Das sind Anzeichen dafür, daß er es mit der Patientenaufklärung genau nimmt.**
- **Haben Sie den Eindruck, daß er einen Menschen behandelt und nicht bloß einen »Fall«?**

Wenn Sie diese Fragen mit einem »ja« beantworten können, sind einige sehr wichtige Voraussetzungen für eine sinnvolle Kooperation mit Ihrem Arzt erfüllt.

Die Rechte von Spitalspatienten

WER BEZAHLT DIE KOSTEN?

Die Transportkosten

Bei der Rückerstattung beziehungsweise der Übernahme von anfallenden Kosten gibt es zum Teil enorme Unterschiede zwischen den verschiedenen Kassen und Versicherungen. Dies fängt bereits mit dem Transport ins oder vom Spital an. Generell übernehmen die Krankenversicherungen (mit Ausnahme einigen privater oder Zusatzvericherungen) lediglich die Kosten für notwendige Transporte in das nächstgelegene Spital. Die Krankenkassen sind nur dann verpflichtet, die Transportkosten mit dem Rettungswagen zu übernehmen, wenn der behandelnde Arzt Transportbedürftigkeit attestiert. Oder wenn es aufgrund einer Akutsituation wie etwa nach Unfällen unvermeidbar ist. Ansonsten liegt es weitgehend im Ermessen der Kassen oder Versicherungsanstalten, ob sie zahlen oder nicht. Somit kann die Fahrt mit einem Taxi oft billiger sein als mit einem Rettungswagen.
Auch müssen die Kosten für einen Krankentransport (auch per Flugambulanz) nicht unbedingt durch jede Zusatzversicherung gedeckt sein.

Nicht alle Kassen zahlen alles

Nicht alle Kassen übernehmen die vollen Kosten, die in einem Privatspital anfallen. Hier wird nur ein Pauschalbetrag bezahlt, der die anfallenden Kosten nicht deckt. Es sei denn, eine entsprechende Zusatzversicherung wurde abgeschlossen. In öffentlichen Spitälern (Landes- oder Gemeindekrankenhäuser) hingegen sind die Kosten in aller Regel von den Kassen gedeckt.
Abgesehen vom ausgewählten Spital, für das einem die Krankenkasse eventuell einen Selbstbehalt verrechnet, können auch noch für den erwünschten Arzt Zusatzkosten anfallen. Denn die freie Arztwahl bezieht sich nach den Angaben der Wiener Patientenanwaltschaft nur auf den niedergelassenen Bereich. Bei der Aufnahme ins Spital werden alle Patienten von den gerade diensthabenden Medizinern versorgt. Wer den Klinik- oder Abteilungschef für sich beanspruchen will, muß unter Umständen dafür einen finanziellen Mehraufwand in Kauf nehmen. Auch bei der stationären Behandlung sind die Kosten für den Klinikchef nur von entsprechenden Zusatzversicherungen gedeckt. Auch hier gilt: zuerst fragen, dann wählen.

Zusatzkosten für Pflegefälle

Finanzielle Probleme, die Patienten oder deren Angehörige oft wie ein Blitz aus heiterem Himmel treffen, können auch dann entstehen, wenn ein Patient während oder durch seinen Spitalsaufenthalt zum Pflegefall wird, aber dennoch – aufgrund sozialer Indikation oder mangelnder Pflegeplätze – im Spital bleibt. Denn in aller Regel zahlen Krankenkassen ab diesem Moment nichts mehr. Und die täglichen Spitalskosten belaufen sich je nach Krankenhaus in Österreich auf 3000 bis 12000 Schilling.
Hier empfiehlt es sich, für den betreffenden Patienten sofort einen Antrag auf einen Pflegeheimplatz beim zuständigen Amt zu stellen. Dadurch werden zumindest die Kosten für einen Heimplatz rückerstattet, auch wenn der Patient weiterhin im Spital bleibt.

RECHTE UND PFLICHTEN

Das Recht auf Aufklärung

Zu den wesentlichen Rechten eines Patienten gehört das Recht auf Aufklärung: Ärzte müssen ihre Patienten genau über deren Krankheit und die zu erwartenden Folgen informieren. Was die Behandlung betrifft, müssen Ärzte sämtliche Möglichkeiten mit ihren Vor- und Nachteilen erwähnen. Wenn es etwa zu einer Operation die Alternative einer konservativen, medikamentösen Therapie gibt, muß das der Arzt im Patientengespräch mitteilen. Dabei hat sich der Arzt nach dem internationalen Standard der medizinischen Wissenschaft zu richten – also nach der »Schulmedizin«.
Die Entscheidung, wie behandelt wird, treffen Sie als Patient aber letztlich

selbst. Sollten Sie sich diesbezüglich übergangen fühlen, so verlangen Sie ein aufklärendes Gespräch. Sie haben das gesetzliche Recht darauf, der Arzt die Pflicht dazu.

Einsicht in die Krankengeschichte

Ebenso haben Sie als Patient das Recht auf Einsicht in Ihre Krankengeschichte. Auf Ihr Verlangen hin muß Ihnen eine Kopie Ihrer Krankengeschichte, zu der auch sämtliche Bilder (Röntgen, CT oder Diagramme) gehören, ausgehändigt werden. Hier ist es am besten, wenn Sie einen entsprechenden schriftlichen Antrag an die ärztliche Direktion des Spitals richten. Die Kosten für die Kopien tragen Sie allerdings selbst.
Wenn Sie sich auf Anraten Ihres Arztes für eine Operation als Behandlungsform entschieden haben, sollten Sie auf drei Dinge achten: Zum einen muß Ihnen ein standardisiertes Formular ausgehändigt werden, worauf Grundsätzliches zur Operation geschrieben steht. Weiters muß sowohl Ihr Chirurg als auch Ihr Anästhesist ein persönliches Gespräch mit Ihnen führen und Sie über sämtliche Risken der Operation und der Narkose aufklären. Und zwar so, daß Sie es verstehen. Das persönliche Gespräch dient nicht allein zur Aufklärung, sondern auch zur Vermeidung von eventuellen Verwechslungen, z. B. mit einem anderen Patienten.

Der Patientenbrief

Außerdem haben Patienten das Recht auf den sogenannten Patientenbrief, eine Art Abschlußbericht nach dem Spitalsaufenthalt, der üblicherweise dem einweisenden Arzt zugesandt wird. Auf Verlangen muß dieser dem Patienten ausgehändigt werden.

Seelische Betreuung und Schmerzfreiheit

Zwei weitere Patientenrechte sind vor allem für den heiklen Bereich der Onkologie, also der Krebsmedizin, von großer Bedeutung. Zum einen ist dies eine permanente religiöse und psychische Betreuung während des gesamten Spitalsaufenthaltes. Zum anderen ist es das Recht auf Schmerzfreiheit – sofern dies die Krankheit zuläßt –, das in Wien als einzigem Bundesland Österreichs sogar verbrieft ist (> Schmerzmanagement, Seite 153).
Wenn Sie also als Patient unter Schmerzen leiden, verlangen Sie nach entsprechenden Medikamenten, die Palette zur Auswahl ist groß.

Die Ärztepflicht zur Verschwiegenheit

Ebenso, wie Sie als Patient das Recht auf Aufklärung und Information haben, unterliegt der Arzt einer Verschwiegenheitspflicht. Sollten Sie also einer Vertrauensperson Ihrer Wahl, egal ob aus der Familie oder aus dem Bekanntenkreis, keine schriftliche und – am besten notariell oder zumindest rechtsanwaltlich – beglaubigte Vollmacht ausgestellt haben, tut sich diese Person äußerst schwer, an Ihre Krankendaten oder eine ärztliche Auskunft zu gelangen. Denn auch gegenüber der eigenen Familie (wenn Sie das 18. Lebensjahr vollendet haben),

zu der auch die Lebensgefährtin/der Lebensgefährte zählt, dürfen die behandelnden Ärzte nur allgemeine Auskünfte geben, die nicht sehr vielsagend sind.
Nur in wenigen Fällen darf der Arzt seine Schweigepflicht verletzen. Und das auch nur gegenüber der Familie des über 18jährigen Patienten, der entweder gestorben oder ohne Bewußtsein ist: Wenn berechtigter Grund zur Annahme besteht, daß der Patient gewollt hätte oder will, daß seine Familie informiert wird, oder wenn mögliche rechtliche Konsequenzen (eine Anzeige oder ein Prozeß) zu befürchten oder einzuleiten sind – etwa wenn nach dem Tod oder der Bewußtlosigkeit (Koma) des Patienten der Verdacht auf einen Kunstfehler des behandelnden Arztes auftaucht. Auch ein entsprechender Gerichtsbeschluß entbindet den Arzt von seiner Verschwiegenheitspflicht.

Das Recht auf Selbstbestimmung

Unabhängig davon, was Ihnen Ärzte raten oder nicht, Sie sind nicht verpflichtet, eine der vorgeschlagenen Behandlungen über sich ergehen zu lassen – sofern Sie das 18. Lebensjahr vollendet haben und nach ärztlichem Ermessen auch »einsichtsfähig« sind. Es gibt keine Zwangsbehandlung, dafür aber das Selbstbestimmungsrecht.
Es steht Ihnen als Patient frei, eine bestimmte Therapie abzulehnen. Freilich muß Ihnen in diesem Fall der diagnostizierende Arzt sämtliche gesundheitlichen Folgen einer Therapieverweigerung vor Augen führen. Sollten Sie sich dennoch dazu entschließen, sich nicht behandeln zu lassen, so ist das prinzipiell Ihr gutes Recht. Sofern Sie nicht unter Schock stehen, psychisch krank oder sonst »einsichtsunfähig« sind – was der jeweilige Arzt, in Zweifelsfällen auch unter Beiziehung eines Psychiaters, festzustellen hat.
Genauso können Sie prinzipiell eine begonnene Behandlung jederzeit abbrechen oder noch vor dem geplanten Entlassungstermin das Spital verlassen. Dazu müssen Sie einen sogenannten Revers unterschreiben, durch den Sie die volle Verantwortung für Ihr Handeln selbst übernehmen.

Jugendliche Patienten

Vor dem 18. Geburtstag eines Patienten sind dessen Eltern beziehungsweise gesetzlicher Vormund für diesbezügliche Entscheidungen verantwortlich. Allerdings nur solange sie ihre Entscheidungen nach dem internationalen Standard der medizinischen Wissenschaft fällen und, falls sie sich für eine alternative Methode entscheiden, das Leben des minder jährigen Patienten nicht gefährden. Daß sie sich für eine wissenschaftlich nicht anerkannte Behandlungsmethode auf Kosten einer anerkannten »schulmedizinischen« oder anerkannten »komplementärmedizinischen« entscheiden können, ist vom Gesetzgeber nicht vorgesehen.
Ansonsten kann auch den Eltern, die nach österreichischer Rechtsauffassung kein Bestimmungsrecht über ihre Kinder haben, sondern nach deren Geburt vom Staat lediglich mit der Obsorge für sie betraut werden, die Erziehungspflicht genommen werden. Dann entscheidet die Jugendwohlfahrt, also meist ein Beamter einer Bezirkshauptmannschaft, stellvertretend für den Staat, über die angemessene schulmedizinische Behandlung.

Erste Hilfe

Unfälle können überall passieren, nicht nur dort, wo die meisten Menschen am ehesten mit ihnen rechnen. Sie kommen nicht nur spektakulär im Straßenverkehr oder auf der Skipiste vor, sondern auch im Haushalt, am Arbeitsplatz oder in der Freizeit. All das macht »erste Hilfe« durch Laien, die sich zufällig gerade am Unfallort aufhalten, zu einer sehr wichtigen Sache. Denn bis ein Rettungswagen tatsächlich am Ort des Geschehens eintrifft, kann sehr viel Zeit vergehen. Diese Minuten können für das Unfallopfer und seine Gesundheit entscheidend sein. Außerdem ist erste Hilfe bei Unglücksfällen nicht nur eine moralische, sondern auch eine gesetzliche Pflicht. Empfehlenswert ist es in jedem Fall, die möglicherweise lebensrettenden Techniken im Rahmen eines Erste-Hilfe-Kurses zu erlernen und zu üben.

ERSTE HILFE BEI BEWUSSTLOSIGKEIT

Das Problem

Eine Bewußtlosigkeit liegt vor, wenn ein Mensch auf Ansprache, Berührungen oder Schmerzreize nicht mehr reagiert, seine Atmung und sein Kreislauf aber erhalten sind. Es fehlen nicht nur das Bewußtsein, sondern auch die Muskelspannung und lebenswichtige Abwehrreflexe. Die Ursachen für diesen Zustand können vielfältig sein und reichen von Schädel-Hirn-Verletzungen über das Einatmen giftiger Gase bis hin zu Sonnenstich, Schlaganfall oder Stoffwechselkrankheiten.

So reagieren Sie richtig

Sprechen Sie zunächst den reglosen Notfallpatienten an, berühren Sie ihn und fügen Sie ihm einen leichten Schmerzreiz zu. Wenn er nicht reagiert, öffnen Sie alle beengenden Kleidungsstücke und inspizieren Sie die Mundhöhle. Falls Erbrochenes, Blut, Schleim oder eine lockere Zahnprothese vorhanden sein sollten, drehen Sie den Kopf leicht seitwärts und räumen Sie die Mundhöhle aus. Verwenden Sie dabei nach Möglichkeit ein Stofftaschentuch oder Einmal-Handschuhe, die in keiner Haus- oder Autoapotheke fehlen sollten.

Anschließend biegen Sie den Kopf sanft nach hinten (nackenwärts überstrecken). Das soll verhindern, daß die Zunge »zurückrutscht« und damit die Atemwege blockiert. Kontrollieren Sie mindestens 10 Sekunden lang die Atmung des Bewußtlosen, indem Sie auf die Atemgeräusche hören und seine Brustkorbbewegungen beobachten. Fühlen Sie anschließend mindestens 5 Sekunden lang den Puls an der Halsschlagader. Ist er ertastbar, so ist der Kreislauf des Patienten erhalten.

Bringen Sie anschließend den Bewußtlosen in die »stabile Seitenlage«. Das machen Sie so: Bringen Sie das Unfallopfer sanft und ohne ruckartige Bewegungen in die Rückenlage. Dann legen Sie dessen Arm in eine rechtwinkelig von

seinem Körper abstehende Position. Ergreifen Sie dann mit einer Hand das Handgelenk des gegenüberliegenden Armes und mit der anderen Hand die Kniekehle des gegenüberliegenden Beines und ziehen Sie das Knie möglichst weit zum Oberkörper. Dann ziehen Sie Arm und Bein gleichzeitig in die Richtung des rechtwinkelig wegstehenden Armes, so lange, bis das Unfallopfer zur Gänze auf der Seite liegt. Anschließend überstrecken Sie seinen Kopf nackenwärts und wenden auch sein Gesicht möglichst weit dem Boden zu, damit Blut und Schleim abfließen können und die Zunge die Atemwege nicht verlegen kann.
Alarmieren Sie nun die Rettung und führen Sie Atem- und Kreislaufkontrolle nach jeweils einer Minute weiter.

ERSTE HILFE BEI ATEMSTILLSTAND

Das Problem

Ein Atemstillstand besteht, wenn bei einem Bewußtlosen keine Atmung, wohl aber ein intakter Kreislauf festgestellt wird. Dabei kann das Atemzentrum die für die Aufrechterhaltung der Atmung notwendigen Impulse nicht mehr bilden, oder es erreichen die Impulse die Atemmuskulatur nicht mehr.
Ursachen eines Atemstillstandes können z. B. eine Verlegung der Atemwege durch Fremdkörper, die Zunge oder Erbrochenes sein oder ein sogenannter anaphylaktischer Schock (> Seite 193) nach einem Insektenstich oder einer Allergie. Davon betroffen können auch Ertrinkende sein, die aus dem Wasser geborgen wurden. Zustände, die zur Bewußtlosigkeit führen, können auch in einen Atemstillstand übergehen.

So reagieren Sie richtig

Führen Sie alle Schritte wie bei »Erste Hilfe bei Bewußtlosigkeit« (> Seite 91) durch, belassen Sie allerdings den Patienten in Rückenlage. Wenn Sie die Atmung kontrollieren und weder Atemgeräusche hören noch Brustkorbbewegungen sehen, sollten Sie sofort zweimal beatmen. Legen Sie dazu eine Beatmungsfolie oder ein Stofftaschentuch über Mund und Nase des Notfallpatienten.

Die Beatmung von Mund zu Nase

Überstrecken Sie den Kopf des am Rücken liegenden Bewußtlosen und verschließen Sie seine Lippen mit dem Daumen. Beatmen Sie ihn über die Nase, heben Sie Ihren Kopf und beobachten Sie das Ausströmen der Luft aus der Lunge des Patienten, welches in aller Regel ohne Ihr Zutun erfolgt. Wiederholen Sie diesen Vorgang etwa 15mal in der Minute – dieser Rhythmus entspricht Ihrem natürlichen Atemrhythmus.

Die Beatmung von Mund zu Mund

Verschließen Sie mit Daumen und Zeigefinger die Nase des am Rücken liegen-

den Bewußtlosen und biegen Sie seinen Kopf sanft nach hinten (»nackenwärts überstrecken«). Beatmen Sie den Patienten etwa 15mal in der Minute über den leicht geöffneten Mund. Beobachten Sie auch hier das Ausströmen der Luft aus der Lunge.
Rufen Sie jetzt die Rettung und setzen Sie die Beatmung fort, bis entweder die Eigenatmung wieder einsetzt oder die Rettung eintrifft. Führen Sie nach jeweils einer Minute zusätzlich auch Kreislaufkontrollen durch, indem Sie den Puls an der Halsschlagader fühlen.

ERSTE HILFE BEI KREISLAUFSTILLSTAND

Das Problem

Wenn ein Mensch auf äußere Reize nicht mehr reagiert und weder Atmung noch Kreislauf feststellbar sind, liegt ein Kreislaufstillstand vor. Bei diesem Zustand ist das Herz nicht mehr in der Lage, alle lebenswichtigen Organe mit Blut und Sauerstoff zu versorgen.
Alle Zustände, die entweder zur Bewußtlosigkeit oder zu einem Atemstillstand führen, können auch in einen Kreislaufstillstand übergehen. Aber auch Herzrhythmusstörungen, Unterkühlungen, massiver Blutverlust oder ein anaphylaktischer Schock (> Seite 193) können Ursachen eines Kreislaufstillstandes sein.
Wenn nicht innerhalb kürzester Zeit künstliche Beatmung und Herzmassage erfolgen, führt ein Kreislaufstillstand bereits nach ein paar Minuten zum Tod.

So reagieren Sie richtig

Führen sie alle Schritte wie bei »Erste Hilfe bei Bewußtlosigkeit« (> Seite 91) durch. Sind keine Atemgeräusche hör- oder fühlbar, beatmen Sie bitte sofort zweimal (> Seite 92). Ist bei der anschließenden Kreislaufkontrolle der Halsschlagader-Puls nicht mehr tastbar, muß sofort eine Herzmassage durchgeführt werden.

Die Herzmassage

Legen Sie den Notfallpatienten auf eine harte Unterlage, knien Sie seitlich des Patienten und legen Sie den Handballen einer Hand auf den Anfang der unteren Hälfte des Brustbeins auf, ohne aber mit den Fingern den Brustkorb zu berühren. Legen Sie den Handballen der anderen Hand darüber und strecken Sie beide Arme aus. Üben Sie nun einen so starken Druck senkrecht auf das Brustbein aus, daß dieses vier bis sechs Zentimeter niedergedrückt wird. Die Hände dürfen dabei nicht abgehoben werden. Führen Sie die Herzmassage 80- bis 100mal pro Minute durch.
Bei der »Einhelfermethode« werden nach 2 Beatmungen 15 Herzmassagen durchgeführt, darauf folgen wieder 2 Beatmungen, dann wieder 15 Herzmassagen usw. Bei der »Zweihelfermethode« folgen auf eine Beatmung des einen Helfers 5 Herzmassagen des zweiten Helfers.
Rufen Sie jetzt die Rettung und setzen Sie die erste Hilfe fort. Führen Sie nach

jeweils einer Minute Kreislaufkontrollen durch. Ist der Halsschlagaderpuls weiterhin nicht tastbar, setzen Sie Beatmung und Herzmassage bis zum Eintreffen der Rettung fort. Ist der Halsschlagaderpuls tastbar, wird die Beatmung ohne Herzmassage unter regelmäßiger Kreislaufkontrolle fortgesetzt.

ERSTE HILFE BEI STARKEN BLUTUNGEN

Das Problem

Die Blutstillung ist eine wichtige lebensrettende Maßnahme. Versagt der Kreislauf infolge mangelnder Blutstillung, sind alle anderen Hilfeleistungen sinnlos. Nicht die Art, sondern die Stärke der Blutung und damit der Blutverlust sind dabei entscheidend. Fast jede sichtbare starke Blutung läßt sich durch genügend starken Druck von außen auf die Blutungsquelle stoppen.
Vermeiden Sie bei Ihrer Hilfeleistung möglichst jeden direkten Kontakt mit dem Blut, verwenden Sie nach Möglichkeit Einmal-Handschuhe, die in keiner Haus- oder Autoapotheke fehlen sollten.

So reagieren Sie richtig

Blutstillung durch Fingerdruck: Pressen Sie eine keimfreie Wundauflage auf die stark blutende Wunde und behalten Sie den Fingerdruck bis zum Eintreffen der Rettung bei.

Blutstillung durch Abbindung: Diese Maßnahme darf nur dann durchgeführt werden, wenn die Blutstillung durch Fingerdruck nicht möglich ist, z. B. bei der Abtrennung oder Einklemmung einer Gliedmaße, bei der Verletzung der Oberschenkelarterie oder ausgedehnten, zerfetzten Wunden an Armen oder Beinen. Führen Sie die Abbindung nur mit einem breiten, schonenden Material durch, beispielsweise einem zu einem Dreieck zusammengelegten Tuch. Dieses falten Sie parallel zu seiner Längsseite einige Male, bis es eine Breite von mindestens sechs Zentimeter hat.

- Bei Abbindung des Oberarmes heben Sie den Arm des Verletzten, bis er – wie eine Verlängerung seines Körpers – senkrecht und gerade absteht. Legen Sie das gefaltete Dreieckstuch einige Zentimeter von der blutenden Stelle entfernt – Richtung Rumpf, damit das im Organismus zirkulierende Blut nicht zur Wunde gelangt – wie eine Schlaufe um den Arm. Verknoten Sie die Enden unter Beibehaltung des Zugs um den Arm so, daß der Knoten auf das Blutgefäß drückt und den Blutfluß unterbindet.
- Bei Abbindung des Oberschenkels knoten Sie das Dreieckstuch locker um den Oberschenkel und schieben Sie einen Stab zwischen Bein und Tuch. Drehen Sie den Stab sanft so lange, bis das Tuch den Blutfluß, der vom Rumpf zur Wunde fließt, unterbindet. Versuchen Sie, den Stab in dieser Stellung zu fixieren, indem Sie ein weiteres Tuch um den Stab und das Bein binden und verknoten. Verzögert sich das Eintreffen der Rettung, muß die Abbindung nach einer halben Stunde vorsichtig gelöst werden. Bei länger-

dauernder Unterbrechung der Blutzirkulation besteht ansonsten die Gefahr, daß das Bein abstirbt. Bei Wiedereintreten der Blutung binden Sie das Bein sofort wieder ab. Diese Abbindung darf nicht mehr gelöst werden.

BITTE BEACHTEN SIE
Bei abgetrennten Gliedmaßen oder einer Verletzung der Oberschenkelarterie darf die Abbindung bis zum Eintreffen des Verletzten im Krankenhaus nicht mehr geöffnet werden. Falls beim Unfall ein Körperteil abgetrennt wurde, geben Sie diesen sofort in einen Plastiksack oder wickeln Sie ihn in Alufolie ein und übergeben Sie ihn der Rettung.

ERSTE HILFE BEI VERBRENNUNGEN

Das Problem

Bei Verbrennungen entstehen mehr oder weniger tiefgreifende Gewebsschäden, deren Schwere abhängig ist von der Ausdehnung, der Tiefenwirkung, dem Alter, dem Gesundheitszustand des Verletzten sowie der Höhe der Temperatur. Man unterscheidet vier Grade der Verbrennung:
1. Grad: Die Haut ist gerötet, angeschwollen und schmerzt.
2. Grad: Die Haut bildet Blasen und wirkt oberflächlich zerstört.
3. Grad: Das Gewebe ist zerstört, es bildet sich Schorf.
4. Grad: Die Haut ist verkohlt.

So reagieren Sie richtig

Regel Nummer eins: Berühren Sie Brandwunden niemals mit den Fingern, da die Gefahr einer Infektion sehr groß ist. Regel Nummer zwei: Geben Sie niemals Hausmittel, Puder oder Salben auf großflächige Verbrennungen, das kann die anschließende Behandlung im Krankenhaus stören.
Halten Sie den verbrannten Körperteil möglichst sofort etwa 10 bis 15 Minuten lang unter fließendes, kühles Wasser, bis der Schmerz nachläßt. Bedecken Sie anschließend die Brandwunden mit keimfreien Verbandtüchern, mit Metalline-Tüchern (speziell beschichtete, auf der Wunde nicht klebende Verbandmaterialien) oder im Notfall auch mit frischen Leintüchern. Verbrennungen 3. Grades gehören prinzipiell ärztlich versorgt. Das gilt auch bei Verbrennungen 2. Grades, wenn die Blasenfläche größer ist als eine Handfläche.

Schockbekämpfung

Durch eine gezielte Schockbekämpfung werden lebenswichtige Funktionen wie Atmung und Kreislauf aufrechterhalten. Lagern Sie den Verletzten möglichst schmerzfrei – z. B. in flacher Rückenlage mit angezogenen oder hochgelagerten Beinen. Öffnen Sie alle beengenden Kleidungsstücke und decken Sie den

Notfallpatienten zu. Sorgen Sie in geschlossenen Räumen für ausreichende Frischluftzufuhr und beruhigen Sie den Verletzten. Erst dann rufen Sie die Rettung.

ERSTE HILFE BEI KNOCHENBRÜCHEN

Das Problem

Es gibt zwei Arten von Knochenbrüchen: den Bruch ohne sichtbare Wunde (geschlossener Bruch) und den Bruch mit sichtbarer Wunde (offener Bruch). Der Unfall-Patient hat meist Schwellungen, starke Schmerzen und ist in seinen Bewegungen entweder eingeschränkt oder zu keiner Bewegung mehr fähig. Meist zeigt sich bei Brüchen auch eine deutliche abnorme Stellung, die »Achsenabweichung«.

So reagieren Sie richtig

Bei einem Schultergürtel- oder Armbruch: Bewegen Sie unter keinen Umständen den verletzten Arm und legen Sie bei einem offenen Knochenbruch sofort einen keimfreien Verband an. Öffnen Sie alle beengenden Kleidungsstücke des Unfallopfers und entfernen Sie Ringe oder Armbanduhren. Stellen Sie nun den Bruch mit einem offenen Dreieckstuch als Armtragetuch ruhig. Dazu falten Sie ein Tuch zu einem Dreieck und verknoten die beiden Enden. Legen Sie dem Unfallopfer das Tuch so um den Hals, daß der Knoten hinter dem Nacken zu liegen kommt. Anschließend schieben Sie den Unterarm vorsichtig in die Schleife. So bleibt der gebrochene Arm fixiert. Leisten Sie gegebenenfalls Schockbekämpfung (> Seite 93) und rufen Sie die Rettung.

Bei einem Beinbruch: Das verletzte Bein darf nicht bewegt werden. Lockern Sie alle beengenden Kleidungsstücke des Verunglückten sowie etwaige Schuhbänder, ziehen Sie seine Schuhe aber nicht aus. Sorgen Sie für eine Ruhigstellung des Patienten durch unterstützende Lagerung und rufen Sie nach einer ersten Schockbekämpfung (> Seite 93) die Rettung.

SO VERMEIDEN SIE UNFÄLLE IM HAUSHALT

Stürze von wackeligen Provisorien wie Stühle, die zum Einschrauben einer neuen Glühbirne auf einen Tisch gestellt werden, gehören zu den häufigsten Unfallursachen im Haushalt. Wer dabei mit blauen Flecken davonkommt, hat noch Glück gehabt, denn oftmals sind schwerste Verletzungen die Folge. Erhöht wird die Unfallgefahr durch unzweckmäßiges Schuhwerk, schlechte oder fehlende Beleuchtung sowie schlicht und einfach fehlendes Sicherheitsdenken. Wenn Sie »hoch hinaus« wollen, achten sie daher beim Benützen von Leitern auf

- **festen Stand, trittfestes Schuhwerk und die zulässige Belastung.**
- **Wenden Sie Ihr Gesicht immer den Sprossen zu.**
- **Besteigen Sie niemals die oberste Sprosse.**

- **Beugen Sie sich nicht seitlich, sondern steigen Sie hinunter und versetzen Sie die Leiter.**
- **Benützen Sie nach Möglichkeit nur qualitativ hochwertige Leitern mit Gütesiegel.**

WENN SIE EINEN NOTRUF MACHEN MÜSSEN

In Österreich erreichen Sie die
- **Feuerwehr unter 122**
- **Polizei unter 133**
- **Rettung unter 144**

Bei einem Notruf geben Sie bitte folgendes bekannt:
- **die genaue Adresse des Unfallortes**
- **das Szenario (Verkehrsunfall, Brandunglück etc.)**
- **die Zahl der Verletzten**
- **den eigenen Namen sowie – falls möglich und sinnvoll – Ihre Telefonummer.**

Ihre Hausapotheke

FÜR ALLE FÄLLE

Jeder Haushalt sollte über eine Grundausstattung der notwendigsten Medikamente und Verbands-Utensilien verfügen, um für Verletzungen oder plötzlich auftretende Krankheiten gerüstet zu sein. Wichtig ist aber nicht nur, was man für den Fall der Fälle zu Hause haben sollte, sondern erst einmal, wo man es aufbewahrt. Medikamente gehören in ein verschließbares Kästchen, wo Kinder nicht hingelangen können.

KEIN MITTEL HÄLT EWIG

Impfstoffe – z. B. zur Immunisierung gegen die Zeckenkrankheit FSME oder Insulin zur Diabetesbehandlung – müssen im Kühlschrank bei 2–8 °C aufbewahrt werden. Achten Sie im Beipacktext von Medikamenten immer auf den Vermerk, ob diese kühl, lichtgeschützt gelagert werden sollten. Bitte kontrollieren Sie immer das Ablaufdatum von Medikamenten. Besonders vorsichtig sollten Sie mit Augentropfen umgehen, die nur bis acht Wochen nach dem Öffnen haltbar sind. Dann bilden sich Bakterien, die das Auge erst recht schädigen können.
Antibiotika sollten Sie keinesfalls für etwaige weitere Anwendungen aufheben. Die Gabe dieser Medikamente gehört – wie es bei vielen anderen Arzneien der Fall ist – unbedingt in die Hände eines Arztes. Da aber bei Antibiotika

auch die Dauer der Einnahme extrem wichtig ist, sollten Sie hier besondere Vorsicht walten lassen.
Cremes und Salben sind sehr anfällig für Bakterien- und Pilzbefall. Heben Sie deshalb Reste dieser Mittel nicht auf, sondern entsorgen Sie diese, sobald die Beschwerden vorbei sind.
Auch pflanzliche Arzneien verlieren im Laufe der Zeit ihre Wirksamkeit: Birkenblätter, Spitzwegerichkraut und Brennesselkraut halten etwa fünf Jahre lang, Holunder- und Ringelblüten etwa drei Jahre und Pfefferminz- und Melissenblätter höchstens eineinhalb Jahre.

DAS SOLLTEN SIE AUF JEDEN FALL GRIFFBEREIT HABEN

Diese Empfehlungen für eine Minimalausstattung gelten für einen Vierpersonenhaushalt.

- Verbandmull: drei Stück, je ein Viertel Meter lang, steril
- Mullbinden: drei Stück, sechs Zentimeter lang, festkantig und drei Stück, die acht Zentimeter lang sind
- Elastische Binde: fünf Meter lang, acht Zentimeter breit
- Momentverbände: zwei Stück
- Heftpflaster: eine Rolle, 2,5 Zentimeter breit
- Metallwundverband
- Pflasterstrips: mindestens eine Packung
- Dreiecktuch
- Verbandwatte
- Verbandklammern
- Sicherheitsnadeln
- Schmerzstillende Tabletten oder Pulver
- Desinfektionsmittel zur Haut- und Wunddesinfektion: 70prozentiger Alkohol, Wasserstoffperoxyd, Wundbenzin
- Durchfallmittel, z. B. Tierkohle, Imodium
- Abführmittel
- Kamillentropfen, Baldriantropfen
- Tabletten gegen Halsschmerzen
- Fieberthermometer
- Fiebersenkende Mittel als Tabletten oder Zäpfchen
- Krampflösende Mittel als Dragees oder Zäpfchen
- Stumpfe Verbandschere
- Pinzette
- Lederfingerling
- Medikamente, die Sie persönlich ständig brauchen und die Ihnen Ihr Arzt verschrieben hat.

Wenn Sie nicht mehr sicher sind, ob Sie ein Medikament noch anwenden können, fragen Sie am besten Ihren Apotheker.

Bewährte Hausmittel gegen Beschwerden des Alltags

BÄDER, WICKEL UND GÜSSE

Alte Hausmittel gegen viele Beschwerden

Wärme- und Kältetherapien zählen zu den ältesten Behandlungsmethoden der Volksmedizin und sind noch heute bewährte und weitverbreitete Hausmittel. Bäder, Güsse, Wickel, Packungen und ähnliches nützen die Reaktionen des Organismus auf Temperaturreize, auf den Druck des Wassers oder auf Überwärmung durch Schwitzen. Sie werden in zahlreichen Kurhäusern und ähnlichen Einrichtungen angeboten (> Kuren, Seite 111), eignen sich aber auch sehr gut zur Selbstbehandlung. Angereichert um gezielte Bewegung, werden diese Methoden auch als »physikalische Therapie« bezeichnet.
Pioniere der systematischen Anwendung dieser Behandlungsformen waren die Mediziner Johann Siegmund Hahn sen. und jun. aus Schlesien, der »Wasserdoktor« Vinzenz Prießnitz (1790–1851) und der Pfarrer Sebastian Kneipp (1821–1897) aus Bad Wörishofen. Kneipp empfahl auch pflanzliche Präparate, Bewegungstherapien, bestimmte Ernährungsformen und sogenannte Ordnungstherapien, die eine Umstellung und Verbesserung des Lebensstils bezwecken.

Was sie können

Wärme- und Kältebehandlungen können die Beschwerden bei Erkältungskrankheiten lindern, den Kreislauf und den Stoffwechsel anregen, die Durchblutung fördern, entspannen oder Schmerzen lindern. Weil sie nicht bei jedem Menschen gleich wirken, sollten Sie etwas experimentieren und ein für Sie »passendes« Paket von Bädern, Wickeln, Güssen etc. zusammenstellen.
Wärme- und Kältebehandlungen können zwar Beschwerden lindern, nicht jedoch die möglicherweise für diese Beschwerden verantwortlichen Krankheiten heilen. Suchen Sie bitte bei länger dauernden Beschwerden Ihren Arzt auf, damit er abklärt, was möglicherweise dahintersteht, und Ihnen eine angemessene Behandlung empfehlen kann.

Wickel

Wickel sind eng anliegende feuchte Umhüllungen. Zuerst feuchten Sie ein Leinentuch mit kaltem oder heißem Wasser an, dann wringen Sie es aus und wickeln es um die zu behandelnde Körperstelle. Dann umhüllen Sie das Leinentuch mit einer trockenen Baumwoll- oder Leinenschicht, die nochmals mit einer weiteren wärmenden Stoffschicht umgeben werden kann. Gebrauchsfertige Hals-, Brust- und Wadenwickeltücher gibt es auch in der Apotheke.
Um die gewünschte Wirkung zu steigern, können Sie den jeweiligen Körperteil

auch mit ätherischen Ölen einreiben oder das Wickeltuch mit einem Badezusatz aus der Apotheke tränken.
Kalte Wickel sollten zu Beginn der Behandlung eine Temperatur von 5 bis 15 °C haben, heiße Wickel etwa 45 °C – Sie sollten sie aber nicht als schmerzhaft empfinden. Prüfen Sie die Verträglichkeit der Temperatur auf der Innenseite Ihres Unterarmes.
Die Richtzeit für die Dauer eines Wickels beträgt um die 20 Minuten, im Anfangsstadium einer Erkältung oder eines grippalen Infekts etwa 1 Stunde. Streben Sie eine schweißtreibende Wirkung an, können Sie den Wickel auch zwei Stunden und mehr einwirken lassen.

PRAXISTIP
Bei den meisten Beschwerden werden kalte Wickel empfohlen. Ausnahmen sind Erkrankungen der Atemwege, schmerzhafte Abnützungserscheinungen der Gelenke, kolikartige Schmerzen des Verdauungsapparates und rheumatische Muskelschmerzen.

Kalte Wadenwickel

So wird es gemacht: Wickeln Sie die Tücher straff um Ihre Unterschenkel und bleiben Sie 15 bis 20 Minuten liegen. Wenn Sie eine Fiebersenkung anstreben, nehmen Sie den Wickel ab, sobald Sie ihn nicht mehr als kalt empfinden. Wiederholen Sie diesen Vorgang zwei bis drei mal im Abstand von einer Viertelstunde.
Wogegen es hilft: Fieber, Einschlafstörungen, »Hitzschlag«, lokale Entzündungen, Hämatome, Prellungen, Lymphstauungen, Ödeme, Venenentzündungen
Wie es wirkt: schmerzlindernd, entzündungshemmend, wärmeentziehend, beruhigend und schlaffördernd
Bitte beachten Sie: Kalte Wadenwickel dürfen Sie nicht bei akuter Blasenentzündung, Ischias, beginnenden Erkältungskrankheiten oder Frösteln anwenden.

Kalte Kneipp-Strümpfe

So wird es gemacht: Tauchen Sie Leinenstrümpfe ins kalte Wasser, wringen Sie sie aus und ziehen Sie sie an. Streifen Sie Wollstrümpfe darüber. Bei Krampfadern sollten Sie die Strümpfe abnehmen, bevor ein Wärmestau eintritt.
Wogegen es hilft: Krampfadern, Schlafstörungen
Wie es wirkt: beruhigend, erleichtert das Einschlafen, lindert die Beschwerden bei Krampfadern
Bitte beachten Sie: Kalte Kneipp-Strümpfe dürfen Sie nicht während der Menstruation, bei akuten Infekten der Harnwege oder bei Frösteln anwenden.

Warme Brustwickel

So wird es gemacht: Bringen Sie den Wickel zwischen der Achselhöhle und dem Rippenbogen an. Nehmen Sie ihn ab, wenn Sie ihn nicht mehr als warm empfinden.

Wogegen es hilft: akute und chronische Bronchitis
Wie es wirkt: auswurffördernd und entkrampfend
Bitte beachten Sie: Brechen Sie die Behandlung ab, wenn Sie diese als beklemmend erleben.

Kalte Halswickel

So wird es gemacht: Wickeln Sie die Tücher straff, aber nicht zu eng um den Hals. Bei akuten Beschwerden sollten Sie den Wickel abnehmen, wenn Sie ihn nicht mehr als kalt empfinden. Wiederholen Sie die Behandlung nach Bedarf, z. B. nach 15 Minuten, oder führen Sie diese am Morgen und am Abend durch. Bei chronischen Beschwerden können Sie Halswickel auch jeden Abend über mehrere Wochen anwenden und erst am nächsten Morgen wieder entfernen.
Wogegen es hilft: Angina, Halsschmerzen, Nebenhöhlenentzündungen
Wie es wirkt: entzündungshemmend, wärmeentziehend, schleimhautberuhigend
Bitte beachten Sie: Kalte Halswickel dürfen Sie nicht bei beginnenden Erkältungskrankheiten und ansteigendem Fieber anwenden.

Kalte Gelenkwickel

So wird es gemacht: Wickeln Sie die Tücher um die schmerzenden Gelenke.
Wogegen es hilft: Rheumatoide Arthritis, schmerzhafte Abnützungserscheinungen der Gelenke
Wie es wirkt: abschwellend, entzündungshemmend, schmerzlindernd

Packungen

Packungen sind feuchte Einlagen in trockenen Umhüllungen, die auf die zu behandelnde Körperregion aufgelegt werden.

Kalte Packungen

So wird es gemacht: Sie streichen im Kühlschrank gekühlten Topfen oder Lehmbrei auf ein Wickeltuch aus Leinen und legen es anschließend auf. Sie können das Wickeltuch auch in eine Salzlake tauchen, auswringen und anschließend ins Gefrierfach geben. Sie können auch Eiswürfel in einen Plastikbeutel geben, zerstoßen und anschließend für etwa eine Minute auf die schmerzende Stelle auflegen. Dann wird er für mehrere Minuten wieder entfernt. In der Apotheke gibt es Kühlkompressen für den mehrfachen Gebrauch.
Wogegen es hilft: akute entzündliche Gelenkerkrankungen, akute Schmerzen, Zahnschmerzen, Prellungen, Verstauchungen und Überdehnungen, Schwellungen, Blutergüsse, Ödeme, Muskelverspannungen. Eisbeutel oder kalte Kompressen im Nacken oder auf der Stirn helfen gegen Kopfschmerzen.
Wie es wirkt: abschwellend, entzündungshemmend, schmerzlindernd
Bitte beachten Sie: Ein dünnes Tuch, das Sie zwischen die Haut und die Eispackungen legen, kann vor Kälteschäden schützen.

Warme Packungen

So wird es gemacht: Legen Sie ein Wickeltuch in heißes Wasser oder in einen heißen Kräuterabsud, wringen Sie es aus, bestreichen Sie es mit erhitztem Moor, Fango, Senfmehl oder Schlamm, und legen Sie es auf. Sie können auch Heublumen in einen Sack füllen, über Wasserdampf erhitzen und dann auflegen. In der Behandlung entzündlicher Ohrenkrankheiten sind auch Packungen mit vorher in Wasser aufgekochten Leinsamen verbreitet. Testen Sie vor Behandlungsbeginn auf der Innenseite Ihrer Unterarme, ob Sie die Temperatur der Packung gut vertragen.

Wogegen es hilft: schmerzhaften Abnützungserscheinungen der Gelenke, Hexenschuß, Ischias, bei krampfartigen Beschwerden des Magen-Darm-Traktes, bei Menstruationsschmerzen, Nebenhöhlenentzündungen sowie bei Nieren- oder Blasenleiden

Wie es wirkt: schmerzlindernd, durchblutungsfördernd

Bitte beachten Sie: Wenden Sie warme Packungen nicht bei Venenentzündungen, Sehnenscheidenentzündungen oder rheumatischen Beschwerden im entzündlichen Stadium an. Brechen Sie die Behandlung ab, wenn Sie sich unbehaglich fühlen.

Kopfdampf (Dampfinhalation)

So wird es gemacht: Bringen Sie 3 bis 5 Liter Wasser zum Kochen, geben Sie Kamille-, Eukalyptus-, Pfefferminz- oder Fichtennadelzusätze dazu und stellen Sie den Topf auf einen Hocker oder niedrigen Tisch. Setzen Sie sich bequem hin und beugen Sie den Oberkörper über den Topf, wobei Ihr Kopf und Oberkörper mit einer Wolldecke oder einem Handtuch so abgedeckt werden, daß kein Dampf entweichen kann. Inhalieren Sie bis zu 20 Minuten und ruhen Sie sich anschließend aus.

Wogegen es hilft: bei Nebenhöhlenentzündungen, Erkältungskrankheiten

Wie es wirkt: schmerzlindernd, entzündungshemmend, krampflösend, durchblutungsfördernd, schleimlösend

Bitte beachten Sie: Bei einem labilen Kreislauf besteht Kollapsgefahr. Um Verbrühungen zu vermeiden, sollten Kinder bei einem Kopfdampf nicht alleine gelassen werden.

Teilbäder und Vollbäder

Warme Bäder können entspannen, die Durchblutung fördern und das Schwitzen verstärken. Kalte Teilbäder – bei denen nur bestimmte Körperpartien gebadet werden – können belebend wirken und werden häufig bei schmerzhaften Beschwerden angewendet. Sie können Bädern auch Zusätze wie Pflanzenextrakte, Öle oder Salze beigeben und damit eine zusätzliche entspannende oder heilsame Wirkung erzielen: die freigesetzten Essenzen werden dann über die Haut in den Organismus aufgenommen.

DIE RICHTIGE TEMPERATUR

Kalte Bäder: Sie haben Temperaturen unter 18 °C und dauern zwischen 5 und 30 Sekunden, bei guter Verträglichkeit auch etwas länger.
Warme Bäder: Sie haben eine Temperatur zwischen 36 und 38 °C und dauern zwischen 10 und 20 Minuten.
Wechselbäder: Sie bestehen aus abwechselnden Warmphasen von etwa 5 Minuten und Kaltphasen von etwa 10 Sekunden.
Temperaturansteigende Bäder: Bei ihnen steigern Sie die Wassertemperatur über 20 Minuten allmählich von 34 auf 39 °C.
Die Wassertemperatur können Sie mit einem Fieberthermometer messen.

PRAXISTIP

Warme Bäder werden in aller Regel bei chronischen, nicht jedoch bei akuten Entzündungen angewendet, kalte Bäder bei akuten Entzündungen. Wenn Sie Zweifel haben, fragen Sie Ihren Arzt.

Warme Armbäder

So wird es gemacht: Füllen Sie ein Waschbecken oder eine Armbadewanne mit warmem Wasser und setzen Sie sich bequem hin. Tauchen Sie die Arme für 15 bis 20 Minuten bis zur Mitte Ihrer Oberarme ein. Trocknen Sie sich anschließend ab.
Wogegen es hilft: Gefäßkrämpfe, Spannungskopfschmerz, Migräne, Durchblutungsstörungen der Arme, nicht-entzündliche rheumatische Beschwerden an den Händen und Armen
Wie es wirkt: entspannend, durchblutungsfördernd, schmerzlindernd
Bitte beachten Sie: Bei Lymphstau, unbehandeltem oder nicht gut eingestelltem Bluthochdruck und schweren Herzkrankheiten dürfen Sie keine warmen Armbäder anwenden.

Ansteigende Armbäder

So wird es gemacht: Füllen Sie ein Waschbecken oder eine Armbadewanne mit hautwarmem Wasser. Setzen Sie sich bequem hin und tauchen Sie Ihre Arme bis zur Mitte Ihrer Oberarme ein. Steigern Sie dann die Temperatur innerhalb von etwa 20 Minuten auf 39 °C. Trocknen Sie sich anschließend ab und legen Sie sich eine halbe Stunde nieder.
Wogegen es hilft: Kopfschmerz und Migräne, arterielle Verschlußkrankheiten der Beine (bis zum Stadium IV), nicht-entzündliche rheumatische Beschwerden der Hand- und Fingergelenke;
Wie es wirkt: fördert die Durchblutung und erweitert die Blutgefäße der Arme und Beine
Bitte beachten Sie: Ansteigende Armbäder sollten Sie nicht bei Venenleiden

der Arme, bei Lymphstau oder Lymphödem der Arme anwenden. Brechen Sie das Bad ab, wenn Kopfschmerzen oder ein Schweißausbruch auftreten.

Wechselarmbäder

So wird es gemacht: Füllen Sie eine Armbadewanne oder ein Waschbecken mit Wasser (36–38 °C) und einen zweiten geeigneten Behälter mit kaltem Wasser (bis zu 18 °C). Setzen Sie sich bequem hin und tauchen Sie Ihre Arme bis zur Hälfte der Oberarme für 5 bis 10 Minuten in das warme Becken und dann 8 bis 10 Sekunden in das kalte Becken. Wiederholen Sie diese Prozedur zweimal. Streifen Sie das Wasser anschließend ab und ziehen Sie sich warm an. Legen Sie sich hin oder machen Sie Bewegung.
Wogegen es hilft: Durchblutungsstörungen der Arme und Beine, schmerzhafte Abnützungserscheinungen der Gelenke, Erkrankungen der Atemwege
Wie es wirkt: fördert die Durchblutung im Kopf und Oberkörper, beruhigt und belebt
Bitte beachten Sie: Bei Herzkrankheiten oder bei Angina Pectoris dürfen Sie Wechselarmbäder nur nach Rücksprache mit Ihrem Arzt anwenden.

Warme Fußbäder

So wird es gemacht: Halten Sie die Füße in einen Behälter, der bis zur Höhe Ihrer Waden mit Wasser gefüllt ist. Ansonsten wie beim warmen Armbad (> Seite 103). Abschließend ein kurzer Knieguß oder ein kaltes Fußbad.
Wogegen es hilft: leichte arterielle Durchblutungsstörungen, Venenleiden, chronische Entzündungen der Nebenhöhlen, akute Infekte der Harnwege, chronische Beschwerden der Lendenwirbelsäule, Hexenschuß, chronische Verstopfung
Wie es wirkt: fördert die Durchblutung, beruhigt, entspannt die Bauch- und Beckenorgane
Bitte beachten Sie: Warme Fußbäder dürfen Sie, wenn Sie unter einem unbehandelten oder nicht gut eingestellten Bluthochdruck leiden, nicht anwenden. Bei Krampfadern und Venenentzündungen sollte der Wasserspiegel nur bis zur Höhe Ihrer Knöchel reichen.

Ansteigende Fußbäder

So wird es gemacht: Die Füße werden in einen Behälter gehalten, der bis zur Höhe Ihrer Knie mit Wasser gefüllt ist. Ansonsten wie beim ansteigenden Armbad (> Seite 103).
Wogegen es hilft: Kopfschmerz und Migräne, nicht-entzündliche rheumatische Beschwerden in den Beinen, chronische Nebenhöhlenentzündung, Gefäßkrämpfe, Krämpfe und Reizungen des Dickdarmes, akute und chronische Infekte der Harnwege, periphere arterielle Verschlußkrankheiten
Wie es wirkt: fördert die Durchblutung
Bitte beachten Sie: Ansteigende Fußbäder dürfen Sie nicht bei unbehandelten schweren Herz-Kreislauf-Beschwerden, bei ausgedehnter Bildung von Krampfadern und bei akuten Thrombosen anwenden.

Wechselfußbäder

So wird es gemacht: Sie benötigen zwei geeignete Behälter, die bis zur Höhe Ihrer Knie mit Wasser gefüllt sind. Ansonsten wie beim Wechselarmbad (> Seite 104).

Wogegen es hilft: Kopfschmerzen, Migräne, chronische Nebenhöhlenentzündung

Wie es wirkt: fördert die Durchblutung im Nasen-Rachen-Raum, steigert die körpereigene Abwehr und trainiert die Blutgefäße

Bitte beachten Sie: Wechselfußbäder dürfen Sie nicht bei ausgedehnter Bildung von Krampfadern anwenden.

Wassertreten nach Kneipp

So wird es gemacht: Legen Sie eine rutschfeste Matte in Ihre Badewanne und füllen Sie diese bis knapp unter die Höhe Ihrer Knie mit kaltem Wasser. Sie können auch einen Schemel in die Wanne stellen und sich darauf setzen. Ziehen Sie bei jedem Schritt ein Bein ganz aus dem Wasser. Lassen Sie das andere Bein jeweils 30 bis 60 Sekunden im Wasser und ziehen Sie es heraus, wenn es schneidend zu schmerzen beginnt. Beenden Sie das Wassertreten, wenn Sie genug davon haben. Abschließend schütteln Sie das Wasser ab, ziehen Strümpfe und Schuhe an und wärmen sich bei etwas Bewegung wieder auf.

Wogegen es hilft: Wetterfühligkeit, Kopfschmerzen, Krampfadern, nach einer Venenentzündung, Prellungen, leichte arterielle Durchblutungsstörungen

Wie es wirkt: entspannend, schmerzlindernd, regt den Stoffwechsel an

Bitte beachten Sie: Wassertreten dürfen Sie nicht bei schweren arteriellen Verschlußkrankheiten, Harnwegsinfekten, Ischias, wenn Sie frösteln, bei kalten Füßen und während der Menstruation.

Warme und ansteigende Sitzbäder

So wird es gemacht: Stellen Sie eine Sitzbadewanne oder eine Kinderbadewanne in Ihre Badewanne. Lagern Sie Ihre Beine während des Sitzbades auf einem Schemel. Damit Sie nicht unterkühlen, sollten Sie Körperteile, die nicht unter Wasser sind, mit einer Decke bedecken oder sich mit entsprechenden Kleidungsstücken vor Kälte schützen. Abschließend legen Sie sich ins Bett, um sich wieder aufzuwärmen.

Wogegen es hilft: Hämorrhoiden, Entzündungen am Anus, gestörte Blasenentleerung, Prostatabeschwerden im nicht-entzündlichen Stadium, Menstruationsbeschwerden, Scheidenentzündung, Dickdarmkrämpfe, zur Schwangerschaftsvorbereitung

Wie es wirkt: krampflösend, entzündungshemmend, fördert die Durchblutung des Beckens

Bitte beachten Sie: Warme und ansteigende Sitzbäder dürfen Sie nicht bei arteriellen und venösen Stauungen sowie bei Hautentzündungen in der behandelten Körperregion anwenden.

Warme Dreiviertelbäder und Vollbäder

So wird es gemacht: Bei einem Vollbad füllen Sie die Badewanne bis zur

Höhe Ihres Halses, bei einem Dreiviertelbad bis zur Höhe Ihrer Brustwarzen mit warmem Wasser. Baden Sie bis zu 15 Minuten, duschen Sie abschließend kühl und legen Sie sich mindestens 20 Minuten hin.
Wogegen es hilft: körperliche und seelische Verspannungen, schmerzhafte Abnützungserscheinungen der Gelenke
Wie es wirkt: entspannt, regt den Stoffwechsel an, fördert die Beweglichkeit der Gelenke
Bitte beachten Sie: Warme Dreiviertel- und Vollbäder dürfen Sie nicht anwenden bei ausgedehnter Bildung von Krampfadern, bei Venenentzündungen, bei Herzschwäche, bei Entzündungen des Herzmuskels, bei zu niedrigem Blutdruck, bei Entzündungszuständen wie rheumatoider Arthritis.

Kalte Halbbäder

So wird es gemacht: Füllen Sie eine Badewanne bis zur Höhe Ihres Nabels mit Wasser (16–18 °C) und setzen Sie sich 5 bis 10 Sekunden hinein. Steigern Sie mittelfristig die Badedauer bis zu etwa 1 Minute. Legen Sie sich anschließend ins Bett oder machen Sie Bewegung, um sich wieder aufzuwärmen.
Wogegen es hilft: nach körperlicher und psychischer Überanstrengung, bei Einschlafstörungen, bei ausgedehnter Bildung von Krampfadern, bei Prellungen und Verstauchungen
Wie es wirkt: entspannend, erfrischend, abhärtend, stimmungsaufhellend und schlaffördernd
Bitte beachten Sie: Während der Menstruation, bei Erkrankungen des kleinen Beckens, bei Reizungen des Ischiasnervs, bei Durchfall, bei Darmentzündungen, bei Frieren und Frösteln dürfen Sie keine kalten Halbbäder anwenden.

Bäder mit Fango, Heilschlamm, Moor, Schlick

So wird es gemacht: Moor, Schlick, Heilschlamm oder Fango – sogenannte Peloide – gibt es als Fertigpräparate in der Apotheke. Als »ortsgebundene Heilmittel« werden sie auch im Rahmen von Kurplänen in bestimmten Kurorten dem Badewasser beigemengt. Bäder mit Peloidzusätzen sollten um 2 bis 3 °C wärmer sein als Wasserbäder.
Wogegen es hilft: rheumatische, entzündliche und degenerative Gelenkerkrankungen; chronische, nicht akut-entzündliche Beschwerden bei Prostataentzündungen, Eileiter- und Eierstockentzündungen; bei starkem Hautjucken und krampfartigen Dickdarmbeschwerden
Wie es wirkt: Peloid-Bäder entspannen und können entzündungshemmend wirken
Bitte beachten Sie: Bei akuten Entzündungskrankheiten, fortgeschrittenen arteriellen Durchblutungsstörungen, akuten Infektionskrankheiten oder einem geschwächten Herz-Kreislauf-System dürfen Sie Peloidbäder nicht anwenden. Lassen Sie sich vor Behandlungsbeginn durch eine Herz-Kreislauf-Untersuchung bestätigen, daß bei Ihnen nichts gegen Peloidbäder spricht.

Güsse

Bei den nach dem »Wasserpfarrer« Sebastian Kneipp benannten Güssen wird meistens mit einem breiten Strahl ein »Wassermantel« über die behandelte Körperregion »gelegt«. Dabei wird das Wasser mit einem Schlauch ohne Düse oder mit einer Gießkanne gegossen. Den Wasserstrahl sollten Sie immer von der Peripherie Ihres Körpers hin zum Herzen führen. Zum Eingewöhnen werden häufig zunächst wechselwarme Güsse empfohlen, bevor zu den – am Anfang oft als unangenehm empfundenen – kalten Güssen übergegangen wird.
Meiden Sie kaltes Wasser, wenn Ihnen kalt ist oder wenn Sie frösteln. Mit etwas zügiger Bewegung oder warmen Kleidungsstücken können Sie sich vor einem kalten Guß gut aufwärmen.

DIE RICHTIGE TEMPERATUR

Kalte Güsse: je nach Verträglichkeit bis 18 °C; Sie können die Temperatur allmählich verringern
Wechselwarme Güsse: abwechselnd warm (36–38 °C) und kalt (bis 18 °C), hören Sie mit einem kalten Guß auf
Ansteigende Güsse: beginnend mit der Hauttemperatur, wird die Wassertemperatur allmählich auf etwa 43 °C bis zur Grenze des Erträglichen gesteigert

Kniegüsse und Schenkelgüsse

So wird es gemacht: Führen Sie den Wasserstrahl vom rechten Fußrücken auf der Außenseite Ihres Schenkels bis knapp über das Knie bzw. bis zur Leistengegend, anschließend auf der Innenseite der Schenkel wieder abwärts. Wiederholen Sie den Vorgang am linken Bein, begießen Sie abschließend beide Fußsohlen.
Wogegen es hilft: Kopfschmerzen und Migräne, leichte arterielle Durchblutungsstörungen der Beine, Lymphstauungen in den Venen, Prellungen und Krampfadern
Wie es wirkt: entstauend, durchblutungsfördernd, gefäßerweiternd, schmerzstillend
Bitte beachten Sie: Kniegüsse und Schenkelgüsse dürfen Sie nicht während der Menstruation, bei Nieren- und Harnwegsinfekten oder bei Ischias anwenden.

Ansteigende Nackengüsse

So wird es gemacht: Beugen Sie Ihren Oberkörper über die Badewanne, richten Sie den Wasserstrahl auf Ihren Nacken und steigern Sie allmählich die Temperatur, bis es unangenehm wird oder die Hautrötung eine gesteigerte Durchblutung erkennen läßt.
Wogegen es hilft: depressive Verstimmungen, Kopfschmerzen, Migräne, Verspannungen im Schulter-Nackenbereich, Wetterfühligkeit, Schulter-Arm-Syndrom, schmerzhafte Abnützungserscheinungen der Hand- und Fingergelenke
Wie es wirkt: muskelentspannend und durchblutungsfördernd

Bitte beachten Sie: Ansteigende Nackengüsse dürfen Sie nicht bei Bluthochdruck, bei vergrößerter Schilddrüse, bei grünem Star oder erhöhtem Augendruck anwenden.

Ansteigende Lumbalgüsse

So wird es gemacht: Setzen Sie sich auf den Rand der Badewanne (oder stellen Sie einen Schemel in die Wanne), richten Sie den Wasserstrahl auf die Region der Lendenwirbelsäule und steigern Sie allmählich die Wassertemperatur. Hören Sie auf, wenn die Hautrötung eine gesteigerte Durchblutung erkennen läßt.
Wogegen es hilft: Hexenschuß, Ischias, Verspannungen im Rücken-Lenden-Bereich, Schmerzen der Lendenwirbelsäule, Entzündungen der Harnblase
Wie es wirkt: entspannend, entkrampfend, stoffwechselanregend
Bitte beachten Sie: Ansteigende Lumbalgüsse dürfen Sie nicht bei akuten Entzündungen im zu behandelnden Gebiet anwenden.

Armgüsse

So wird es gemacht: Führen Sie den Wasserstrahl von der Außenseite Ihrer rechten Hand bis zur Schulter und an der Innenseite wieder abwärts. Wiederholen Sie das am linken Arm. Armgüsse können Sie kalt oder wechselwarm (> Seite 107) machen. Streifen Sie das Wasser abschließend ab und ziehen Sie sich an.
Wogegen es hilft: Kopfschmerzen, rheumatische Beschwerden der Arme, Kaltanwendung bei Sehnenscheidenentzündung
Wie es wirkt: schmerzlindernd, kreislaufanregend
Bitte beachten Sie: Armgüsse dürfen Sie nicht bei Herzrhythmusstörungen und koronaren Herzkrankheiten anwenden.

Gesichtsgüsse

So wird es gemacht: Richten Sie den kalten Wasserstrahl auf Ihre rechte Schläfe und bewegen Sie ihn über die Stirn zur linken Schläfe und wieder zurück. Fahren Sie auf der rechten Gesichtshälfte dreimal auf und ab, anschließend auf der linken Gesichtshälfte. Umkreisen Sie abschließend ihr Gesicht dreimal.
Wogegen es hilft: Kopfschmerzen, Migräne, Gesichtsneuralgien, Infektanfälligkeit, chronische Mittelohr- und Nasennebenhöhleninfekte
Wie es wirkt: schmerzlindernd, durchblutungsfördernd, anregend
Bitte beachten Sie: Gesichtsgüsse dürfen Sie nicht bei grünem Star und bei akuter Nebenhöhlen- oder Mittelohrentzündung anwenden.

EINLÄUFE

»Ausleitende Verfahren« wie Einläufe sind aus vielen volksmedizinischen Kulturen bekannt und sind auch heute noch verbreitete Hausmittel. Sie sind ein Bestandteil verschiedener Fastenkuren, werden zur »Entschlackung«, »Entgiftung« und/oder zur Anregung des Immunsystems eingesetzt. Natürlich gibt es im

menschlichen Organismus keine »Schlacken«: Dieser Begriff ist bildhaft zu verstehen und meint eine tiefe und gründliche »innerliche« Reinigung.
So wird es gemacht: Mit einem Einlaufgerät wird so lange lauwarmes Wasser oder Kamillentee in den Darm eingeleitet, bis das als unangenehm empfunden wird. Im Handel gibt es heute verschiedene Modelle, bitte studieren Sie vor Gebrauch unbedingt die Gebrauchsanweisung. Wenn Sie das sogenannte Darmrohr mit einer Creme einfetten, erleichtern Sie dessen Eindringen in den After und vermeiden damit Verletzungen der Darmschleimhaut. Versuchen Sie, die Flüssigkeit so lange wie möglich zu halten.
Wie es wirkt: Einläufe bezwecken eine gründliche Spülung und Entleerung des Dickdarmes bzw. Enddarmes. Sie sollen »entschlacken« und eine günstige Wirkung auf die körpereigene Abwehr haben.
Wogegen es hilft: Häufig empfohlen werden Einläufe von Naturheilkundlern auch bei vorübergehender Verstopfung, zur »Entschlackung«, bei Fieber und Erkältungskrankheiten, oder bei verschiedenen Arten von Kopfschmerzen.
Bitte beachten Sie: Wenn Sie Einläufe nicht sachgemäß durchführen, können Sie Ihre Darmschleimhaut verletzen. Werden Einläufe regelmäßig und über längere Zeit durchgeführt und nimmt der Organismus dabei über den Darm zu große Wassermengen auf, kann das in sehr seltenen Fällen zu Übelkeit, Erbrechen, Lungen-Ödemen oder Herzschwäche führen (»Wasservergiftung«).

DAMPFBÄDER UND SAUNA

Reinigende, entspannende und heilsame Schwitzbäder kennt man aus fast allen traditionellen medizinischen Kulturen. Sie sollen unter anderem Körper und Seele entspannen, »entschlacken« und abhärten.

So wird es gemacht: Anleitungen für den richtigen Saunagang finden Sie in jeder Sauna. Ganz entscheidend ist, daß Sie nichts übertreiben und die Saunakabine verlassen, wenn Sie genug haben oder beginnen, sich unwohl zu fühlen. Der Besuch von Dampfbädern ist wegen der dort herrschenden niedrigeren Temperatur für Gesunde in aller Regel unproblematisch.
Wie es wirkt: schweißtreibend, »entschlackend«, entspannend, abhärtend; beeinflußt das Immunsystem günstig, trainiert die Blutgefäße, kann die Stimmung aufhellen, regt die Sekretion der Schleimhäute im Atmungstrakt an.
Wogegen es hilft: vorbeugend gegen Erkältungskrankheiten, allgemein gesundheitsfördernd, durchblutungsfördernd, stoffwechselanregend, bei Verspannungen und Schmerzen des Stütz- und Bewegungsapparates.
Bitte beachten Sie: Bei Fieber und akuten Infektionskrankheiten sollten Sie nicht in die Sauna oder ins Dampfbad gehen. Wenn Sie unter Herz-Kreislauf-Problemen leiden, fragen Sie Ihren Arzt, bevor Sie in die Sauna gehen. Nicht in die Sauna gehen sollten Sie bei akutem Gelenksrheumatismus, bei aktiver Tuberkulose, wenn Sie eine Geschlechtskrankheit haben, bei Entzündungen innerer Organe, bei starken Gefäßveränderungen des Herzens oder Gehirns.

HEILFASTEN

Heilfasten hat nichts mit einer möglichst raschen Gewichtsverringerung (> Diäten, Seite 26) zu tun, sondern mit der Vorstellung einer innerlichen Reinigung, einer günstigen Beeinflussung des Immunsystems und einer gesundheitsfördernden Veränderung des Lebensstils. Dabei können auch psychische oder spirituelle Gesichtspunkte eine Rolle spielen. Diese Ziele können unter anderem durch Wasser-, Tee- oder Saftfasten erreicht werden, aber auch durch Fasten nach Buchinger oder eine Kur nach Franz Xaver Mayr.
Weil bei verschiedenen Fasten-Konzepten die Darmreinigung eine wichtige Rolle spielt, werden häufig auch Einläufe (> Seite 108) und/oder Abführmittel wie Bittersalz empfohlen. Basisch wirkende Pulver sollen außerdem eine »Übersäuerung« des Organismus als Folge der modernen Ernährung oder während des Fastens anfallender Stoffwechselprodukte neutralisieren.

So wird es gemacht: Gesunde können auch ohne ärztliche Betreuung kurzfristig heilfasten, die Rücksprache mit Ihrem Arzt ist allerdings sinnvoll. Fastenkuren, die zwischen drei und fünf Tage dauern, können Sie mit zwei oder drei Übergangstagen mit schonender Kost und Abführmitteln wie z. B. Bittersalz einleiten. Am Ende der Kur wird noch über einige Tage bei verringerter Kalorienzufuhr »nachgefastet«. Längere Zeit fasten sollten Sie nur unter der Aufsicht eines Arztes. Gegen Fastenbeschwerden empfehlen viele Kurärzte vermehrtes Trinken, die zusätzliche Einnahme von Bittersalz oder einen Einlauf.
Wie es wirkt: Heilfasten kann die körpereigene Abwehr günstig beeinflussen und bei entzündlichen Beschwerden die Entzündung hemmen und Schmerzen lindern. Es kann außerdem bei einer geplanten Änderung des Lebensstils – etwa beim Entschluß, das Rauchen aufzugeben oder bei der Entscheidung für eine neue Ernährungsform – eine gewisse Unterstützung bringen.
Wogegen es hilft: häufige Erkältungskrankheiten, akute und chronische entzündliche Beschwerden, zur »Entschlackung«
Bitte beachten Sie: Fasten kann zu Schlafproblemen, intensivem Träumen, niedrigem Blutdruck und Frösteln, aber auch zu sogenannten »Fastenkrisen« mit depressiven Verstimmungen, Reizbarkeit oder einem unangenehmen Krankheitsgefühl führen. Wenn Sie zu einem überhöhten Harnsäurespiegel im Blut neigen, können Fastenkuren bei Ihnen unter Umständen einen Gichtanfall auslösen. Wenn Sie dazu neigen, sollten Sie sich vor einer Fastenkur mit Ihrem Arzt beraten.
Prinzipiell nicht Heilfasten dürfen Schwangere, Stillende, Kinder während des Wachstums, Krebskranke; Menschen mit Tuberkulose, Psychosen oder schweren Depressionen, Eßstörungen, Magen- und Zwölffingerdarmgeschwüren.

KUREN FÜR GESUNDE UND KRANKE

Eine Wohltat für Körper und Seele

Im Mittelpunkt von Kuren stehen die natürlichen Heilvorkommen im Wasser, in der Luft oder in der Erde. Ungesunde und unnatürliche Umwelteinflüsse, Lebensbedingungen und Verhaltensweisen haben in den vergangenen Jahrzehnten zu einer massiven Zunahme von »Zivilisationskrankheiten« wie Allergien, Stoffwechselproblemen, Arteriosklerose (»Arterienverkalkung«), Herz-Kreislauf-Krankheiten oder Beschwerden des Stütz- und Bewegungsapparates geführt. Kuren gewinnen durch diese Entwicklung zunehmend an Bedeutung. Sie werden aber nicht nur zur Behandlung von Beschwerden angewendet, sondern auch, um das Entstehen von Krankheiten zu verhindern oder um den Ausbruch einer Krankheit hinauszuzögern.

Eine Kur kann bei vielen gravierenden Beschwerden die Möglichkeiten der modernen Medizin natürlich nicht ersetzen, dennoch kann sie als unterstützende Maßnahme sinnvoll sein. Die Kurmedizin hat auch eine wichtige Funktion bei der Rehabilitation von verletzungsbedingten körperlichen Einschränkungen oder nach Operationen. Kuren bedienen sich ausschließlich natürlicher Heilvorkommen und Behandlungsmethoden. Meistens werden die verschiedenen Formen der Behandlung in Form eines »Paketes« angeboten, also z. B. Bäder, Diät und Massagen.

Die optimale Kurdauer

Wer in den Genuß der günstigen Wirkungen von Bädern, Massagen oder Moortherapien kommen will, sollte sich in aller Regel dafür ausreichend Zeit nehmen. Um sich an die veränderten Lebensumstände einer Kur anzupassen und den Selbstheilungsprozeß des Körpers zu unterstützen, benötigt der Organismus ganz einfach Zeit. Kurärzte empfehlen deshalb häufig einen Aufenthalt von drei Wochen, damit ausreichend Zeit für eine Entspannungs-, eine Einregulierungs- und eine Kräftigungsphase vorhanden ist.

Eine Zeitdauer, die allerdings nicht alle potentiellen Kurgäste aufwenden können oder wollen. Wer ein knapperes Zeitbudget zur Verfügung hat, muß auf den Kurgenuß aber nicht verzichten: einige Kurhäuser bieten heute neben Kurz-Kuren auch ambulante Kuren an, die außerhalb eines ausführlichen Kurprogramms traditionellen Zuschnitts Gelegenheit bieten, sich zu entspannen und Wohlbefinden zu tanken.

Wann die Kassen zahlen

Wer nicht als Privatgast, das heißt auf eigene Kosten, kuren möchte oder kann, sollte – medizinische Gründe vorausgesetzt – über seinen behandelnden Arzt einen Kurantrag stellen. Die jeweiligen Versicherungsträger entscheiden dann, ob die Kosten übernommen werden. Entweder wird die Stellungnahme des Arztes als ausreichend erachtet, oder der Patient wird von den zuständigen Stellen zu einer nochmaligen ärztlichen Untersuchung vorgeladen. Zu den Krankheiten,

bei denen Kuren am häufigsten bewilligt werden, zählen Herz-Kreislauf-Probleme, Stoffwechselerkrankungen und Erkrankungen des Stütz- und Bewegungsapparates.
Welche Kur in welchen Fällen von den Versicherungen gezahlt wird, hängt von der Schwere des Leidens ab und wird individuell entschieden. Seit Juli 1996 ist ein nach Einkommen gestaffelter Selbstbehalt zu zahlen. Auch die meisten privaten Versicherer gewähren Kurzuschüsse, wobei eine Zuerkennung häufig von der Genehmigung der Sozialversicherung abhängig gemacht wird. Wenn Sie eine private Zusatzversicherung haben, sollten Sie unbedingt vor Kurbeginn mit Ihrem Betreuer sprechen und klären, ob und in welchem Umfang sich Ihre Versicherung an den Kosten beteiligt.

Natürliche Heilvorkommen in Österreich

Eine Kur basiert auf natürlichen Stoffen, die zur Heilung verschiedenster Krankheiten verwendet werden. Um sicherzustellen, daß die natürlichen Heilvorkommen auch tatsächlich in ausreichender Qualität vorkommen, wurden im Laufe der Zeit strenge Standards für Kurmittel eingeführt. In Österreich regelt ein eigenes Gesetz, welche chemischen Inhaltsstoffe Quellen, Moore oder die Luft enthalten müssen, um für Kurzwecke anerkannt zu werden.

Wasser

Wasser steht seit jeher im Zentrum zahlreicher Kurbehandlungen: rund 60 Quellen mit Heilwässern verschiedenster Natur gibt es in Österreich. Wasser findet seine Anwendung als Bad, Guß oder auch als therapeutisches Getränk. Eine Wasserquelle wird erst dann zur Heilquelle, wenn sie bestimmte Kriterien erfüllt. Dazu gehört unter anderem eine das ganze Jahr gleichbleibende Wassertemperatur von mindestens 20 °C und eine bestimmte Menge von gelösten Inhaltsstoffen wie Natrium, Kalzium oder Magnesium. Für Trinkkuren ist ein besonders großes Vorkommen von natürlichem Kohlendioxid notwendig.

Moor, Schlamm und Heilerde

Behandlungen mit Moor, Schlamm und Heilerde sind aus der Kurmedizin nicht mehr wegzudenken (> Seite 106). Heilschlamm, auch bekannt unter der Bezeichnung Fango, entsteht durch natürliche Abbauvorgänge aus Ton, Kreide oder Kalk. Die Behandlung mit diesen natürlichen Heilvorkommen erfolgt hauptsächlich in Form von Bädern. Sie bewirken einen kontinuierlichen Wärmeeinstrom, da sie mit bis zu 42 °C angewendet werden.

Heilstollen

Kuren läßt es sich auch im Inneren eines Berges. Um zur Heilung beizutragen, müssen in den Stollen allerdings bestimmte klimatische Bedingungen herrschen. In Bad Gastein etwa gibt es einen Stollen, dessen Heilkraft sich aus insgesamt drei Komponenten zusammensetzt: dem Edelgas Radon, einer Lufttemperatur zwischen 38 und 41 °C und einer Luftfeuchtigkeit, die zwischen 70 und 100 Prozent liegt. Die Heilkraft der Stollen im steirischen Oberzeiring und in Bad

Bleiberg in Kärnten beruht auf der niedrigen Temperatur, die unter 10 °C liegt. Dieses Klima im Berginneren kann verschiedene Erkrankungen günstig beeinflussen.

Gesundes Klima

Nicht nur das Klima im Inneren eines Berges kann positive Auswirkungen auf unsere Gesundheit haben. Österreich verfügt über eine Vielzahl unterschiedlicher Klimaregionen, von denen einige eine besonders wertvolle Luftqualität besitzen. Ob ein Ort die Kriterien für ein Heilklima erfüllt, wird durch medizinische Gutachten festgelegt. Sämtliche Heilbäder und Kurorte, die sich Luftkurort nennen dürfen, müssen entsprechende Bedingungen erfüllen. Außerdem müssen heilklimatische Kurorte sehr niedrige Grenzwerte für bestimmte Reizgase wie Schwefeldioxid und Stickstoffoxid aufweisen. Wichtiges Kriterium ist auch ein niedriges Pollen-Aufkommen, damit Allergiker kein belastendes Klima vorfinden.

Fastenkuren zur »Entschlackung«

Fastenkuren dienen in erster Linie nicht dazu, das Idealgewicht zu erreichen, sondern sollen vor allem zur »Entschlackung« und Erholung des Stoffwechsels führen. Fastenkuren dauern gewöhnlich mindestens drei bis fünf Wochen. Die vom österreichischen Arzt Franz Xaver Mayr entwickelte Fastenkur reduziert die Kost häufig auf altbackene Semmeln, etwas Milch und sehr viel Flüssigkeit. Die Fastenkur nach Otto Buchinger erlaubt neben dem Trinken von Wasser, Tee und Gemüsesuppe auch Gemüsesäfte und das Essen von frischem Obst. In kleinen Mengen kann bei dieser dreiwöchigen Kur auch Buttermilch getrunken werden. Beim Teefasten hingegen wird während der Kur überhaupt keine Nahrung aufgenommen.

Alle Fastenkuren werden mit einem mehrtägigen Aufbauprogramm beendet, bei dem sich der Magen wieder an normale Kost gewöhnen kann. (> Heilfasten, Seite 110)

Welche Kur bei welchen Beschwerden hilft

Heilsame Luft auf 2000 Meter Seehöhe

Erkrankungen der Atemwege nehmen in der heutigen Zeit immer mehr zu, ob es sich nun um Asthma, Bronchitis oder Allergien handelt. Wer an Asthma oder einer Pollenallergie leidet, dem kann ein Aufenthalt in einem unbelasteten Heilklima mit sauberer Luft Erleichterung bringen. Dafür eignen sich besonders Kurorte, die dem Patienten ein anregendes Hochgebirgsklima bieten, das nur eine sehr geringe Pollenmenge in der Luft aufweist. Aber auch andere Kuren wie Salzbäder, Heilstollen oder Schwefelthermen können eine günstige Wirkung auf die Atemwege haben.

Heiße Quellen gegen Gelenksschmerzen

Wer unter nicht-entzündlichen Gelenksschmerzen, den sogenannten Arthrosen, leidet, dem kann eine Wärmebehandlungskur helfen. Auch bei Knochenschwund und schmerzhaften Degenerationserscheinungen der Gelenke können sich Thermal- oder Moorbäder positiv auswirken. Um ein optimales Behandlungsergebnis zu erzielen, empfehlen Kurärzte zusätzlich zu diesen Behandlungen spezielle Bewegungstherapien.

Schlamm und Salz gegen Frauenleiden

Bei Frauenleiden kommt vor allem der Wärmebehandlung eine wichtige Rolle zu. Bei chronischen Entzündungen des Genitalbereichs oder auch bei Zyklusstörungen und bei Sterilität können Wärmebehandlungen günstige Auswirkungen haben. Zwei Kurarten sind dabei besonders erfolgreich: Fango, Schlamm, Schlick und Moor werden in erster Linie nach Operationen eingesetzt, um z. B. Verwachsungen, die als Folge von Sterilisation auftreten können, zu vermeiden. Mit Sole- oder Salzbädern hingegen werden hauptsächlich Regelstörungen, bestimmte Formen der Unfruchtbarkeit, Eileiter- und Gebärmutterspasmen oder Beschwerden infolge einer Gebärmuttersenkung behandelt. Eine wichtige Rolle spielt Sole auch in der Rehabilitation, beispielsweise nach bestimmten Operationen. In der Therapie für Frauenleiden werden außerdem auch Höhenklima, Reflexzonenmassagen, Heilgymnastik und Trinkkuren eingesetzt.

Salz für die Haut

Hauterkrankungen und Allergien entwickelten sich in der jüngeren Vergangenheit zu einem immer größer werdenden Problem. Vor allem die Schuppenflechte und chronische Hautentzündungen breiten sich immer mehr aus. Behandelt werden diese Leiden primär mit salz- und schwefelartigen Mineralwässern, also mit Schwefel- und Solebädern. Gleichzeitig sorgt eine Bestrahlung der kranken Hautregionen mit ultraviolettem Licht (PUVA) für eine Linderung der Beschwerden. Da der Verlauf von Hautkrankheiten in vielen Fällen auch durch die Nahrung beeinflußbar ist, werden die Heilwasserkuren durch gezielte Ernährungstherapien und Diäten unterstützt.

Behutsame Therapie bei Herz-Kreislauf-Krankheiten

Herz-Kreislauf-Erkrankungen zählen zur Todesursache Nummer eins in der westlichen Welt. Welche Kurmittel angebracht sind, wenn es bereits zu einem Herzinfarkt gekommen ist, muß der Arzt entscheiden. Ein Arzt überwacht deshalb in solchen Fällen die vorsichtige, langsam ansteigende Trainingsbelastung bei der Bewegungstherapie. Empfohlen wird außerdem Schwimmen in Thermalbädern und ab und zu ein nicht zu heißes Thermalwannenbad oder Kneippanwendungen. Auch bei Angina Pectoris – die ein schmerzhaftes Druckgefühl in der Brust mit sich bringt und die Vorstufe eines Herzinfarktes sein kann – verlangt die Behandlung der verengten Herzkranz-Gefäße größte Schonung des Körpers. Eine sanfte Belastung für den Körper stellt ein niedriger Sauerstoffdruck ab etwa 1000 Meter Seehöhe dar. Diese Belastung kann allmählich durch kleinere Spaziergänge, Bürstenmassagen, Güsse und Teilbäder gesteigert werden. Heilstollen sind ebenfalls eine gute Therapie bei bestimmten Herz-Kreislauf-Krankheiten. Kuren sind vor allem im Frühstadium der Krankheit, in dem noch keine Operation erforderlich ist, oder in späten Stadien, wenn nicht mehr operiert werden kann, eine sinnvolle Behandlungsform.

Vegetative Dystonie
Als vegegative Dystonie bezeichnet man abnorme Reaktionen des autonomen – vegetativen Nervensystems der ansonsten gesunden Organe auf die Reize des Alltags. Die Folgen können Herzschmerzen, Herzklopfen, Pulsbeschleunigung, Schlafstörungen, Störungen der Darmfunktion und Müdigkeit sein. Gleichzeitig können Überregbarkeit, Kopfschmerzen sowie Appetitlosigkeit und Verdauungsstörungen auftreten. Als Therapie eignet sich ein exakt verordneter Wechsel von Ruhe und Übung, Bewegungstherapie mit Schwerpunkt auf einem speziellen Ausdauertraining sowie Trinkkuren und entspannende Thermalbäder.

Verletzungen und Unfallfolgen
Verletzungen und Unfallfolgen werden im Rahmen einer Kur in erster Linie mit Thermalbädern, Mooren und begleitenden Therapien behandelt. Das Spektrum solcher Probleme reicht von Knochenbrüchen über Muskel-, Gelenks- und Sehnenverletzungen bis hin zu Bewegungseinschränkungen durch Gelenkversteifungen und Amputationen.

ADRESSE
Österreichischer Heilbäder- und Kurorteverband
Josefsplatz 6
1010 Wien
Tel: (01) 512 19 04
Fax (01) 512 86 39

HEILPFLANZEN

Pflanzen – die ältesten Heilmittel

Pflanzen und ihre Zubereitungen wurden in sämtlichen uns bekannten medizinischen Kulturen in der Behandlung von Krankheiten und Beschwerden eingesetzt. Vor der Entwicklung der modernen Medikamente war die Phytotherapie – also die Verwendung von Pflanzen zu Heilzwecken – ein wichtiger Pfeiler der Medizin. Das Interesse an Heilpflanzen blieb allerdings weiterhin lebendig. Weil natürlichen Ursprungs, erfreuen sich Heilpflanzen und ihre Zubereitungen auch heute einer unverändert hohen Beliebtheit, die in vielen Fällen gute Gründe hat: Unter anderem können Heilpflanzen bei manchen Verdauungsproblemen, Erkältungskrankheiten, Kreislaufproblemen, Problemen der Harnwege, Schlafstörungen, Nervosität oder depressiven Verstimmungen gut wirksam sein. Sie können auch dabei helfen, verschiedene Nebenwirkungen von herkömmlichen Medikamenten zu lindern. Allerdings sind Heilpflanzen, bloß weil sie »natürlich« sind, keine »Wundermittel« und auch nicht prinzipiell ohne Risiko.

Pflanzliche Präparate

Vielstoffgemische mit komplexer Wirkung
Die meisten pflanzlichen Präparate unterscheiden sich von herkömmlichen Arzneien in einem wesentlichen Punkt: Während in modernen chemischen Medikamenten jeweils nur ein isolierter Wirkstoff – oder wenige davon – enthalten ist/sind, kann die Vielzahl der Inhaltsstoffe einer Pflanze möglicherweise zu einem breiteren Spektrum von Wirkungen führen (> Sekundäre Pflanzenstoffe, Seite 36). Häufig ist noch nicht eindeutig geklärt, welche der in dem »Vielstoffgemisch Pflanze« enthaltenen Stoffe für ihre Wirkung tatsächlich verantwortlich sind, denn das können auch mehrere verschiedene Inhaltsstoffe oder spezielle Kombinationen davon sein.

Eine breite Palette von Produkten
Pflanzliche Arzneien gibt es als Tees und Tinkturen, aber auch als Fertigpräparate wie Tabletten, Dragees, Kapseln, Filmtabletten, Salben, Öl, Cremes und Injektionslösungen. Je nachdem können sie eingenommen, inhaliert, als Wickel aufgetragen, als Badezusatz verwendet, als Injektion verabreicht, auf die Haut aufgetragen, einmassiert oder verrieben werden. Injektionen können allerdings, mit der Ausnahme der Misteltherapie (> Seite 128), wegen ihrer vergleichsweise hohen Risiken wie z. B. allergischen Reaktionen nicht empfohlen werden.

Arzneimittel und Nahrungsergänzungen
Bisher wurde nur ein Teil der traditionell verwendeten Heilpflanzen wissenschaftlich exakt auf ihren möglichen Nutzen und ihre möglichen Risiken hin untersucht. Dabei wurden viele überlieferte Vorstellungen über die Wirksamkeit einzelner Heilpflanzen bestätigt. Bei einigen anderen Pflanzen blieb es offen, ob ihre Anwendung tatsächlich sinnvoll ist, einige wurden aber auch negativ bewertet.
Phytopharmaka (pflanzliche Präparate) müssen, um als Arzneimittel für klar definierte Beschwerden zugelassen zu werden, den Nachweis ihrer Wirksamkeit und Unbedenklichkeit erbringen. Viele pflanzliche Zubereitungen werden als »Nahrungsergänzung« angeboten, von denen allerdings nicht behauptet werden darf, daß sie gegen bestimmte Krankheiten hilfreich sind. Das trifft z. B. bei Produkten zu, die zur Steigerung des allgemeinen Wohlbefindens beitragen sollen.

Misch- und Monopräparate
Achten Sie bitte bei der Auswahl pflanzlicher Arzneien darauf, daß grundsätzlich Präparate mit nur einem pflanzlichen Extrakt zu bevorzugen sind. Denn nur wenige Heilpflanzen ergänzen sich in ihrer Wirksamkeit sinnvoll. Eine solche Ausnahme sind Kombinationspräparate mit Baldrian und Hopfen, die zur Beruhigung und Förderung des Einschlafens eingenommen werden.
In den meisten Fällen sind jedoch Präparate sinnvoll, die ausschließlich Auszüge (»Extrakte«) mit Wirkstoffen aus nur einer Pflanze enthalten, sogenannte Monopräparate. Bei solchen Mitteln läßt sich nämlich der Hauptinhaltsstoff besser dosieren, und Sie müssen bei einer höheren Dosierung nicht auch die übrigen

Wirkstoffe bloß deshalb höher dosiert einnehmen, weil diese dem Präparat beigemischt sind. Außerdem können mehrere pflanzliche Extrakte in einem Medikament auch die unerwünschten Wirkungen und Wechselwirkungen erhöhen.

Erwünschte und unerwünschte Wirkungen
Bei der Anwendung von pflanzlichen Präparaten sollten Sie bitte – ebenso wie bei modernen »chemischen« Medikamenten – nicht übersehen, daß Pflanzen nicht nur erwünschte, sondern auch unerwünschte Wirkungen (»Nebenwirkungen«) haben können. Und viele traditionelle, aus der Volksmedizin bekannte Anwendungen von Pflanzen sind aus heutiger Sicht nicht unbedenklich, einige sogar ausgesprochen schädlich. Außerdem sind auch bei pflanzlichen Arzneien die erwünschten und unerwünschten Wirkungen von der Dosis abhängig.

Vorsicht: Überdosierung
Die extreme Überdosierung einzelner Heilpflanzen kann zu Vergiftungserscheinungen wie Brechreiz, Übelkeit, Magenkrämpfen oder Durchfall führen. Wenn es einmal dazu kommt, sollten Sie nicht einfach zuwarten, ob diese Beschwerden nicht vielleicht von selbst vergehen. Eventuell erforderliche Maßnahmen sollten möglichst schnell mit einem Arzt oder einer Vergiftungszentrale abgesprochen werden.
Herzwirksame Mittel wie Adoniskraut, Fingerhut, Maiglöckchen, Meerzwiebel, Strophantus gratus oder Weißdorn können zu schweren Vergiftungen führen, wenn sie zu hoch dosiert oder miteinander kombiniert eingenommen werden.

WAS SIE BEACHTEN SOLLTEN

- **Heilpflanzen eignen sich nicht zur ausschließlichen Behandlung von schweren bakteriellen Entzündungen, gefährlichen Infektionskrankheiten, Diabetes, Krebs und allen Erkrankungen, die einer Operation bedürfen.**
- **Bei Unverträglichkeit sollten Sie ein pflanzliches Präparat sofort absetzen.**
- **Pflanzliche Präparate können Wechselwirkungen mit chemisch-synthetischen Medikamenten haben. Halten Sie deshalb bitte, wenn Sie zusätzlich zu einem herkömmlichen Medikament auch ein pflanzliches Präparat einnehmen möchten, Rücksprache mit Ihrem Arzt.**
- **Nehmen Sie in der Schwangerschaft oder in der Stillperiode pflanzliche Arzneien erst nach Rücksprache mit Ihrem Arzt ein.**
- **Bevor Sie einen Säugling oder ein Kleinkind mit pflanzlichen Präparaten behandeln, holen Sie bitte den Rat eines Kinderarztes ein.**
- **Wer selbst ohne entsprechendes Fachwissen Heilpflanzen pflückt und als Tee zubereitet, riskiert Verwechslungen mit möglicherweise giftigen Pflanzen.**

Die verwendeten Pflanzenteile

Arzneien aus ein- und derselben Heilpflanze können sich je nach den verwendeten Pflanzenteilen – etwa der getrockneten Frucht, dem Kraut (das sind alle

oberirdischen Pflanzenteile), der Rinde, den Blättern, den Stengeln, den Wurzeln oder den Blüten – wesentlich voneinander unterscheiden. In der Sprache der Apotheker werden die zu medizinischen Zwecken verwendeten Pflanzenteile als »Droge« bezeichnet – mit dem modernen Begriff für Sucht- und Rauschmittel hat das natürlich nichts zu tun.
Weil der bloße Name einer Pflanze nicht immer eine genaue Beschreibung der zu Behandlungszwecken verwendeten Drogenteile liefert, finden Sie in der folgenden Aufstellung stets auch Hinweise darauf, welche Pflanzenteile für therapeutische Zwecke verwendet werden.

Die wichtigen Heilpflanzen

Ackerschachtelhalm

Anwendung: Ackerschachtelhalm (Equisetum arvense) wirkt bei entzündlichen Erkrankungen der Harnwege, bei Prostatabeschwerden, bei Nierenschmerzen und bei Nierengrieß leicht durchspülend und kann damit die Beschwerden lindern. Zum Einnehmen. (Der therapeutisch verwendete Pflanzenteil ist das Kraut)
Zubereitung und Dosierung: Bei Fertigprodukten mit Ackerschachtelhalm wie Dragees, Saft, oder Tabletten beachten Sie bitte die Empfehlungen der Hersteller. Einen Tee bereiten Sie so zu: Geben Sie 2 Teelöffel Teedroge in eine Tasse mit siedend heißem Wasser. Etwa 10 Minuten ziehen lassen und abseihen. Trinken Sie bis zu 3x pro Tag 1 Tasse.
Bitte beachten: Sollten bei Ihnen Ödeme infolge einer eingeschränkten Herz- oder Nierenfunktion aufgetreten sein, dürfen Sie keine Produkte mit Ackerschachtelhalm einnehmen.

Aloe vera

Anwendung: Gel oder eingedickter Saft aus den Aloe-vera-Blättern wird bevorzugt bei Akne und Schuppenflechte (Psoriasis) eingesetzt und kann generell bei Haut- und Gelenkentzündungen entzündungshemmend und hautheilend wirken. Wird auf die Haut aufgetragen.
Zubereitung und Dosierung: Verbreitet sind Salben mit Aloe vera. Bitte beachten Sie die Empfehlungen der Hersteller.

Anis (Pimpinella anisum)

Anwendung: Anisfrüchte wirken bei Husten und Bronchitis schwach krampflösend und bakterientötend und fördern das »Abhusten«. Anisfrüchte, die Sie zum Würzen von Speisen verwenden können, beruhigen außerdem den Magen, lindern Blähungen, fördern die Verdauung und regen den Appetit an. (> Gewürze, Seite 39)
Zubereitung und Dosierung: Bei Fertigprodukten wie Kapseln, Öl, Tropfen oder Sirup beachten Sie bitte die Empfehlungen der Hersteller. Einen Tee bereiten Sie so zu: Anisfrüchte im Mörser zerstoßen, ½ Teelöffel (1–2 g) davon mit 1 Tasse kochendem Wasser aufgießen, zugedeckt 5–15 Minuten ziehen lassen und abseihen. Gegen Husten trinken Sie mit Honig gesüßt täglich 2 bis 3 Tas-

sen davon. Bei Blähungen und zur Verdauungsförderung trinken Sie ungesüßt eine Tasse nach den Mahlzeiten.
Bitte beachten: Anisfrüchte können bei manchen Personen zu allergischen Reaktionen führen.

Arnika (Arnica montana)

Anwendung: Arnikablüten können bei Entzündungen der Haut, bei rheumatischen Beschwerden und bei Wunden schmerzlindernd und abschwellend wirken. Zum Auftragen auf die Haut.
Zubereitung und Dosierung: Bei Fertigprodukten wie Salben oder Gel beachten Sie bitte die Empfehlungen der Hersteller. Für Aufgüsse, die Sie als Umschlag auf die Haut auflegen, übergießen Sie 2 Eßlöffel Arnikablüten mit 1 Tasse siedend heißem Wasser. Etwa 10 Minuten ziehen lassen, abseihen. Abkühlen lassen.
Bitte beachten: Arnika dürfen Sie auf keinen Fall einnehmen, weil es zu Übelkeit und Erbrechen, aber auch zu Atem- und Herzbeschwerden führen kann. Bei der äußeren Anwendung von Arnika kann es besonders dann, wenn die Haut verletzt ist, zu Hautallergien kommen.

Artischocken (Cynara scolymus)

Anwendung: Präparate aus Artischockenblättern fördern die Verdauung und regen den Fettstoffwechsel an. Bei Funktionsstörungen der Leber und der Gallenblase, bei diffusen Oberbauchbeschwerden, bei Blähungen und Völlegefühl lindern sie die Beschwerden. Zum Einnehmen.
Zubereitung und Dosierung: Bei Fertigpräparaten wie Dragees, Trockenextrakten oder Säften beachten Sie bitte die Empfehlungen der Hersteller.
Bitte beachten: Präparate aus Artischockenblättern dürfen Sie nicht einnehmen, wenn Sie Gallensteine haben oder Ihre Gallenwege verschlossen sind.

Baldrian (Valeriana officinalis)

Anwendung: Baldrianwurzel wirkt beruhigend und fördert die Schlafbereitschaft. Zum Einnehmen.
Zubereitung und Dosierung: Bei Fertigprodukten wie Dragees, Kapseln, Perlen, Tabletten, Tropfen oder Tinktur beachten Sie bitte die Empfehlungen der Hersteller. Einen Baldriantee bereiten Sie so zu: Übergießen Sie 1 bis 2 Teelöffel Teedroge mit 1 Tasse siedend heißem Wasser. Etwa 10 Minuten ziehen lassen, abseihen. Trinken Sie bis zu 5 x pro Tag 1 Tasse.
Bitte beachten: Für Fertigprodukte und Teezubereitungen sollte nur die in Europa gebräuchliche Valeriana officinalis verwendet werden. Andere Baldrianarten sind mitunter von nicht kontrollierter Qualität oder anderer Zusammensetzung.

Belladonna

Anwendung: Präparate mit der »Tollkirsche« (Atropa belladonna) können bei kolikartigen Schmerzen des Magen-Darm-Traktes krampflösend wirken. Zum Einnehmen. (Verwendet werden Blätter und Wurzel)

Zubereitung und Dosierung: Bei Produkten wie Dragees, Tropfen, Saft oder Tabletten beachten Sie bitte die Empfehlungen der Hersteller.
Bitte beachten: Weil Belladonna die Herztätigkeit beeinflussen kann, sollten Sie es nur nach Rücksprache mit Ihrem Arzt einnehmen. Überdosierung kann zu Halluzinationen und Krämpfen, in manchen Fällen sogar zu Atemlähmung führen. Tee sollte nicht zur Selbstbehandlung verwendet werden.

Blasser Sonnenhut (Echinacea pallida)

Anwendung: Blasser Sonnenhut kann bei Erkältungskrankheiten vorbeugend wirken und die körpereigene Abwehr anregen. Zum Einnehmen. (Verwendet wird die Wurzel)
Zubereitung und Dosierung: Bei Präparaten wie Tropfen, Tabletten oder Tinktur beachten Sie bitte die Empfehlungen der Hersteller.
Bitte beachten: Bei Injektionen von Präparaten mit dem Blassen Sonnenhut sind schwere allergische Reaktionen möglich. Echinacea ist kein »Wundermittel« gegen Krebs.

Boretsch (Borago officinalis)

Anwendung: Boretschöl aus den Samen der Pflanze kann bei rheumatoider Arthritis die Beschwerden lindern. Bei entzündlichen Hautkrankheiten hemmt es die Entzündungen, stillt den Juckreiz und beschleunigt die Heilung. Zum Einnehmen und Auftragen auf die Haut.
Zubereitung und Dosierung: Bei Fertigprodukten wie Kapseln oder Salben beachten Sie bitte die Empfehlungen der Hersteller.
Bitte beachten: Im Boretschkraut befinden sich sogenannte Pyrrolizidinalkaloide, die im Verdacht stehen, Krebs erregen zu können. Im Boretschöl sind sie – soweit heute bekannt – nicht enthalten, es kann also ohne bekanntes Risiko verwendet werden.

Brennessel (Urtica dioica)

Anwendung: Kraut und Blätter der Brennessel wirken bei Entzündungen der Harnwege durchspülend und lindern damit schmerzhafte Beschwerden. Sie haben auch eine gewisse vorbeugende Wirkung gegen Nierengrieß. Die Brennessel-Wurzel kann bei Prostatavergrößerungen das Harnlassen erleichtern. Zum Einnehmen. Kraut eignet sich auch zur äußerlichen Anwendung bei »Rheuma«.
Umschläge mit Brennesselspiritus eignen sich als Hausmittel zur unterstützenden Behandlung von rheumatischen Beschwerden.
Zubereitung und Dosierung: Bei Fertigprodukten wie Dragees, Kapseln oder Tee beachten Sie bitte die Empfehlungen der Hersteller. Umschläge mit Brennesselspiritus, den Sie in der Apotheke bekommen, können Sie auf die schmerzhaften Stellen auftragen.
Einen Brennesseltee bereiten Sie so zu: Übergießen Sie 2 bis 3 Teelöffel der geschnittenen Teedroge mit einer Tasse siedend heißem Wasser. Etwa 10 Minuten ziehen lassen, abseihen. Trinken Sie mehrmals täglich 1 Tasse.
Bitte beachten: Präparate mit Brennessel sollten Sie nicht einnehmen, wenn bei Ihnen Ödeme infolge einer eingeschränkten Funktion des Herzens oder der

Nieren aufgetreten sind. Manche Personen vertragen Brennessel nicht gut und reagieren darauf mit leichten Magen- und Darmbeschwerden.

Cannabis

Anwendung: Cannabis wurde in Europa traditionell in der Behandlung von Schmerzen als Heilpflanze eingesetzt. Bis ins 20. Jahrhundert konnte es in österreichischen Apotheken gekauft werden. Bekannt – und gesetzlich verboten – ist Cannabis als getrocknetes Kraut (Marihuana), als Harz (Haschisch) und als Harzextrakt (Haschischöl).
Vor etwa einem Jahrzehnt begann sich die medizinische Forschung für das volksmedizinische Wissen über die Wirksamkeit von Cannabis zu interessieren. Seither wird es in mehreren Ländern auch mit modernen wissenschaftlichen Methoden untersucht. Dabei gelang in Tierversuchen der Nachweis, daß das Gehirn über spezielle Rezeptoren für den in Cannabis enthaltenen Wirkstoff THC verfügt.
Heute liegen auch Berichte zur schmerzlindernden und krampflösenden Wirkung von Cannabis vor: etwa bei Krebsschmerzen, Schmerzen bei AIDS oder krampfartigen Schmerzen. Daß Cannabis außerdem den Appetit anregt, spielt z. B. bei Patienten eine Rolle, die eine Chemotherapie machen, deshalb unter Übelkeit leiden und appetitlos sind.
Derzeit laufen in einigen Universitäten Europas und den USA klinische Studien zum Wirkstoff THC. Es wird darüber diskutiert, ob Schmerzmittel mit THC nicht doch für die Behandlung gewisser Schmerzformen freigegeben werden sollen.
Bitte beachten: Der Konsum von Haschisch und Marihuana ist in Österreich gesetzeswidrig.

Eibisch (Althaea officinalis)

Anwendung: Eibischwurzel- und blätter dämpfen Reizhusten und lindert Reizungen der Magenschleimhaut, Halsschmerzen und Entzündungen der Mundschleimhaut. Zum Einnehmen, Lutschen, Gurgeln. (Verwendet werden die Wurzel und Blätter)
Zubereitung und Dosierung: Bei Fertigprodukten wie Saft, Sirup oder Pastillen beachten Sie bitte die Empfehlungen der Hersteller. Einen Eibischtee bereiten Sie so zu: 1 Eßlöffel Teedroge in 1 Tasse kaltem Wasser unter häufigem Umrühren mindestens 1 Stunde stehen lassen. Nicht kochen! Trinken Sie bis zu 3 x pro Tag 1 Tasse oder gurgeln Sie regelmäßig.

Eichenrinde

Anwendung: Eichenrinde (Quercus cortex) wirkt bei entzündlichen Hauterkrankungen, bei leichten Entzündungen im Mund- und Rachenraum sowie im Genital- und Analbereich zusammenziehend (»adstringierend«) und virenhemmend und lindert damit die Beschwerden. Wird zum Gurgeln, als Bad oder Umschlag angewendet. Bei Durchfall werden Zubereitungen aus Eichenrinde eingenommen.
Zubereitung und Dosierung: Bei Fertigprodukten wie Tabletten achten Sie bitte auf die Empfehlungen der Hersteller. Einen Eichenrindentee, den Sie trin-

ken, aber auch zum Gurgeln und Baden verwenden können, bereiten Sie so zu: Übergießen Sie 1 bis 2 Teelöffel geschnittene Eichenrinde mit ¼ Liter kaltem Wasser, erhitzen und etwa 3 bis 5 Minuten kochen lassen. Abseihen und lauwarm anwenden.
Bei Durchfall trinken Sie 2 Tassen pro Tag. Gurgeln Sie bei Entzündungen im Mund- und Rachenraum etwa alle 3 Stunden. Bei Entzündungen im Genital- und Analbereich baden Sie etwa 2 x pro Tag. Umschläge sollten 2 x bis 3 x täglich erneuert werden.

Enzian (Gentiana lutes)

Anwendung: Enzianwurzel regt bei Appetitlosigkeit und Verdauungsproblemen die Speichel- und Magensaft-Produktion an. Zum Einnehmen.
Zubereitung und Dosierung: Bei Fertigprodukten wie Extrakt oder Tinkturen beachten Sie bitte die Empfehlungen der Hersteller.
Bitte beachten: Nehmen Sie keine Zubereitungen mit Enzianwurzel ein, wenn Sie ein Magengeschwür haben oder an Magenübersäuerung leiden.

Eucalyptus (Eucalyptus globulus)

Anwendung: Das aus den Blättern und Zweigspitzen gewonnene Eucalyptusöl hat sich bei Erkältungskrankheiten der Atemwege bewährt, weil es den Auswurf fördert, desinfizierend, entzündungshemmend und krampflösend wirkt. Es kann eingenommen, inhaliert, auf der Haut verrieben oder als Badezusatz verwendet werden. Auf der Haut verrieben, fördert es die Durchblutung und wirkt schmerzlindernd.
Zubereitung und Dosierung: Bei Fertigprodukten wie Extrakten, Tinkturen oder Tropfen beachten Sie bitte die Empfehlungen der Hersteller. Bei Schmerzen können Sie einige Tropfen Öl mehrmals täglich auf der schmerzenden Stelle einreiben.
Bitte beachten: Einige Personen vertragen Eucalyptusöl nicht gut und reagieren darauf mit Übelkeit, Erbrechen oder Durchfall. Sie sollten es nicht einnehmen, wenn Sie an Entzündungen des Magen-Darm-Traktes leiden.

Fenchel (Foeniculum vulare)

Anwendung: Fenchelfrüchte fördern die Verdauung und wirken bei leichten Magen-Darm-Störungen und Blähungen beruhigend und krampflösend. Fenchel hat außerdem eine gewisse bakterienhemmende Wirkung, fördert bei Husten den Auswurf und wirkt krampflösend. Zum Einnehmen.
Zubereitung und Dosierung: Bei Fertigprodukten wie ätherischem Öl, Tinkturen oder Fenchelhonig beachten Sie bitte die Empfehlungen der Hersteller. Einen Fencheltee bereiten Sie so zu: 1–2 Teelöffel (2–4 g) zerstoßene Fenchelfrüchte mit 1 Tasse kochendem Wasser aufgießen und nach etwa 10 Minuten abseihen. Trinken Sie 3 x bis 4 x pro Tag eine Tasse. Hustentee können Sie mit etwas Honig süßen.
Bitte beachten: Fenchelhonig kann aufgrund seines hohen Zuckergehaltes langfristig Karies verursachen und die Zähne schädigen. Er ist nicht für Diabetiker geeignet.

Fichtennadel (Picea aetheroleum)

Anwendung: Fichtennadelöl aus den Nadeln, Zweigspitzen und Ästen der Fichte fördert die Durchblutung und lindert Schmerzen. Zum Einreiben und als Badezusatz.

Zubereitung und Dosierung: Bei Fertigprodukten beachten Sie bitte die Empfehlungen der Hersteller. Sie können z. B. einige Tropfen einer alkoholischen Lösung mehrmals täglich auf die schmerzende Stelle einreiben.

Bitte beachten: Fichtennadelöl kann allergische Reaktionen der Haut hervorrufen.

Flohsamen (Plantago afra und Plantago indica)

Anwendung: Flohsamen sind die reifen Samen des Strauch- und Sandwegerich. Sie haben bei Verstopfung eine milde verdauungsfördernde Wirkung, können sich aber auch bei chronischem Durchfall oder bei Reizdarm bewähren, weil sie die Darmbewegung regulieren. Zum Einnehmen.

Zubereitung und Dosierung: Bei Fertigprodukten, die häufig mit Früchtearomen angereichert werden, beachten Sie bitte die Empfehlungen der Hersteller. Ansonsten lassen Sie 1 bis 2 Teelöffel Pulver oder Samen – etwa 3 Teile Samen mit 1 Teil Samenschalen – in einer Tasse Wasser vorquellen. Essen Sie diese Menge 2–3mal pro Tag mit viel Flüssigkeit.

Bitte beachten: Es ist besonders wichtig, daß Sie die Flohsamen mit ausreichend Flüssigkeit zu sich nehmen. Sollte bei Ihnen eine Verengung der Speiseröhre oder des Magen-Darm-Traktes vorliegen, dürfen Sie keine Flohsamen einnehmen.

Gewürznelke (Caryophylli atheroleum)

Anwendung: Gewürznelken sind die noch nicht erblühten, getrockneten Knospen des tropischen Nelkenbaumes. Sie sind ein verbreitetes Hausmittel gegen Zahnschmerzen und Infektionen des Mundraumes. Aus Nelken destilliertes Öl wird zur Herstellung von Mundwasser, Desinfektionsmitteln und Zahncremes verwendet.

Zubereitung und Dosierung: Bepinseln Sie mehrmals täglich die schmerzhafte Stelle mit Nelkenöl oder kauen Sie 1 bis 2 Nelken einige Minuten lang. Damit lassen sich Zahnschmerzen bis zur – möglichst raschen – Behandlung durch den Zahnarzt lindern.

Bitte beachten: Nelkenöl in zu hoher Konzentration kann das Gewebe reizen.

Ginkgo (Ginkgo biloba)

Anwendung: Spezialextrakte aus Ginkgo-biloba-Blättern wirken durchblutungsfördernd und werden unter anderem bei Durchblutungsstörungen der Beine und zur Behandlung von Hirnleistungsstörungen angewendet. Verbreitet bei Gedächtnisstörungen, Konzentrationsstörungen, depressiver Verstimmung, Schwindel oder Ohrensausen (»Tinnitus«).

Zubereitung und Dosierung: Bei Fertigprodukten wie Spezialextrakten beachten Sie bitte die Empfehlungen der Hersteller.

Ginseng (Panax Ginseng)

Anwendung: Ginsengwurzel wirkt immunmodulierend und kann bei längerer Anwendung die körperliche und geistige Leistungsfähigkeit verbessern. Beobachtet wurde auch eine verbesserte Überwindung von Streßstiuationen (»adaptogene Wirkung«). Ginseng-Zubereitungen werden häufig bei Überforderungs- und Erschöpfungszuständen, in der Rekonvaleszenz nach Krankheiten, bei nachlassender Leistungs- und Konzentrationsfähigkeit und zur Verminderung der Anfälligkeit gegenüber Krankheiten verwendet.
Zubereitung und Dosierung: Bei Fertigprodukten wie Kapseln, Dragees, Pastillen oder Tonicum beachten Sie bitte die Empfehlungen der Hersteller.
Bitte beachten: Bei langer Anwendung und hohen Dosen kann es zu Übererregbarkeit oder Schlafstörungen kommen. Wenn Sie unter Arterienverkalkung (»Arteriosklerose«) oder Bluthochdruck leiden, sprechen Sie bitte mit Ihrem Arzt, bevor sie Ginseng-Präparate einnehmen.

Goldrute (Solidago virgaurea, serotina und gigantea)

Anwendung: Das Kraut der Goldrute eignet sich zur Durchspülungs-Behandlung bei Entzündungen der ableitenden Harnwege, bei Prostatabeschwerden und bei Nierengrieß. Es wirkt schwach krampflösend und entzündungshemmend. Zum Einnehmen.
Zubereitung und Dosierung: Bei Fertigprodukten wie Kapseln, Tropfen, Tabletten oder Tinkturen beachten Sie bitte die Empfehlungen der Hersteller. Einen Goldrutentee bereiten Sie so zu: 1 bis 2 Teelöffel Teedroge in 1 Tasse mit siedend heißem Wasser etwa 10 Minuten ziehen lassen und dann abseihen. Trinken Sie mehrmals täglich 1 Tasse.
Bitte beachten: Sollten bei Ihnen Ödeme als Folge einer eingeschränkten Funktion des Herzens oder der Nieren aufgetreten sein, sind Präparate mit Goldrute für Sie nicht geeignet.

Hamamelis (Hamamelis virginiana)

Anwendung: Hamamelis hat eine zusammenziehende und juckreizstillende Wirkung und lindert bei Entzündungen der Haut und der Schleimhäute die Beschwerden. Es ist als Hausmittel z. B. gegen Hämorrhoidalleiden, juckende Hautausschläge und zur Körperpflege verbreitet. Zum Gurgeln, zum Auftragen auf die Haut und die Schleimhäute, als Zäpfchen zum Einführen. (Verwendet werden Blätter oder Rinde)
Zubereitung und Dosierung: Bei Fertigprodukten wie Salben, Gels, Lotionen, Tinkturen oder Hamameliswasser beachten Sie bitte die Empfehlungen der Hersteller.

Heublumen (Graminis flos)

Anwendung: Wegen ihrer hautreizenden und durchblutungsfördernden Wirkung können Heublumen – als Packung angewendet – Rückenbeschwerden oder Ohrenschmerzen lindern. (Verwendet werden Spelzen, Früchte und andere oberirdische Pflanzenteile)

Zubereitung: Bei Fertigprodukten wie z. B. Heupackungen beachten Sie bitte die Empfehlungen der Hersteller. Einen Heublumensack können Sie auch selber herstellen, indem Sie Heublumen in einen Sack füllen, über Wasserdampf oder im Backofen erhitzt und dann etwa 40 Minuten auf die schmerzende Stelle aufgelegen.
Bitte beachten: Wenn Sie einen Heublumensack zu heiß auf die Haut auflegen, können Sie sich verbrennen. Wenden Sie dieses Hausmittel nicht bei akuten Rheumaschüben an.

Hopfen (Humulus lupulus)

Anwendung: Hopfenzapfen lindern Schlafstörungen und wirken bei Unruhe und Angstzuständen leicht beruhigend. Zum Einnehmen. Wird häufig mit Baldrian kombiniert.
Zubereitung und Dosierung: Bei Fertigprodukten wie Extrakten oder Teemischungen beachten Sie bitte die Empfehlungen der Hersteller. Einen Hopfentee bereiten Sie so zu: 2 gehäufte Teelöffel Hopfenzapfen mit 1 Tasse heißem Wasser übergießen, 2 bis 3 Stunden bedeckt stehen lassen und dann abseihen. Trinken Sie bei Bedarf 1 Tasse.

Ingwer (Zingiber officinale)

Anwendung: Ingwer lindert Verdauungsstörungen, Brechreiz und Reisekrankheit. Er fördert die Verdauung, indem er die Produktion von Speichel und Magensaft, aber auch die Darmtätigkeit anregt. Zum Einnehmen.
Zubereitung und Dosierung: Bei Fertigpräparaten wie Kapseln, Tinkturen oder Tee beachten Sie bitte die Empfehlungen der Hersteller.

Isländisches Moos (Cetraria islandica)

Anwendung: Isländisches Moos hat eine gewisse bakterientötende Wirkung. Es lindert Reizungen der Mundschleimhaut, Halsschmerzen und Husten. Zum Pinseln, Gurgeln und Lutschen. (Verwendet werden die Blätter)
Zubereitung und Dosierung: Bei Fertigprodukten wie Lutschtabletten, Brust- und Hustentees oder Tropfen beachten Sie bitte die Empfehlungen der Hersteller.

Johanniskraut

Anwendung: Johanniskraut (Hypericum perforatum) wirkt bei depressiven Verstimmungen, Angst und innerer Unruhe stimmungsaufhellend, beruhigend und/oder anregend. Zum Einnehmen.
Zubereitung und Dosierung: Bei Fertigprodukten wie Dragees, Tropfen, Säften oder Öl in Kapseln beachten Sie bitte die Empfehlungen der Hersteller. Einen Johanniskrauttee bereiten Sie so zu: lassen Sie 1 bis 2 Teelöffel Teedroge in 1 Tasse mit siedend heißem Wasser etwa 10 Minuten ziehen, anschließend abseihen. 1 bis 2 x pro Tag 1 Tasse trinken.
Bitte beachten: Bestimmte Formen von Depression können mit Johanniskraut nicht ausreichend behandelt werden. In vielen Fällen ist eine Behandlung mit psychisch wirksamen Medikamenten unter der Kontrolle eines Psychiaters erforderlich.

Kaffeekohle (Carbo coffeae)

Anwendung: Die aus stark gerösteten Kaffeebohnen hergestellte Kaffeekohle bindet Keime. Sie hat auf die Schleimhäute eine zusammenziehende Wirkung und lindert damit bei akutem Durchfall die Beschwerden.

Zubereitung und Dosierung: Bitte beachten sie beim Fertigpulver die Empfehlungen der Hersteller. Kaffekohle gibt es auch offen in der Apotheke: Verrühren Sie etwa 3 Gramm davon in etwas kaltem Wasser und nehmen Sie es ein. 3 x täglich anwenden.

Kamillen (Matricaria chamomilla)

Anwendung: Kamillenblüten wirken entzündungshemmend und krampflösend. Sie sind verbreitet bei Entzündungen des Magen-Darm-Traktes, bei Hämorrhoidalleiden, bei Schmerzen an den Geschlechtsorganen oder bei Entzündungen der Mundschleimhaut. Je nachdem werden Kamillen-Zubereitungen getrunken, auf Haut oder Schleimhäute aufgetragen oder für Spülungen verwendet.

Zubereitung und Dosierung: Bei Fertigprodukten wie Tinkturen, Extrakten, Tropfen oder Salben beachten Sie bitte die Empfehlungen der Hersteller. Einen Kamillentee bereiten Sie so zu: 1 bis 2 Teelöffel Teedroge in 1 Tasse mit siedend heißem Wasser etwa 10 Minuten ziehen lassen und dann abseihen. Bis zu 4 x pro Tag 1 Tasse trinken oder mehrmals spülen.

Kava-Kava (Kava-Kava rhizoma)

Anwendung: Der auch als »Rauschpfeffer« bezeichnete Kava-Kava beruhigt und entspannt bei innerer Unruhe und nervösen Angst- und Spannungszuständen. Zum Einnehmen. (Verwendet wird die Wurzel)

Zubereitung und Dosierung: Bei Fertigprodukten wie Dragees, Kapseln, Tabletten oder Tropfen beachten Sie bitte die Empfehlungen der Hersteller.

Bitte beachten: Kava-Kava kann die Sehleistung beeinträchtigen und die Wirkung von alkoholhaltigen Getränken oder psychisch wirksamen Medikamenten verstärken. Es darf nicht bei Depressionen oder während der Schwangerschaft eingenommen werden.

Koriander (Coriandrum sativum)

Anwendung: Korianderfrüchte haben eine bakterien- und pilzhemmende Wirkung. Bei Verdauungsbeschwerden, Appetitlosigkeit und leichten Magen-Darm-Krämpfen wirken sie beruhigend und entkrampfend. Zum Einnehmen.

Zubereitung und Dosierung: Bei Fertigprodukten wie Tabletten oder Tropfen beachten Sie bitte die Empfehlungen der Hersteller. Einen Koriandertee bereiten Sie so zu: Übergießen Sie 2 Teelöffel kurz vor dem Gebrauch zerstoßene Korianderfrüchte mit 1 Tasse siedend heißem Wasser. 10 bis 15 Minuten ziehen lassen und abseihen. Zur Appetitanregung trinken Sie 2–3 x täglich eine halbe Stunde vor den Mahlzeiten, bei Verdauungsbeschwerden nach den Mahlzeiten 1 Tasse.

Kümmel (Carum carvi)

Anwendung: Kümmelfrüchte haben eine gewisse bakterienhemmende Wirkung. Bei Verdauungsbeschwerden und Blähungen wirken sie krampflösend, beruhigend und schmerzlindernd. Zum Einnehmen.
Zubereitung und Dosierung: Bei Fertigprodukten wie Kümmelöl beachten Sie bitte die Empfehlungen der Hersteller. Einen Kümmeltee bereiten Sie so zu: 1 Teelöffel zerstoßene Kümmelfrüchte mit 1 Tasse siedend heißem Wasser übergießen. 10 bis 15 Minuten ziehen lassen. Trinken Sie bis zu 4 x pro Tag 1 Tasse.

Kürbiskerne (Cucurbita Pepo)

Anwendung: Kürbiskerne können bei Männern Blasenschmerzen und während der ersten beiden Stadien einer Prostatavergrößerung die Beschwerden lindern. Zum Einnehmen.
Zubereitung und Dosierung: Bei Fertigprodukten beachten Sie bitte die Empfehlungen der Hersteller. Sie können auch 1 bis 2 Eßlöffel der zerkleinerten Samen in 1 Glas Wasser verrühren. Bis zu 2 x pro Tag trinken.

Leinsamen (Linum usitatissimum)

Anwendung: Leinsamen regt bei Verstopfung die Darmtätigkeit an und schützt bei Entzündungen des Darmes die Schleimhaut. Bei Mittelohrentzündungen lindern Packungen mit Leinsamen die Schmerzen.
Zubereitung und Dosierung: Bei Fertigprodukten beachten Sie bitte die Empfehlungen der Hersteller.
Bitte beachten: Sollte bei Ihnen der Verdacht auf einen Darmverschluß bestehen, dürfen Sie Leinsamen auf keinen Fall einnehmen.

Lindenblüten (Tilia cordata und platyphyllos)

Anwendung: Bei Erkältungskrankheiten wirken Lindenblüten reizlindernd, schleimlösend und schweißtreibend. Zum Einnehmen und Inhalieren.
Zubereitung und Dosierung: Einen Lindenblütentee bereiten Sie so zu: Übergießen Sie 1 Teelöffel voll Lindenblüten mit 1 Tasse heißem Wasser, etwa 10 Minuten ziehen lassen, abseihen. Trinken Sie im Rahmen einer »Schwitzkur« mehrmals täglich 1 Tasse möglichst heiß. Sie können damit auch inhalieren.

Malve (Malva silvestris)

Anwendung: Die auch unter dem Namen Käsepappel bekannte Malve lindert die Beschwerden bei Reizhusten. Wird traditionell auch gegen Gastritis angewendet. Zum Einnehmen. (Verwendet werden Blüten und Blätter)
Zubereitung und Dosierung: Malve ist Bestandteil zahlreicher Hustentees, die Sie bitte nach den Empfehlungen der Hersteller verwenden.

Meerrettich / Kren (Armoracia rusticana)

Anwendung: Meerrettich wirkt bei Entzündungen der Harnwege oder der Atemwege leicht desinfizierend und antimikrobiell. Zum Einnehmen. (Verwendet wird die Wurzel)

Zubereitung und Dosierung: Bei Fertigprodukten wie Säften beachten Sie bitte die Empfehlungen der Hersteller.
Bitte beachten: Wenn Sie Magen- oder Darmgeschwüre oder eine Nierenerkrankung haben, sollten Sie Meerrettich meiden.

Melissen (Melissa officinalis)
Anwendung: Die Melisse beruhigt bei Unruhe, Schlafproblemen und nervösen Beschwerden. Außerdem kann verdünntes Melissenöl bei Fieberblasen (Herpes) und Entzündungen der Mundschleimhaut den Schmerz etwas lindern und das Abheilen beschleunigen. Zum Auftragen und Einreiben, Tee zum Trinken
Zubereitung und Dosierung: Bei Fertigprodukten wie Melissengeist oder Pflanzensäften beachten Sie bitte die Empfehlungen der Hersteller. Einen Melissentee bereiten Sie so zu: Übergießen Sie 2 bis 3 Teelöffel Teedroge mit 1 Tasse siedend heißem Wasser. Etwa 10 Minuten ziehen lassen und abseihen. Trinken Sie bis zu 5 x pro Tag 1 Tasse.

Mistel (Viscum album)
Anwendung: Viele Anwender der Mistel-Therapie gehen davon aus, daß Wirkstoffe der Mistel das Immunsystem beeinflussen und die Zellteilung hemmen können (Mistel-Ampullen). Ob das tatsächlich zutrifft, ist jedoch derzeit wissenschaftlich noch nicht eindeutig geklärt. Die Mistel kann aber unterstützend im Rahmen einer Schmerztherapie bei Krebserkrankungen angewendet werden und die Lebensqualität mancher Patienten nach einer Chemotherapie oder Strahlentherapie verbessern. Zum Einnehmen, als Injektion oder Infusion.
Zubereitung und Dosierung: Bei Mistelpräparaten wie Dragees, Tabletten, Säften oder Tropfen beachten Sie bitte die Empfehlung der Hersteller. Injektionslösungen bedürfen darüber hinaus generell des ärztlichen Rates.
Bitte beachten: Die Mistel ist kein »Wundermittel« gegen Krebs. Injektionen von Mistelpräparaten sind nicht prinzipiell unproblematisch, weil sie bei einer Reihe von Patienten zu Fieber, Schüttelfrost und Herz-Kreislauf-Beschwerden führen können. Im Rahmen einer Krebsbehandlung sollte die Misteltherapie nur nach Absprache mit dem behandelnden Arzt durchgeführt werden.

Mönchspfeffer (Vitex agnus castus)
Anwendung: Der auch als Keuschlamm bezeichnete Mönchspfeffer kann Brustbeschwerden, das Prämenstruelle Syndrom und Menstruationsschmerzen lindern. Er kann auch bei Osteoporose eingesetzt werden, die hormonstimulierende Wirkung ist allerdings meistens nicht ausreichend. Zum Einnehmen.
Zubereitung und Dosierung: Bei Fertigprodukten wie Tropfen oder Kapseln beachten Sie bitte die Empfehlungen der Hersteller.

Nachtkerzenöl (Oenothera biennis)
Anwendung: Nachtkerzenöl hemmt bei entzündlichen Hautkrankheiten die Entzündung, stillt den Juckreiz und beschleunigt die Heilung. Bei Prämenstruellem Syndrom und bei rheumatoider Arthritis kann es die Beschwerden lindern.

Zum Einnehmen und zum Auftragen auf die Haut. (Verwendet wird das Öl der Samen)
Zubereitung und Dosierung: Bei Fertigprodukten wie Kapseln, Badezusätzen oder Öl beachten Sie bitte die Empfehlungen der Hersteller.

Paprikafrüchte (Capsicum annuum und frutescens)

Anwendung: Scharfe Paprikaarten wirken durchblutungsfördernd, kreislaufanregend und schweißtreibend. Sie regen die Nasensekretion an, sind entzündungshemmend, mild antibiotisch, antioxidativ und verdauungsfördernd. Zum Würzen. (Auch in »Tabasco« enthalten)
Zubereitungen von scharfem Paprika können außerdem bei verschiedenen Schmerzformen wie Muskel- und Nervenschmerzen, bei Schmerzen der Lenden- und Halswirbelsäule, bei Stumpf- und Operationsschmerzen, bei Zerrungen und Verstauchungen und bei rheumatischen Beschwerden lindernd wirken. Eine zentrale Bedeutung hat dabei der Scharfstoff Capsaicin.
Zubereitung und Dosierung: Bei Fertigprodukten wie Salben, Cremes oder Pflastern beachten Sie bitte die Empfehlungen der Hersteller.

Pfefferminze (Mentha piperita)

Anwendung: Die Pfefferminze hat eine gewisse bakterienhemmende Wirkung. Wird sie eingenommen, wirkt sie bei Schmerzen im Magen-Darm-Trakt und in den Gallenwegen krampflösend. Inhaliertes verdünntes ätherisches Öl der Pfefferminze hat außerdem bei Atemwegs-Katarrh eine krampflösende Wirkung. Wird Pfefferminzöl auf einer schmerzenden Stelle eingerieben, lindert es in vielen Fällen die Schmerzen. Sie können es auch auf entzündetes Zahnfleisch oder bei Entzündungen der Mundschleimhaut aufpinseln.
Zubereitung und Dosierung: Bei Fertigprodukten wie Öl oder Dragees beachten Sie bitte die Empfehlungen der Hersteller. Einen Pfefferminztee bereiten Sie so zu: 1 Eßlöffel Teedroge in 1 Tasse mit siedend heißem Wasser übergießen, 5 Minuten ziehen lassen und abseihen. Trinken Sie bis zu 4 x pro Tag 1 Tasse.
Bitte beachten: Pfefferminzöl darf nicht in der Nähe der Augen eingerieben werden. Wegen seiner reizenden Wirkung sollten Sie es nicht einnehmen, wenn Sie ein akutes Leber- und Gallenleiden oder Magengeschwüre haben.

Propolis

Anwendung: Propolis (Bienenharz) besteht aus den Knospen von Pappel- und Birkenblüten, aus denen die Bienen das Harz für die Befestigung ihrer Wabenzellen gewinnen. Propolis wirkt bei äußerer Anwendung lokal entzündungshemmend und bekämpft Pilze und Bakterien. Wird es eingenommen, kann es in manchen Fällen bei Gastritis und Magengeschwüren die Beschwerden lindern.
Zubereitung und Dosierung: Bei Fertigprodukten wie Kapseln, Kaugranulat, Tinktur oder Tropfen beachten Sie bitte die Empfehlungen der Hersteller.
Bitte beachten: Wenn Sie an einer Pollenallergie leiden, können Propolispräparate bei Ihnen möglicherweise zu allergischen Reaktionen führen. Sollten Sie solche bei sich feststellen, brechen Sie die Behandlung ab.

Ringelblume (Calendula officinalis)
Anwendung: Die Ringelblume ist ein altes Hausmittel gegen schlecht heilende Wunden, Ausschläge und Hautgeschwüre. Sie wirkt wundheilend und entzündungshemmend. Zum Spülen und Auftragen auf die Haut. (Verwendet werden die Blüten)
Zubereitung und Dosierung: Bei Fertigprodukten wie Salben, Cremes, Öl oder Tinkturen beachten Sie bitte die Empfehlungen der Hersteller.

Rosmarin (Rosmarinus officinalis)
Anwendung: Innerlich angewendet wirkt Rosmarin bei Verdauungsstörungen krampflösend und regt den Kreislauf an. Auch ein Bad mit Rosmarin kann sehr belebend sein. Einreibungen können bei rheumatischen Beeinträchtigungen des Bewegungsapparates die Durchblutung fördern, die Haut reizen und damit die Beschwerden lindern.
Zubereitung und Dosierung: Bei Fertigprodukten wie Saft, Tee, Öl, Badezusätzen oder Salben beachten Sie bitte die Empfehlungen der Hersteller.
Bitte beachten: Wenn Sie Rosmarin in stark überhöhten Dosen einnehmen, kann das zu Entzündungen der Nieren und des Magen-Darm-Traktes führen.

Roßkastanien (Aesculus hippocastanum)
Anwendung: Der Extrakt der Roßkastaniensamen hat bei Schwellungen, Prellungen und Blutergüssen, aber auch bei Venenleiden oder schweren Beinen eine abschwellende Wirkung. Er kann auf die Haut aufgetragen oder eingenommen werden.
Zubereitung und Dosierung: Bei Fertigprodukten wie Dragees oder Salben beachten Sie bitte die Empfehlungen der Hersteller.

Roter Sonnenhut (Echinacea purpurea)
Anwendung: Roter Sonnenhut regt die körpereigene Immunabwehr an, fördert bei schlecht heilenden Wunden die Wundheilung und lindert bei Herpes (Fieberblasen) die Beschwerden. Bei Infektionen im Bereich der Nebenhöhlen, der Atemwege und der ableitenden Harnwege kann der Rote Sonnenhut Bakterien und Viren bekämpfen. Zum Einnehmen, zum Auftragen auf die Haut, für Injektionen. (Verwendet wird das Kraut)
Zubereitung und Dosierung: Bei Fertigprodukten wie Dragees, Tabletten, Salben oder Gels beachten Sie bitte die Empfehlungen der Hersteller. Injektionen müssen unter ärztlicher Kontrolle durchgeführt werden.
Bitte beachten: Sollte bei Ihnen eine fortschreitende Autoimmunkrankheit wie die Multiple Sklerose oder eine rheumatoide Arthritis festgestellt worden sein, dürfen Sie Präparate mit Rotem Sonnenhut nicht anwenden.
Bei Injektionen von Präparaten mit dem Roten Sonnenhut sind Übelkeit, Schüttelfrost und schwere allergische Schocks möglich.

Sägepalme (Sabal serrulata oder Serenoa repens)
Anwendung: Die Früchte der Sägepalme können bei Störungen beim Harn-

lassen in den ersten beiden Stadien einer gutartigen Prostatavergrößerung den Harnfluß erhöhen und die Restharnmenge senken.
Zubereitung und Dosierung: Bei Fertigprodukten wie Kapseln oder Tropfen beachten Sie bitte die Empfehlungen der Hersteller.

Salbei (Salvia officinalis)

Anwendung: Salbei hat eine leicht desinfizierende Wirkung und lindert Halsschmerzen und schmerzhafte Entzündungen im Mundraum. Bei innerer Anwendung kann Salbei Blähungen lindern und schweißhemmend wirken.
Zubereitung und Dosierung: Bei Fertigprodukten wie z. B. Salbeitropfen, Dragees oder Gurgelmittel beachten Sie bitte die Empfehlungen der Hersteller. Einen Salbeitee bereiten Sie so zu: Zum Trinken 1 Teelöffel Teedroge mit 1 Tasse siedend heißem Wasser übergießen. Etwa 10 Minuten ziehen lassen und abseihen. Trinken Sie bis zu 4 x pro Tag 1 Tasse.
Zum Gurgeln und Bepinseln ½ Teelöffel Salbeiextrakt auf 1 Glas Wasser, mehrmals täglich anwenden.

Senfsamen (Sinapis alba semen, Sinapis nigrae semen)

Anwendung: Senfsamen wirkt hautreizend und fördert die Durchblutung. Er kann bei Schmerzen des Bewegungsapparates die Beschwerden lindern. Als warme Packung anwenden.
Zubereitung und Dosierung: Senfsamen gibt es als Pulver in der Apotheke. Wenn nicht anders angegeben, 5–7 Eßlöffel Senfmehl mit etwas handwarmem Wasser zu einem Brei verrühren und auf ein sauberes Tuch streichen. Ein zweites Tuch darüberlegen, damit der Brei nicht auslaufen kann. Den Umschlag maximal 15 Minuten auf die schmerzende Stelle auflegen, auf der Haut dürfen sich keine Blasen bilden. Nach dem Entfernen des Umschlags muß die Haut sehr gründlich abgewaschen werden.
Bitte beachten: Bei zu langer Anwendung einer Senfpackung sind starke Reizungen der Haut möglich. Sollten Sie an einer Erkrankung der Nieren leiden, sind Senfpackungen für Sie nicht geeignet: Senfmehl wird über die Haut aufgenommen und reizt die Nieren.

Spargel (Asparagus officinalis)

Anwendung: Spargelwurzelstock hat bei Entzündungen der ableitenden Harnwege und bei Nierengrieß eine milde durchspülende Wirkung.
Zubereitung und Dosierung: Bei Fertigprodukten wie Tabletten oder Tee beachten Sie bitte die Empfehlungen der Hersteller.
Bitte beachten: Sollten Sie an einer Entzündung der Nieren leiden, ist Spargelwurzelstock für Sie nicht geeignet.

Stechmyrte (Ruscus asculeatus)

Anwendung: Die auch als stechender Mäusedorn bezeichnete Stechmyrte hemmt die Entzündung bei schmerzenden Venen, Entzündungen oder Blutungen im Analbereich und bei Hämorrhoidalleiden. Zum Einnehmen, zum Auftragen auf die Haut, als Zäpfchen. (Verwendet wird der Wurzelstock)

Zubereitung und Dosierung: Bei Fertigprodukten wie Kapseln, Dragees, Salben oder Zäpfchen beachten Sie bitte die Empfehlungen der Hersteller.

Süßholz (Glycyrrhiza glabra)

Anwendung: Süßholzwurzel wirkt schleimlösend und fördert bei Katarrhen (Entzündungen) der oberen Atemwege den Auswurf. Bei Gastritis und Magengeschwüren hemmt Süßholz die Entzündung. Zum Einnehmen.

Zubereitung und Dosierung: Bei Fertigprodukten wie Tabletten, Saft, Tropfen oder Tee beachten Sie bitte die Empfehlungen der Hersteller.

Bitte beachten: Süßholzwurzel erhöht die Empfindlichkeit gegenüber Digitalis. Wenn Sie herzstärkende Präparate mit Digitalis nehmen, konsultieren Sie bitte Ihren Arzt, bevor Sie Süßholz einnehmen. Bei längerfristiger Anwendung und hoher Dosierung kann Süßholz zu Ödemen, Kaliummangel und Bluthochdruck führen.

Teebaum (Melaleuca alternifolia)

Anwendung: Teebaumöl kann bei Verbrennungen und oberflächlichen Verletzungen, bei Entzündungen der Mundschleimhaut und des Rachens, bei Fieberblasen und bei einigen entzündlichen Hauterkrankungen die Beschwerden lindern und die Heilung beschleunigen. Zum Einatmen, Einreiben, als Badezusatz oder als Zäpfchen.

Zubereitung und Dosierung: Bitte beachten Sie die Empfehlungen der Hersteller. Wissenschaftlich abgesicherte Dosisempfehlungen sind derzeit nicht möglich. Nach derzeitigem Wissen dürften Teebaumöl-Konzentrationen zwischen 5 und 10 Prozent in Präparaten ausreichend sein.

Terpentinöl

Anwendung: Terpentinöl hat, wenn es eingeatmet wird, eine gewisse desinfizierende Wirkung und verringert die Schleimabsonderung der Bronchien. Auf die Haut eingerieben kann es Schmerzen lindern. (Verwendet wird der Balsam des Stammes verschiedener Kieferarten)

Zubereitung und Dosierung: Bei Fertigprodukten wie Gel, Salben, Öl und Präparaten für die Inhalation beachten Sie bitte die Empfehlungen der Hersteller.

Bitte beachten: Wenn Sie Terpentinöl längerfristig großflächig auf die Haut auftragen, können Nieren und Nerven geschädigt werden.

Teufelskralle (Harpagophytum procumbens)

Anwendung: Teufelskralle wirkt bei schmerzhaften Beschwerden des Bewegungsapparates schmerzlindernd und entzündungshemmend. Zum Einnehmen. (Verwendet wird die sogenannte sekundäre Speicherwurzel)

Zubereitung und Dosierung: Bei Fertigprodukten wie Tabletten oder Kapseln beachten Sie bitte die Empfehlungen der Hersteller. Einen Tee bereiten Sie so zu: Übergießen Sie 1 Teelöffel Teedroge mit 2 Tassen siedend heißem Wasser, über Nacht stehen lassen und abseihen. Über den Tag verteilt in 3 Portionen trinken.

Thymian (Thymus vulgaris)
Anwendung: Thymiankraut wirkt desinfizierend, fördert bei Bronchitis den Auswurf und wirkt krampflösend.
Zubereitung und Dosierung: Bei Fertigprodukten wie Säften, Tropfen, Tees oder Öl (für die Duftlampe) beachten Sie bitte die Empfehlungen der Hersteller.

Weide (Salix alba)
Anwendung: Weidenrinde wirkt ähnlich wie »Aspirin«: sie senkt das Fieber, lindert Schmerzen, hemmt Entzündungen und trägt zum Abschwellen bei. Zum Einnehmen.
Zubereitung und Dosierung: Bei Fertigprodukten wie Dragees, Tropfen oder Tee beachten Sie bitte die Empfehlungen der Hersteller. Einen Tee mit Weidenrinde bereiten Sie so zu: 2 Teelöffel der geschnittenen Teedroge auf 1 Tasse kaltes Wasser und anschließend erhitzen. Trinken Sie bis zu 5 x pro Tag 1 Tasse.

Weißdorn (Crataegus laevigata)
Anwendung: Weißdorn wirkt bei hohem und niedrigem Blutdruck normalisierend. Bei leichter Herzschwäche, bei leichten Herzrhythmusstörungen und bei Altersherz stärkt er die Herztätigkeit. Zum Einnehmen und zum Injizieren. (Verwendet werden Blätter, Blüten und Früchte)
Zubereitung und Dosierung: Bei Fertigprodukten wie Tropfen, Tabletten, Kapseln, Injektionslösungen oder Tee beachten Sie bitte die Empfehlungen der Hersteller. Einen Weißdorntee bereiten Sie so zu: 1 Teelöffel Teedroge in 1 Tasse siedend heißem Wasser 20 Minuten ziehen lassen. Trinken Sie bis zu 4 x pro Tag 1 Tasse.
Bitte beachten: Herzwirksame Präparate wie Weißdornprodukte sollten Sie nicht einnehmen, ohne Rücksprache mit Ihrem Arzt gehalten zu haben. Wenn Sie Weißdorn in Kombination mit anderen herzstärkenden Mitteln wie Adoniskraut, Maiglöckchen, Digitalis purpurea oder Digitalis lanata, Meerzwiebel oder Strophantus gratus einnehmen, so kann es deren giftige Wirkung verstärken.

Weißkohl / Weißkraut (Brassica oleracea)
Anwendung: Saft aus Krautblättern hat bei Gastritis und Magengeschwüren einen gewissen Schutzeffekt auf die Schleimhaut. Zum Einnehmen.
Zubereitung und Dosierung: Bei Fertigprodukten wie Säften oder Tabletten beachten Sie bitte die Empfehlungen der Hersteller.
Bitte beachten: Wenn Sie langfristig Produkte aus Weißkraut einnehmen, kann das zu einer Vergrößerung der Schilddrüse führen.

Die komplementäre und die alternative Medizin

»SCHULMEDIZIN« UND »ALTERNATIV-MEDIZIN«

Heute sind auch eine Reihe von Behandlungsmethoden verbreitet, die bisher durch die akademische Medizin – die häufig auch als »Schulmedizin« bezeichnet wird – nicht anerkannt wurden. Diese Therapien wurden lange Zeit als »Alternativmedizin« bezeichnet, weil manche ihrer Vertreter »schulmedizinische« Diagnosen und Behandlungsmethoden ablehnten und deshalb Alternativen dazu anboten. Umgekehrt sahen viele naturwissenschaftlich orientierte Mediziner in ihren »alternativen« Kollegen bloß Pfuscher. Schließlich hatten diese häufig völlig andere Vorstellungen davon, wie Krankheiten entstehen, was überhaupt eine Krankheit ist und wie sie behandelt werden sollte.
Inzwischen wurden allerdings die Grenzen zwischen der »Alternativmedizin« und der »Schulmedizin« zunehmend fließend. »Alternative« Behandlungsmethoden werden häufig wissenschaftlich auf ihre Wirksamkeit überprüft, und mancher »Schulmediziner« akzeptiert, daß eine Behandlung nicht bloß deshalb in jedem Fall unwirksam sein muß, weil sie wissenschaftlich noch nicht hinlänglich überprüft wurde. Viele niedergelassene Ärzte wenden längst die eine oder andere dieser Methoden an und entsprechen damit der wachsenden Nachfrage ihrer Patienten.

DIE KOMPLEMENTÄRMEDIZIN

Vor einigen Jahren setzte sich deshalb anstelle des Begriffs Alternativmedizin das Konzept einer »Komplementärmedizin« durch. Es geht davon aus, daß die verschiedenen Behandlungsformen einander nicht ausschließen sollen, sondern vielmehr einander möglichst sinnvoll ergänzen – eben »komplementär« sein – sollen. Eine komplementäre Medizin wird bemüht sein, Patienten die bestmögliche Behandlung aus dem vorhandenen – alternativmedizinischen und schulmedizinischen – Angebot zu bieten. Schließlich gibt es keine Alternative zur Medizin.

DIE UMSTRITTENEN DIAGNOSEMETHODEN DER KOMPLEMENTÄRMEDIZIN

In der Alternativ- oder Komplementärmedizin werden häufig auch Diagnosemethoden wie die Irisdiagnose, die Wünschelruten-Diagnose, die Zungendiagnose, optische Bluttests, Aura-Fotografien, die Bioresonanz-Diagnose, die Allgemeine Kinesiologie und viele andere mehr angeboten. Solche Diagnosen dürfen allerdings nicht als Ersatz für eine herkömmliche Labordiagnostik oder bildgebende Verfahren (Röntgen, Magnetresonanz, Ultraschall etc.) angesehen werden. In zahlreichen Untersuchungen, die inzwischen vorliegen, konnte bisher noch nicht der Nachweis erbracht werden, daß diese Diagnoseverfahren »treffsicher« sind. Häufig entsprachen die Ergebnisse schlicht dem Zufallsprinzip.

Natürlich können solche Diagnosemethoden in manchen Fällen Hinweise auf Krankheiten oder Störungen geben. Allerdings sollten Sie zur Sicherheit alternative Diagnosen – wenn Sie solche durchführen lassen wollen – immer mit den Diagnosemethoden der modernen Schulmedizin überprüfen lassen: Damit keine Krankheit übersehen oder ein gesundheitlicher Zustand falsch eingeschätzt wird.

Bei komplementärmedizinischen Medikamententests, wie sie etwa von der Angewandten Kinesiologie oder der Bioresonanz-Therapie durchgeführt werden, kann das Risiko bestehen, daß von erforderlichen und bewährten Medikamenten abgeraten wird und statt dessen weniger wirksame oder nicht angemessene Arzneien empfohlen werden. Bitte brechen Sie eine Arzneimitteltherapie nicht einfach ab, sondern besprechen Sie sich mit Ihrem Arzt.

WANN DIE KASSEN ZAHLEN

Die gesetzlichen Krankenkassen übernehmen zwar nicht generell, aber unter bestimmten Umständen die Kosten für komplementärmedizinische Behandlungen. In Österreich wird die Akupunktur von den gesetzlichen Krankenkassen als Therapie gegen bestimmte Beschwerden als »wissenschaftlich anerkannte« Methode akzeptiert, daher werden auch die Kosten übernommen. Auch die Kosten einer homöopathischen Therapie können im Einzelfall unter bestimmten Voraussetzungen von den Kassen bezahlt werden. Private Krankenversicherer haben inzwischen auf die zunehmende Nachfrage nach komplementärmedizinischen Therapiemethoden reagiert und bieten in diesem Bereich spezielle Versicherungspakete an.

Die Bestimmungen, was wann bezahlt wird, sind derzeit stark im Fluß. Bitte erkundigen Sie sich, bevor Sie eine komplementärmedizinische Behandlung beginnen, bei Ihrer Krankenkasse nach den Möglichkeiten einer Kostenübernahme.

PRAXISTIP

Die Dauer einer komplementärmedizinischen Behandlung hängt meistens von der Art und Schwere der Beschwerden ab, aber natürlich auch davon, wie gut ein Patient darauf anspricht. Am besten erstellen Sie, wenn Sie sich für eine komplementärmedizinische Behandlung entschieden haben, gemeinsam mit Ihrem Arzt zu Behandlungsbeginn einen Therapieplan. Darin wird festgelegt, innerhalb welcher Frist welches Behandlungsergebnis erreicht werden sollte. Das ermöglicht es Ihnen, den Behandlungserfolg zu überprüfen oder die Behandlung abzubrechen, wenn sich die erwarteten Fortschritte nicht einstellen.

DIE GRENZEN DER KOMPLEMENTÄR-MEDIZIN

Auch die Komplementärmedizin bietet keine »Wundermittel«, mit deren Hilfe sich jede noch so schwere Krankheit einfach »heilen« ließe. Bei Stoffwechselkrankheiten wie Diabetes (»Zuckerkrankheit«), Krebs, operationsbedürftigen Krankheiten, Knochenbrüchen, bakteriellen Infektionen oder schweren Herz-Kreislauf-Erkrankungen z. B. sind die Methoden der Komplementärmedizin nicht ausreichend wirksam. In manchen Fällen kann sie hier eine »schulmedizinische« Behandlung unterstützen, nicht jedoch ersetzen. Bitte stehen Sie der Komplementärmedizin und manchen Versprechungen ihrer Anwender nicht weniger kritisch gegenüber als der »Schulmedizin«.

VERBREITETE BEHANDLUNGSMETHODEN DER KOMPLEMENTÄRMEDIZIN

Akupunktur

Bei einer Akupunkturbehandlung werden bestimmte Punkte an der Körperoberfläche mit biegsamen Stahlnadeln stimuliert, indem die Nadeln unterschiedlich tief in den Körper gedreht werden (»Nadelung«).
Bei dieser inzwischen jahrtausendealten, aus China stammenden Behandlung soll nach altem Verständnis die gestörte Lebensenergie Chi (sprich: Tschi) in den sogenannten Meridianen des Körpers zum Fließen gebracht werden. Das soll die Selbstheilungkräfte des Organismus anregen. Mediziner aus dem Westen, denen solche Vorstellungen meist fremd sind, bemühen sich heute um die Erforschung der Wirkmechanismen der Akupunktur mit modernen Methoden.

Einige Nebenformen der Akupunktur

Außer der Körperakupunktur sind unter anderem auch die Ohr-, Gesichts-, Nasen-, Kopf-, Hand- und Fußakupunktur bekannt. Anwender diese Formen gehen davon aus, daß sich der gesamte Organismus in einem dieser Körperteile widerspiegelt und von dort aus mit Akupunkturnadeln behandelt werden kann. Mitunter werden auch Dauernadeln verwendet, die wie kleine Reißnägel aussehen und mit einem Pflaster einige Tage an derselben Stelle fixiert werden.
Bei der Elektroakupunktur werden die Reize, die von der »Nadelung« ausgehen, durch schwache elektrische Impulse verstärkt. Eine schmerzlose Variante ist die Laserakupunktur, bei der die Hautpunkte statt mit der Nadel mit einem Lichtstrahl stimuliert werden. Sie wird besonders bei Kindern und sehr schmerzempfindlichen Personen angewendet.

Anwendung und Wirksamkeit

Die Akupunktur ist besonders in der Behandlung von Schmerzen verbreitet, z. B. Kopfschmerz und Migräne, Rücken- und Gelenksschmerzen oder Nervenschmerzen (»Neuralgien«). Nach heutigem Wissen lindert sie Schmerzen über

bestimmte Nervenverbindungen zwischen den akupunktierten Stellen der Körperoberfläche, dem zentralen Nervensystem und dem Körperinneren. Außerdem regt sie die Schmerzkontrolle an, indem sie eine vermehrte Produktion körpereigener schmerzlindernder Substanzen anregt.
Eine Akupunkturbehandlung kann außerdem Muskelverspannungen verringern, die Durchblutung fördern, das unwillkürliche (»vegetative«) Nervensystem beruhigen sowie Übelkeit und Erbrechen lindern. Recht verbreitet ist sie auch in der Suchtbehandlung (Alkohol-, Nikotin- und Heroinentwöhnung, bei Heißhunger), bei Ohrgeräuschen (»Tinnitus«), bei psychisch bedingten Beschwerden oder bei der Rehabilitation nach Schlaganfällen.

Hinweise für die Praxis

- Wenn Sie noch nie eine Akupunkturbehandlung gemacht haben, sollten Sie bei der ersten Behandlung sitzen oder liegen. Denn manche Personen vertragen die »Nadelung« schlecht und erleiden einen Kreislaufanfall, den sogenannten »Nadelkollaps«.
- Ist Ihnen die Behandlung mit Nadeln zu schmerzhaft, fragen Sie Ihren Akupunkteur, ob für Sie auch eine Laser-Akupunktur in Frage kommt.
- Es sollte eine Selbstverständlichkeit sein, daß nur Einmal-Nadeln verwendet werden, die nach Gebrauch weggeworfen werden. Damit wird ausgeschlossen, daß bei der Behandlung Krankheitserreger übertragen werden.
- Manchmal darf nicht akupunktiert werden: z. B. in von Krebs befallenen Körperzonen, an erkrankten Hautstellen, in Regionen mit einer beeinträchtigten Reizwahrnehmung (bei sogenannten »Neuropathien« oder bei Querschnittslähmungen), oder wenn Ihre Blutgerinnung gestört ist.

ADRESSE
Österreichische Gesellschaft für Akupunktur
Huglgasse 1–3
1150 Wien
Tel: (01) 981 04-261

Akupressur, Shiatsu und andere Druckpunktmassagen

Die aus der Traditionellen Chinesischen Medizin (TCM) hervorgegangene Akupressur, das japanische Behandlungsverfahren Shiatsu und vergleichbare europäische Behandlungsformen wie die Akupunktmassage oder die Meridianmassage nach Penzel wollen durch einen »Energieausgleich« im Organismus die Selbstheilungskräfte anregen. In der Akupressur werden Druckpunkte und Meridiane an der Körperoberfläche mit den Fingerkuppen, Fingernägeln oder mit Massagestäbchen stimuliert. Bei anderen Formen der Druckpunktmassage werden auch Vibrationsgeräte eingesetzt. Bei Shiatsu arbeitet der Masseur manchmal auch mit den Händen, Ellenbogen oder Füßen. Diese Behandlung kann zunächst als schmerzhaft empfunden werden.

Anwendung und Wirksamkeit
Häufig bei Schmerzen, zur Beruhigung und Entspannung, gegen Übelkeit und Erbrechen. Die Wirksamkeit und Wirkungsweise entspricht jener der Akupunktur.

Hinweise für die Praxis
Diese Massagetechniken eignen sich zur Behandlung durch ärztliche und nichtärztliche Fachleute, aber auch zur Selbstbehandlung oder Partnermassage. Lassen Sie sich am besten von einer geschulten Person zeigen, wie Sie es richtig machen.
Im Bereich von Entzündungen und Tumoren darf nicht massiert werden. In von Osteoporose befallenen Körperregionen darf beim Massieren kein starker Druck ausgeübt werden.

Angewandte Kinesiologie

Die Angewandte Kinesiologie – »kinesis« bedeutet auf Griechisch »Bewegung« – geht von einem Zusammenhang zwischen Gefühlen, bestimmten Muskeln und bestimmten Organen aus. Die Muskelkraft soll durch Krankheiten, energetische Störungen und Streßfaktoren blockiert werden. Ist der Energiefluß im Gleichgewicht, dann ist der entsprechende Muskel »eingeschaltet« und stark und das entsprechende Organ nicht gestört.
Auf dem jeweiligen Muskelwiderstand beruht auch das Diagnosesystem der Angewandten Kinesiologie (AK). Therapeuten fordern die untersuchte Person auf, einen Arm auszustrecken oder ein Bein anzuwinkeln. Dann legen sie eine Hand auf die Körperregion, die untersucht werden soll, und drücken mit der anderen Hand gegen einen Arm- oder Beinmuskel. Widerstehen Arm oder Bein dem Druck gut, dann soll das untersuchte Organ gesund sein. Geben Arm oder Bein leicht nach, soll das für eine Störung des untersuchten Organs sprechen.
Als Therapien werden spezielle Übungen, Massagen und bestimmte Arzneimittel empfohlen, die anhand der Muskeltests ausgewählt werden.

Anwendung und Wirksamkeit
Die AK wird häufig zur Diagnose von Krankheiten und Beschwerden eingesetzt und soll Hinweise darauf geben, welche Nahrungsmittel eine untersuchte Person nicht verträgt oder welche Medikamente wirksam oder unwirksam sind. Daß sich mit Hilfe der AK Krankheiten diagnostizieren und geeignete von ungeeigneten Medikamenten unterscheiden lassen, ist eine spekulative, unbewiesene Behauptung.

Hinweise für die Praxis
Die Techniken der AK können in Kursen oder aus Büchern erlernt und dann als Körperübungen ausgeübt werden. Bevor Sie ein Medikament aufgrund eines AK-Tests absetzen, sollten Sie das unbedingt mit Ihrem Arzt besprechen.

Aroma- und Duftherapie

Bei der Aromatherapie werden natürliche ätherische Öle angewendet. Aromatherapie im engeren Sinn ist die Anwendung von Gerüchen: Diese »Dufttherapie« soll Stimmungen beeinflussen, beruhigen und entspannen. Aromatherapie in einem weiteren Sinn umfaßt neben Duftanwendungen auch das Einreiben, Einmassieren und mitunter auch das Einnehmen ätherischer Öle.
Die verwendeten ätherischen Öle können aus der Aromalampe, mittels gebrauchsfertiger Aerosole oder als herkömmliche Inhalation eingeatmet werden, aber auch auf die Haut massiert oder als Badezusatz verwendet werden.

Anwendung und Wirksamkeit

Die Aroma- und Dufttherapie wird von esoterisch orientierten Anwendern heute gegen so gut wie alle Krankheiten und Beschwerden empfohlen. Daß Aromastoffe über das Zentralnervensystem verschiedene Wirkungen vermitteln und damit z. B. die Stimmung oder die Tätigkeit einiger Drüsen beeinflussen können, gilt heute als gesichert. Eingeatmete und einmassierte ätherische Öle können im Blut festgestellt werden. Daß damit auch schwere Krankheiten geheilt werden können, ist eine spekulative, unbewiesene Behauptung.

Hinweise für die Praxis

Eine Duft- und Aromatherapie können Sie selbständig durchführen. Die dazu benötigten ätherischen Öle gibt es in Apotheken oder Reformhäusern, die Qualität dieser Öle ist allerdings nicht immer unproblematisch.
Bei Nies- oder Juckreiz, Husten, Übelkeit, Fieber, trockenen Schleimhäuten oder geröteten Augen sollten Sie die Aromatherapie abbrechen.

Bach-Blütentherapie

Der Arzt Edward Bach (1886–1936) aus Wales beschrieb 38 Seelenzustände wie z. B. Haß, Habgier, Unsicherheit, Kleinmütigkeit, Ungeduld etc. Für jeden dieser Zustände hat Bach die richtige Heilpflanze parat. Seine Blütentherapie geht davon aus, daß diese seelischen Zustände auch zu bestimmten krankmachenden Reaktionsweisen neigen, die jeweils mit Hilfe einer dieser Heilpflanzen kuriert werden können. Die nach dem Vorbild der Homöopathie stark verdünnten Blütentropfen sollen die nötigen Impulse geben, damit die gestörte Harmonie des Gemüts wieder ins Lot gebracht wird. Damit würde – etwas vereinfacht ausgedrückt – körperlichen Beschwerden die psychische Ursache entzogen.
Die sogenannten Rescue-, Notfalls- oder Erste-Hilfe-Tropfen – eine Kombination aus fünf Blütenkonzentraten – sollen außerdem bei akuten psychischen oder körperlichen Krisen wirksam sein.

Anwendung und Wirksamkeit

Bachs Blütentherapie ist besonders bei psychischen Problemen und chronischen Beschwerden verbreitet. Die Blütentropfen gibt es in der Apotheke. Sie werden von den Benützern selbständig verdünnt und können eingenommen, aber auch auf der Haut einmassiert oder als Badezusatz verwendet werden.

Die Bach-Blütentherapie ist eine wissenschaftlich nicht belegte Behandlungsmethode.

Hinweise für die Praxis
Wenn Sie den Eindruck haben, daß Bachblüten Ihr Wohlbefinden steigern oder zu Ihrer Beruhigung und Entspannung beitragen, ist gegen ihre Anwendung nichts einzuwenden. Bitte seien Sie jedoch skeptisch, wenn jemand behauptet, die Blütentropfen könnten auch schwere Krankheiten oder ernste Beschwerden kurieren. Denn dafür gibt es keinerlei Beweise.
Der Namen Notfallstropfen kann irreführend sein. Sie sind natürlich kein Ersatz für eventuell erforderliche akutmedizinische Maßnahmen z. B. bei Herz-Kreislauf-Problemen oder bei Unfällen.

Bioresonanztherapie

Die Bioresonanztherapie (BRT) will feine »patienteneigene Schwingungen« mittels einer Elektrode messen und über ein Kabel in ein spezielles Gerät einleiten. Eine Art Filter soll dann positive und negative Schwingungen voneinander trennen, gesunde Wellen verstärken und krankmachende Schwingungen löschen. Die »gereinigten« Körperschwingungen werden dann über ein zweites Kabel wieder in die behandelte Person zurückgeleitet. Dort sollen sie Krankheiten heilen und Beschwerden lindern. Einige BR-Therapeuten testen mit ihren Geräten auch Nahrungsmittel auf ihre individuelle Verträglichkeit oder Medikamente auf ihre Wirksamkeit. Heute gibt es unter unterschiedlichen Namen verschiedene weiterentwickelte Formen dieses Grundprinzips.

Anwendung und Wirksamkeit
Die Bioresonanztherapie ist besonders in der Behandlung von Allergien, Nahrungsmittelunverträglichkeit, juckenden Hautausschlägen, chronischer Infektneigung oder chronischen Schmerzen verbreitet.
Sie ist eine wissenschaftlich nicht belegte und nicht ausreichend erforschte Behandlungsmethode. Auch zu ihrer häufig berichteten Wirkung bei Neurodermitis (> Seite 208) liegen derzeit keine stichhaltigen wissenschaftlichen Ergebnisse vor.

Hinweise für die Praxis
Die BRT ist vermutlich harmlos. Bitte seien Sie aber trotzdem skeptisch, wenn ein Anwender der BRT behauptet, damit auch schwere Krankheiten oder hartnäckige Beschwerden kurieren zu können: Dafür gibt es bis heute keine stichhaltigen Belege.
Auf gar keinen Fall dürfen Sie ein für Sie wichtiges Medikament ohne Rücksprache mit Ihrem Arzt absetzen, bloß weil es sich bei einem Bioresonanz-Test als angeblich »unwirksam« oder gar für Sie »gefährlich« erwiesen haben soll.

Chirotherapie, Manualtherapie

Bei der Chirotherapie, die oft auch als Chiropraktik, manuelle Medizin oder

Manualtherapie bezeichnet wird, werden Blockierungen oder Verspannungen in Wirbeln und Gelenken durch gezielte Grifftechniken gelöst. Damit können Schmerzen gelindert werden, manchmal auch solche in entfernten Körperregionen.

Bei der »Weichteiltechnik« der Osteopathie wird zur Schmerzlinderung mit den Fingerkuppen sanfter Druck auf Muskeln, Bänder und Gelenke ausgeübt. Es gibt heute auch zahlreiche Nebenformen der Osteopathie.

Anwendung und Wirksamkeit

In erster Linie akute und chronische Beschwerden des Stütz- und Bewegungsapparates. Untersuchungen haben gezeigt, daß manualtherapeutische Behandlungen bei mehr als der Hälfte der Patienten Rückenschmerzen und von der Halswirbelsäule ausgehende Kopfschmerzen lindern können.

Hinweise für die Praxis

Eine Chirotherapie sollte von einem darin ausgebildeten Arzt oder Physiotherapeuten durchgeführt werden. Die Behandlung ist nicht ohne Risiko, ruckartige Behandlungstechniken haben bereits zu Todesfällen geführt. Besonders riskant können sie an der Halswirbelsäule älterer Personen sein.

Ruckartige Manipulationen dürfen wegen des erhöhten Verletzungsrisikos nicht angewendet werden

- im Bereich von Tumoren (Krebs)
- an akut schmerzenden, entzündeten, krankhaft veränderten oder verletzten Gelenken
- bei Osteoporose
- bei Mißbildungen derWirbelsäule.

Viele Ärzte empfehlen vor Behandlungsbeginn eine Röntgenuntersuchung der zu behandelnden Körperregion. Sie soll zeigen, ob eine Chirotherapie bei einem Patienten überhaupt angewendet werden darf oder ob ein erhöhtes Verletzungsrisiko besteht.

ADRESSEN

Österreichische Ärztegesellschaft für manuelle Medizin
Orthopädisches Krankenhaus
Speisinger Straße 109
1134 Wien
Tel: (01) 801 82-534

Wiener Schule für Osteopathie
Frimbergergasse 6–8
1130 Wien
Tel.: (01) 879 38 26-0

Homöopathie

Die auf den deutschen Arzt Samuel Hahnemann (1755–1843) zurückgehende Homöopathie setzt ihre Medikamente in der für diese Behandlungsmethode typischen hochverdünnten (»potenzierten«) Form ein. Die Kombination eines Buchstabens (D, C, Q) mit einer Zahl hinter dem Namen des Wirkstoffes gibt den Grad der Verdünnung und Verschüttelung an.
Nach den Vorstellungen der Homöopathie sollen allerdings bei einer Behandlung mit Tropfen oder Milchzuckerkügelchen (»Globuli«) nicht die verwendeten Inhaltsstoffe ihre Wirkung entfalten. In hoch potenzierten, also sehr stark verdünnten Präparaten findet man häufig kein einziges Molekül der Ausgangssubstanz mehr. Vielmehr soll die »Potenzierung« eines Wirkstoffes, der in der sogenannten »Urtinktur« enthalten ist, einem Präparat die »Information« einprägen, auf die der Organismus dann in der gewünschten Weise reagiert. Damit soll unter anderem die »gestörte Lebenskraft« beeinflußt werden, die für Krankheiten und Beschwerden verantwortlich gemacht wird, und die Selbstheilungskraft des Patienten angeregt werden.

Die verschiedenen Formen der Homöopathie

Heute sind verschiedene Unterformen der Homöopathie verbreitet. Sogenannte »klassische« Homöopathen machen sich zunächst mit aufwendigen Methoden ein Bild von ihren Patienten, von deren Lebensumständen und »Konstitution«, und wollen anschließend den Organismus mit Hilfe der individuell passenden Arznei zur Selbstheilung anregen. Nach ihrem Verständnis leidet ein Patient z. B. nicht an einer Bronchitis, sondern an einem individuellen Zustand seines Organismus – der »gestörten Lebenskraft« –, der mit unterschiedlichen Hustenformen, Fieber, Schwäche oder Sekretproduktionen einhergeht.
Andere Richtungen stimmen ihre Medikamente, die Homöopathika, nicht individuell ab, sondern setzen sie – so wie herkömmliche Medikamente – gezielt gegen die jeweiligen Beschwerden ein. Außerdem gibt es Homöopathika mit einem einzelnen Wirkstoff, aber auch »Komplexmittel« mit verschiedenen Wirkstoffen.

Anwendung und Wirksamkeit

Homöopathika werden heute gegen so gut wie alle Krankheiten und Beschwerden eingesetzt: von einfachen Erkältungen bis hin zu schweren Krankheiten. Natürlich sind homöopathische Medikamente keine »Wundermittel«, die alles heilen können. Am bewährtesten sind sie nach heutigem Wissen bei psychisch bedingten Erkrankungen, bei chronischen oder chronisch wiederkehrenden Beschwerden. Natürlich kann die Homöopathie auch eine Behandlung mit herkömmlichen Medikamenten unterstützen.
Die Homöopathie ist in der modernen Medizin besonders umstritten. Einerseits gibt es inzwischen deutliche Hinweise darauf, daß sie einer Reihe von Personen geholfen hat. Andererseits gehen viele Mediziner davon aus, daß von Präparaten, in denen »nichts« drinnen ist, auch keine heilsame Wirkung ausgehen kann. Dieser Konflikt ist noch nicht entschieden.

Hinweise für die Praxis

- Eine klassische homöopathische Behandlung sollte von darin ausgebildeten Ärzten mit der Zusatzbezeichnung »Arzt für Homöopathie« durchgeführt werden. Für die Selbstbehandlung gibt es in der Apotheke eine Reihe von Homöopathika gegen verschiedene Krankheiten und Beschwerden.
- Die bei homöopathisch behandelten Patienten häufig beobachtete vorübergehende »Erstverschlimmerung« der Beschwerden gilt als Zeichen dafür, daß ein geeignetes Präparat ausgewählt wurde.
- Homöopathika sind nicht prinzipiell harmlos. Niedrig potenzierte – also verhältnismäßig hoch dosierte – Präparate, die z. B. Arsen, Blei oder Quecksilber enthalten, können zu Vergiftungen führen, wenn sie längerfristig eingenommen werden.

ADRESSE
Österreichische Gesellschaft für Homöopathische Medizin
Mariahilfer Straße 110
1070 Wien
Tel: (01) 526 75 75

Magnetfeldtherapie

Der Glaube an die heilsame und schmerzstillende Wirkung des Magnetismus ist Jahrtausende alt. Heute sollen mittels moderner Technologien magnetische Kräfte verstärkt werden. So wurden z. B. Spulen entwickelt, die um den erkrankten Körperteil angebracht werden, aber auch sogenannte »Permanentmagneten«, die als Folien, Bänder oder Halsketten getragen werden.
Manche Herstellerfirmen von Magnetfeldgeräten behaupten, daß die Magnetfeldtherapie den Zellstoffwechsel anregen und damit eine Vielzahl von Krankheiten heilen oder ihnen vorbeugen soll. In der Literatur zur Magnetfeldtherapie finden sich Behauptungen, daß diese Behandlungsmethode bei zahllosen Erkrankungen wie Migräne, Rheuma, Ischias, Durchblutungs- und Stoffwechselstörungen eine heilsame Wirkung haben soll.

Anwendung und Wirksamkeit
Die Wirkungsweise der Magnetfeldtherapie ist derzeit noch nicht im Detail geklärt. Es gibt Hinweise darauf, daß sie Schmerzen oder Entzündungen des Bewegungsapparates lindern kann, zu einer rascheren Heilung von Knochenbrüchen beiträgt und die Durchblutung fördert. Alle anderen angeblichen Wirkungen sind nach heutigem Wissen Spekulationen.

Hinweise für die Praxis
Patienten mit einem Herzschrittmacher dürfen nicht mit Magnetfeldgeräten behandelt werden, weil dadurch die elektrische Steuerung des Schrittmachers beeinträchtigt werden kann.

Wird die Magnetfeldtherapie bei Krebs angewendet, so kann nicht ausgeschlossen werden, daß die verbesserte Durchblutung die Ausbreitung dieser Krankheit fördert.

Neuraltherapie

Mit unterschiedlich langen Injektionsnadeln werden bestimmte Schmerzmittel – Lokalanästhetika – in oder knapp unter die Haut (»Quaddeln«) oder in andere sogenannte »Irritationszentren« gespritzt. Aber auch in Akupunkturpunkte, in Hautsegmente, die mit dem schmerzenden Bereich über Nervenbahnen in Verbindung stehen sollen, oder in sogenannte »Herde« oder »Störfelder«. Diese sollen auch an entfernten Körperstellen schmerzhafte Vorgänge auslösen können. Damit soll die Beziehung zwischen dem Störfeld und dem erkrankten Bereich unterbrochen und so Schmerzlinderung oder sogar Heilung ermöglicht werden. Häufig soll die Schmerzfreiheit unmittelbar eintreten (»Sekundenphänomen«) und über die Wirkungsdauer des Schmerzmittels hinaus anhalten.

Anwendung und Wirksamkeit

Die Neuraltherapie wird in erster Linie zur Schmerzlinderung eingesetzt. Ihre schmerzlindernde Wirkung ist inzwischen durch zahlreiche wissenschaftliche Untersuchungen belegt.

Hinweise für die Praxis

Die Neuraltherapie muß von darin ausgebildeten Ärzten durchgeführt werden. Werden die zum Teil mit langen Nadeln vorgenommenen Behandlungen nicht kompetent ausgeführt, können Nerven, Blutgefäße oder innere Organe verletzt werden.

Ozontherapie

Ozon (O_3) ist dreiatomiger Sauerstoff. Dieses Reizgas entsteht, wenn Sauerstoff (O_2) mit UV-Licht bestrahlt wird oder ihm Energie in Form von elektrischer Entladung zugeführt wird. Ozon gilt vielen Ozontherapeuten als das Allheilmittel schlechthin.

Ozoninjektionen können in die Muskulatur, in die Venen, in die Arterien, in Form von Quaddeln oder in den Gelenkbereich verabreicht werden. Das soll im Organismus Sauerstoff freisetzen und damit die Versorgung mit diesem »Lebenselixier« verbessern.

Bei der Hämatogenen Oxydationstherapie (HOT) wird Patienten Venenblut abgenommen, das anschließend mit Sauerstoff aufgeschäumt, mit UV-Licht bestrahlt und abschließend in die Venen oder in die Muskel infundiert oder injiziert wird. Daneben gibt es noch eine Reihe anderer therapeutischer Ozonanwendungen.

Anwendung und Wirksamkeit

Anwender von Ozontherapien erklären die Wirkungsweise dieser Behandlungsmethode damit, daß Ozon im Organismus Sauerstoff freisetze, den Zellstoff-

wechsel anrege, die Durchblutung fördere und damit fast alle Krankheiten günstig beeinflussen könne. Naturwissenschaftlich orientierte Mediziner meinen, daß diese angeblichen Wirkungen bisher nicht ausreichend belegt wurden. Sie bezeichnen viele der entscheidenden Behauptungen der Anwender von Ozoninjektionen und -infusionen als Spekulationen.
Die von Ozontherapeuten häufig berichteten Behandlungserfolge können derzeit nicht eingeschätzt werden. Unbestritten ist nur, daß Ozon eine keim- und bakterientötende Wirkung haben kann.

Hinweise für die Praxis
Ozoninjektionen haben in Einzelfällen zu Schädigungen der Nerven oder Lähmungen der Beine und der Blase geführt. Bei Injektionen in die Venen oder Arterien können Embolien nicht ausgeschlossen werden. Es wurden auch Todesfälle dokumentiert.
Um das Risiko einer Embolie zu reduzieren, sollte die Behandlung im Liegen durchgeführt werden.
Die HOT kann in Einzelfällen zu Reaktionen bis hin zu schweren allergischen Schocks führen.

Reflexzonentherapie

Diese Behandlungen gehen davon aus, daß bestimmte Punkte oder Zonen der Körperoberfläche über sogenannte »Reflexverbindungen« mit anderen Körperregionen verbunden sind. Werden diese Stellen mit Injektionen oder Akupunkturnadeln, Hitze oder Kälte, Massagetechniken oder Strom behandelt, so kann das die Körperregionen, die ihnen zugeordnet werden, günstig beeinflussen.

Anwendung
Die Reflexzonentherapie – auch: Reflextherapie – ist zur Entspannung und in der Behandlung von Schmerzen verbreitet. Wissenschaftliche Untersuchungen weisen auf ihre schmerzlindernde Wirkung hin, die genaue Wirkungsweise wurde allerdings noch nicht restlos geklärt.

Hinweise für die Praxis
Einige Formen der Reflexzonentherapie können Sie selbständig durchführen oder durch Personen Ihres Vertrauens durchführen lassen. Am besten lassen Sie sich vorher von darin geschulten Fachleuten zeigen, wie Sie es richtig machen. Therapien, die auf Stichen oder Injektionen beruhen, dürfen nur von darin ausgebildeten Ärzten durchgeführt werden.
Von einem Tumor befallene Körperzonen dürfen nicht mit einer Reflexzonentherapie behandelt werden.

Therapeutische Stromanwendungen

Seit es elektrischen Strom gibt, wurde er immer wieder als Inbegriff der Lebensenergie und -kraft schlechthin angesehen. Es gibt verschiedene Behandlungsmethoden, die auf der Anwendung von Strom beruhen:

- Bei der Transkutanen Elektrischen Nervenstimulation (TENS) gibt ein kleines, tragbares Gerät niedrig dosierte Reizstrom-Impulse an und unter die Haut ab. Inzwischen gibt es auch miniaturisierte Geräte wie die »Elektrische Pille«, die auf die Haut aufgeklebt wird.
- Bei der Gleichstromtherapie (Galvanisation) durchströmt konstant fließender frequenzloser Strom den Körper oder bestimmte Körperteile.
- Bei der Hochfrequenztherapie wird bestimmten Körperregionen kurzwellige elektromagnetische Energie zugeführt, die anschließend in Wärme übergeht. Durch die Wahl entsprechender Frequenzen soll die Tiefenwirkung der Wärme gesteuert werden.
- Bei der Ultraschall-Therapie werden Schwingungen mit einer Frequenz oberhalb der menschlichen Hörgrenze im Körper in Wärme umgewandelt.

Anwendung und Wirksamkeit
Stromtherapien sind besonders in der Schmerzbehandlung verbreitet. Daß TENS schmerzlindernd wirken kann, wurde inzwischen in mehreren wissenschaftlichen Untersuchungen bestätigt. TENS setzt in verschiedenen Regionen des zentralen Nervensystems körpereigene Substanzen mit schmerzlindernder Wirkung frei und fördert die Durchblutung.

Hinweise für die Praxis
Elektrotherapien dürfen nur von darin geschulten Fachleuten durchgeführt werden. Nur TENS oder die »elektrische Pille« eignen sich auch zur Selbstbehandlung, am besten nach der Anleitung durch eine darin geübte Person.
Elektrotherapien dürfen nicht im Bereich von Tumoren oder bei akuten Infektionen angewendet werden. Ultraschallbehandlungen dürfen nicht im Bereich des Gehirns, der Augen und der Fortpflanzungsorgane sowie bei Trägern eines Herzschrittmachers eingesetzt werden.

Psychotherapien, Atemtherapien und Entspannungstechniken

Die verschiedenen Formen der Psychotherapie, der Entspannungstechniken oder Atemtherapie können dazu beitragen, eine behindernde persönliche »Psycho-Logik« und störende individuell eingeübte Verhaltensmuster zu verändern. Sie können zum Abbau körperlicher und seelischer Spannungen beitragen und dabei helfen, einen neuen und besseren Umgang mit den eigenen Problemen zu erlernen. (> Körper und Seele, Seite 16)
Heute bieten Ärzte, Psychotherapeuten und Psychologen eine breite, kaum noch überschaubare Palette solcher Therapien und Techniken an. Auf den nächsten Seiten finden Sie eine Auswahl daraus.

ENTSPANNUNGSTECHNIKEN

Es gibt eine Reihe von Trainingstechniken, die entweder über Autosuggestion (»mind over body«) oder über Körperübungen (»body over mind«) körperliche und psychische Verspannungen abbauen und insgesamt das Wohlbefinden steigern können. Damit sollen Beschwerden gelindert werden, die mit Anspannung, Erschöpfung oder Überforderung zu tun haben. Solche Techniken dienen aber auch ganz einfach dem Streß-Management und helfen dabei, »Abstand« zu gewinnen.

Alexander-Technik

Die deutsche Rhythmiklehrerin Gerda Alexander entwickelte eine spezielle Technik zum Herstellen eines ausbalancierten Zustandes körperlicher und psychischer Spannung. Bei diesen Körperübungen werden unter der Anleitung eines Trainers im Liegen, im Sitzen und im Stehen langsame Bewegungen ausgeführt. Dabei wird die Aufmerksamkeit bewußt auf die Körperwahrnehmung gelenkt. Anschließend werden die während des Übens gemachten Erfahrungen in der Gruppe besprochen. Nach dem Kursende können die Übungen selbständig durchgeführt werden.

Autogenes Training

Das Autogene Training ist ein Verfahren zur Selbstentspannung, das auf autosuggestiven, im Geist häufig und nach einem bestimmten Schema wiederholten Formeln beruht. Damit kann mit Methoden, die einer Selbsthypnose ähneln, die Funktion von Organen beeinflußt werden, die ansonsten nicht durch den Willen reguliert werden können. Ziel ist eine tiefe Entspannung. Mit Hilfe der »formelhaften Vorsatzbildung«, die auf bestimmten Aufträgen an sich selbst beruht, sollen sich außerdem bestimmte Ziele – z. B. Verhaltensänderungen – leichter erreichen lassen.
In der sogenannten »Unterstufe« des Autogenen Trainings wird unter anderem das Empfinden von Schwere, Wärme, Kühle, Atmung und Herztätigkeit trainiert. In der »Oberstufe« geht es um psychotherapeutische Arbeit.
Das Autogene Training kann in Gruppen oder Einzelstunden erlernt und parallel dazu selbständig geübt werden. Die Ausbildung findet meistens einmal pro Woche statt und dauert sieben bis acht Wochen. Anschließend wird selbständig weitertrainiert.

Biofeedback

Bei der computergestützten Entspannungstechnik Biofeedback wird mit Hilfe elektronischer Sensoren die Atmung, der Blutdruck, die Gehirnströme, der Hautwiderstand, die Herzfrequenz oder die Muskelspannung gemessen. Die Meßergebnisse werden in optische oder akustische Signale umgesetzt. Damit sollen die Körperfunktionen und ihre Veränderung z. B. über einen Bildschirm unmittelbar wahrgenommen werden. Anschließend soll erlernt werden, diese Körper-

funktionen selbständig ohne das Gerät zu beeinflussen. Ziel ist ein tiefes Entspannungsgefühl.
Das Biofeedback soll in 10 bis 25 Sitzungen erlernbar sein, die meistens ein bis zwei Mal pro Woche durchgeführt werden.

Hypnose

Während einer Hypnose – der Begriff entstammt dem griechischen Wort für Schlaf – sollen der Bewußtseinszustand gelenkt, Angst und Unruhe abgebaut, der Blutdruck gesenkt sowie Atem, Puls, Kreislauf und Stoffwechsel verlangsamt werden. Eingeleitet werden solche hypnotischen Zustände meistens, indem der Hypnotisierte den Blick über längere Zeit auf einen Punkt fixiert. Passende Musik oder der Takt eines Metronoms können zusätzlich zur Entspannung beitragen. Verbreitet ist die Hypnose unter anderem in der Schmerz- oder Suchtbehandlung.
Manchmal versuchen Hypno-Therapeuten auch, therapeutisch sinnvolle Aufträge zu erteilen – z. B. nicht zu rauchen, weniger zu essen oder keinen Alkohol zu trinken. Am Ende der Hypnose wird der tranceartige Zustand dann mit gezielten Anleitungen wieder beendet.
Die Häufigkeit und Dauer einer Behandlung hängt von ihrem Ziel und von der Reaktion des Behandelten ab.

Mind-Machines

Die sogenannten Mind-Machines bestehen aus einem Kopfhörer und einer undurchsichtigen Plastikbrille. An deren Innenseite sind verschiedenfarbige und verschieden einstellbare Lämpchen installiert, deren Aufblitzen den Gedankenfluß unterbrechen soll. Zusätzlich wirkt eine geeignete Klangkulisse über den Kopfhörer entspannend. Mind-Machines werden von ihren Erzeugern bei allen psychischen Problemen und deren möglichen körperlichen Folgen empfohlen. Manchmal können sie Personen, die sich nur schwer entspannen und ihre Sorgen nur schwer vergessen können, den Einstieg in eine komplexere Entspannungstechnik wie das Autogene Training oder die Muskelentspannung nach Jacobson erleichtern.
Mind-Machines können entweder in speziellen Studios angewendet oder als Set gekauft werden.

Progressive Muskelentspannung nach Jacobson

Diese vom US-Mediziner Edmund Jacobson entwickelte Entspannungstechnik beruht auf einem bewußten Wechsel zwischen Anspannung und Entspannung von Muskelgruppen. Angestrebt wird ein intensives körperliches und psychisches Entspannungsgefühl. Diese Progressive Muskelentspannung wird von den meisten Personen rascher und leichter erlernt als autosuggestive Verfahren wie das Autogene Training. Diese Technik wird in Gruppen oder Einzelstunden erlernt und sollte parallel dazu und anschließend selbständig trainiert werden.
Die Kurse dauern in den meisten Fällen zwischen fünf und zehn Sitzungen.

Yoga

Der aus Indien stammende Yoga besteht unter anderem aus Meditationstechniken und versteht sich auch als ein umfassendes Gesundheitsprogramm. In dessen Zentrum steht die Körperstellung, die Atemkontrolle und die Vorstellung einer »innerlichen Reinigung«. Im Westen wird Yoga in zahlreichen Varianten, die sich auf Atem- und Körperübungen beschränken, bei psychosomatischen Beschwerden eingesetzt. Die Trainingsdauer hängt von der Art des gewählten Yoga ab.

BITTE BEACHTEN SIE

- **Entspannungstechniken sollten Sie nur bei speziell ausgebildeten Trainern lernen, nicht im Selbstkurs. So lassen sich Trainingsfehler rechtzeitig korrigieren, und eventuelle aufbrechende Gefühlskrisen können gemeinsam bearbeitet werden.**
- **Eine Hypnose sollte nicht in spielerischer Absicht durchgeführt werden.**
- **Falsch ausgeübte Yogaübungen können zu Schäden der Wirbelsäule und zu Überdehnungen von Muskeln, Sehnen und Bändern führen. Übungen, bei denen der Kopf tiefer zu liegen kommt als der Körper, sind für Personen mit Bluthochdruck nicht geeignet.**
- **Entspannungstechniken sollten von Personen mit schweren Depressionen, Psychosen oder Zwangsneurosen nur nach Rücksprache mit dem behandelnden Arzt durchgeführt werden.**

ATEMTHERAPIE

Mit der Hilfe von Atemtherapien soll die Atmung bewußter wahrgenommen werden. Über das Erleben des Atmens sollen das »unwillkürliche« Nervensystem, emotionale und andere psychische Vorgänge beeinflußt werden. Bei den Sitzungen achtet der Therapeut darauf, wann die Atmung unregelmäßig wird oder wann sie stockt. Dann »lenkt« man den Atem gezielt in solche »inneren Blockaden«, anschließend wird das dabei Erlebte gemeinsam im Gespräch bearbeitet. Diese Therapie wird häufig auch mit anderen Methoden der körperzentrierten Psychotherapie kombiniert. Die Konzentration auf die Atmung kann beruhigen, Spannungen und Ängste lösen.
An diesem Konzept orientiert sich in unterschiedlicher Weise unter anderem die Funktionelle Entspannung, die Atemtherapie nach Middendorf, die Eutonie oder Alexander-Technik, aber auch zahlreiche aus Asien stammende Atem- und Bewegungsschulen.
Atemtherapien werden als Einzel- und Gruppentherapien angeboten, die meistens einmal pro Woche über mehrere Monate hinweg stattfinden.

BITTE BEACHTEN SIE

- **Atemtherapien müssen unbedingt von darin ausgebildeten Therapeuten durchgeführt werden. Sie können schmerzhafte Erinnerungen auslösen und mitunter zu schweren psychischen und körperlichen Krisen führen, die dann gemeinsam mit dem Therapeuten bearbeitet werden müssen.**

PSYCHOTHERAPIEN

Es ist noch nicht lange her, daß der Besuch beim Psychotherapeuten für viele Menschen ein Tabu war – sie wollten nicht als »verrückt« gelten. Heute setzt sich allmählich die berechtigte Überzeugung durch, daß die Psyche in vielen Fällen ebenso einer kompetenten Betreuung durch Spezialisten bedarf wie der Körper. Schließlich können ungelöste psychische Probleme, Lebenskrisen oder seelisches Leid eine sehr große Belastung darstellen. Sie sind ebenso behandlungsbedürftig wie Probleme und Krankheiten des Organismus.
Die verbreitetsten psychotherapeutischen Behandlungsformen sind:

- Verhaltenstherapeutisch orientierte Behandlungen. Sie haben unter anderem das Ziel, neue und effizientere Verhaltensweisen zu erlernen.
- Tiefenpsychologisch orientierte Behandlungen. Sie gehen davon aus, daß seelische Konflikte, die bis in die Kindheit zurückreichen können, die Ursache verschiedener Störungen und Beschwerden sein können. Ziel einer Behandlung ist es, sich von inneren Zwängen, Verhaltens- und Erlebnismustern zu befreien und sich damit neue Entwicklungsmöglichkeiten zu eröffnen.
- Familientherapeutische Ansätze. Sie berücksichtigen dabei auch die Rolle von Eltern, Kindern und anderen Verwandten.
- Körperorientierte Psychotherapien. Sie beschäftigen sich intensiv mit der Bewegung, Körperhaltung oder Atmung in Kombination mit psychotherapeutischen Behandlungselementen.

Wer braucht eine Psychotherapie?

Die Zahlen, wie viele Menschen eine Psychotherapie bräuchten, schwanken stark. Seriöse und sorgfältige Untersuchungen im deutschen Sprachraum kommen zum Ergebnis, daß etwa ein Viertel der erwachsenen Bevölkerung zwischen 25 und 50 Jahren zumindest ein Mal unter seelisch bedingten, behandlungsbedürftigen Störungen leidet. Dazu zählen auch interventionsbedürftige Lebensprobleme wie Beziehungskrisen oder Suchtprobleme. Die Zahl der Betroffenen, die auch persönlich davon überzeugt sind, daß bei ihnen eine psychotherapeutische Behandlung notwendig wäre, ist allerdings erheblich niedriger.
Eine psychotherapeutische Behandlung sollten Sie in Betracht ziehen,

- wenn bei Ihnen psychosomatische Beschwerden stark oder gehäuft auftreten;

- wenn Sie an einer chronischen Krankheit leiden und zu deren Bewältigung Hilfe brauchen;
- wenn bei Ihnen bestimmte Krankheiten oder Beschwerden in Situationen wiederkehren, die für Sie persönlich besonders wichtig sind;
- wenn bestimmte Verhaltensmuster in Beziehungen oder am Arbeitsplatz immer wieder zum gleichen Gefühl der Aussichtslosigkeit führen;
- wenn immer die gleichen Beziehungsmuster zu Problemen oder Trennungen führen;
- wenn Sie Suchtprobleme (z. B. Essen, Alkohol, Zigaretten) haben und alleine nicht davon loskommen;
- wenn bestimmte Ängste die Bewältigung Ihres Alltags kaum noch möglich machen (z. B. Angst vor engen Räumen oder vielen Menschen);
- wenn bestimmte Verhaltensweisen Ihren Alltag ernsthaft stören (z. B. Ordnungs-, Sauberkeits- oder Waschzwang).

Die richtige Psychotherapie

Daß heute sehr viele unterschiedliche psychotherapeutische Behandlungsmethoden angeboten werden, macht es nicht einfacher, sich für die »richtige« zu entscheiden. Auch die Wissenschaft bietet hier wenig Hilfe. Die Erforschung der Wirksamkeit der verschiedenen psychotherapeutischen Methoden – auch im Vergleich zueinander – steckt nämlich erst in den Anfängen. Nach heutigem Wissen gibt es allerdings nur geringfügige Unterschiede zwischen der Wirksamkeit der einzelnen psychotherapeutischen Richtungen.

Je nach Art der persönlichen Probleme kann allerdings die Dauer einer Psychotherapie eine entscheidende Rolle spielen: Eine Krisenintervention oder eine Kurztherapie mit nur wenigen Sitzungen kann z. B. zur Bewältigung aktueller Probleme oder Lebenskrisen beitragen. Bei tiefliegenden Problemen, aber auch wenn eine dauerhafte begleitende Unterstützung oder Selbsterfahrung gewünscht wird, wird die Behandlung natürlich länger dauern, oft mehrere Jahre.

Bezüglich der Auswahl einer geeigneten Behandlungsmethode gibt es einige Faustregeln:

- Bei allgemeinen Lebensproblemen haben sich Verhaltens- und Gesprächstherapien als relativ wirkungsvoll erwiesen.
- Bei Ich-Störungen, Ängsten und Depressionen stehen Gesprächs- und Körpertherapien im Vordergrund.
- Bei Fragen der Lebenszielplanung, bei Beziehungskonflikten und familiären Problemen kann sich eine Familientherapie oder eine Psychoanalyse besonders bewähren.

Die meisten Psychotherapeuten kombinieren heute jedoch mehrere Therapieansätze miteinander und versuchen, die Behandlung an die Bedürfnisse des einzelnen Klienten anzupassen.

BITTE BEACHTEN SIE

- **Ein Erstgespräch mit einem qualifizierten Therapeuten kann Ihnen die Orientierung erleichtern, welche Behandlungsform für Sie angemessen sein könnte.**
- **Erkundigen Sie sich bei Ihrer Krankenkasse, ob und in welchem Umfang sie die Behandlungskosten übernimmt.**
- **Mangelhaft oder zweifelhaft ausgebildete Therapeuten sollten Sie ebenso meiden wie solche, die im Umfeld von Sekten arbeiten.**
- **Bei nicht kompetent durchgeführten körperorientierten Psychotherapien (z. B. Radix oder Bioenergetik) können schwere psychische Krisen und/oder Beschwerden wie Kopfschmerz, Übelkeit, Herz- oder Atemstörungen auftreten.**

Der richtige Psychotherapeut

Das wichtigste Kriterium für die Wahl eines Therapeuten ist nicht so sehr die Fachrichtung, der er angehört. Entscheidender sind einige sachliche Gesichtspunkte, die Persönlichkeit des Therapeuten und die Art der Beziehung, die Sie mit ihm aufbauen.
Entscheiden Sie sich nur dann für einen Psychotherapeuten, wenn Sie die folgenden Fragen mit »ja« beantworten können:

- Besteht Transparenz bezüglich der Kosten und Dauer der Behandlung?
- Hat Ihr Therapeut eine anerkannte Ausbildung absolviert?
- Bildet er sich weiter?
- Arbeitet er unter Supervision – bemüht er sich also im Interesse seiner Klienten um das Aufarbeiten seiner eigenen persönlichen Probleme?
- Vertrauen Sie Ihrem Therapeuten?
- Verstehen Sie, was er während der Therapie macht?
- Können Sie seine Interpretationen Ihres Verhaltens nachvollziehen?
- Läßt er Sie ausführlich zu Wort kommen?
- Geht es Ihnen nach einiger Zeit besser?

ADRESSEN

Österreichischer Bundesverband für Psychotherapie (ÖBVP)
Rosenbursenstraße 8/3/7
1010 Wien
Tel: (01) 512 70 90
Fax: (01) 512 70 91

Bundesverband Österreichischer Psychologinnen und Psychologen (BÖP)
Garnisongasse 1
1090 Wien
Tel: (01) 407 26 71
Fax: (01) 407 26 73

3. Gesund werden

Modernes Schmerzmanagement

Das moderne Konzept eines auf den einzelnen Patienten abgestimmten »Schmerzmanagements« geht davon aus, daß jeder Patient ein Recht auf weitgehende Schmerzfreiheit hat. Es will in jedem Einzelfall genau die Therapie anwenden oder die Menge an Schmerzmitteln verordnen, die ein Patient individuell benötigt, um schmerzfrei zu sein. Denn einen allgemein gültigen Standard, der – wie lange angenommen wurde – bei einer bestimmten Schmerzform für jeden Patienten »paßt«, gibt es nicht.

AKUTE UND CHRONISCHE SCHMERZEN

Schmerzen haben zwei Gesichter. Einerseits sind sie lebenswichtig, weil sie auf Einflüsse wie Hitze und Kälte oder auf Verletzungen aufmerksam machen. Damit erhalten wir die Möglichkeit, rechtzeitig darauf zu reagieren. Schmerzen weisen uns auch auf Krankheiten hin, die ohne schmerzhafte Warnsignale nicht rechtzeitig entdeckt würden. Solche akuten Schmerzen klingen jedoch in aller Regel ab, wenn ihre Ursachen behoben sind.
Völlig anders sieht es allerdings aus, wenn Schmerzen chronisch werden, niemals ganz abklingen oder immer wiederkehren und damit die Lebensqualität der betoffenen Patienten schwer beeinträchtigen. Davon sind z. B. viele Menschen mit Migräne, Nervenschmerzen, Rückenschmerzen, Phantomschmerzen, aber auch viele Krebspatienten betroffen.

SCHMERZEN ALS BEHANDLUNGSBEDÜRFTIGE KRANKHEIT

Erst seit kurzer Zeit setzt sich die Überzeugung durch, daß chronische Schmerzen anders behandelt werden müssen als akute Schmerzen. Sie sind nicht bloß eine unangenehme und unvermeidliche Nebenerscheinung verschiedener Krankheiten, sondern ein eigenständiges Krankheitsbild, das einer angemessenen Behandlung bedarf. Weil bei schweren chronischen Schmerzen häufig kein Ende in Sicht ist und weil deren Ursachen oft als bedrohlich erlebt werden, können sie das gesamte Denken, Erleben und Verhalten eines Menschen beeinflussen.
Doch trotz der weiten Verbreitung chronischer Schmerzen ist eine syste-

matische und ausreichend wirksame Schmerzbehandlung in Österreich noch immer keine Selbstverständlichkeit. Häufig wird in der Schmerztherapie unsystematisch vorgegangen: Während etwa rezeptfrei erhältliche Schmerzmittel trotz ihrer möglichen schädlichen Wirkungen bei langfristigem Konsum in kaum einem Haushalt fehlen, werden in Österreich hochwirksame opioide Schmerzmittel oft nur zurückhaltend eingesetzt. Einerseits, weil Schmerzen von manchen Ärzten oft nicht ernst genommen werden. Andererseits aus der unbegründeten Angst, ein Patient könnte »süchtig« werden. (> Seite 156)

JEDER MENSCH EMPFINDET SCHMERZEN ANDERS

Schmerzen haben viele Ursachen

Schmerzen sind immer etwas sehr Individuelles, weil sie von jedem Menschen anders empfunden werden können. Die psychische Verfassung beeinflußt die Schmerzempfindung ebenso wie die Erziehung, aber auch die Kultur, in der jemand erzogen wurde.
Schmerzen mit derselben Ursache können nicht nur von verschiedenen Menschen völlig unterschiedlich erlebt werden. Sogar bei ein- und derselben Person hängt es von vielen persönlichen Umständen ab, wie belastend sie Schmerzen erlebt. Für vergleichbare Schmerzursachen kann z. B. der Bedarf an Schmerzmitteln um bis zu 20 Prozent schwanken. Neben hormonellen Einflüssen können dabei das Körpergewicht, die Verteilung des Körperfettes, aber auch die aktuelle psychische Situation eine wichtige Rolle spielen.

Das Schmerzgedächtnis

Schmerzforscher gehen heute davon aus, daß es ein »Schmerzgedächtnis« gibt: Ein sogenannter »erlernter Schmerz« kann entstehen und gefördert werden, wenn jemand bereits die Erfahrung gemacht hat, daß ein Schmerzzustand einmal oder mehrmals nicht ausreichend gelindert werden konnte. Tritt dann neuerlich ein ähnlicher Schmerz auf, kann ihn diese Erinnerung weiter verstärken. So können z. B. Schmerzen, die früher einmal nach einer Operation aufgetreten sind, bei einer späteren Operation eine derart starke »Schmerzerinnerung« auslösen, daß diese Schmerzen kaum noch gelindert werden können.
Für die Beurteilung der Frage, ob Schmerzen erträglich sind oder nicht, gibt es also nur einen Experten: den jeweiligen Patienten.

SO KÖNNEN SCHMERZEN GEMESSEN WERDEN

Weil Schmerzen nicht objektiv gemessen werden können, haben Schmerzforscher eine Reihe von Methoden entwickelt, die das individuelle Schmerzempfinden besser einschätzbar und nachvollziehbar machen sollen. Die Intensität des empfundenen Schmerzes kann z. B. von Patienten auf »Schmerzskalen« eingetragen werden, die von 0 bis 5 oder 0 bis 10 reichen können.
Patienten können ihre Schmerzempfindung auch mit Hilfe eines Querbalkens ohne Zahlen einstufen. Dessen linker Rand entspricht einer nichtschmerzhaften Empfindung, der rechte Rand z. B. dem maximal vorstellbaren Schmerz. Auf solchen Skalen

kann dann die jeweilige Schmerzintensität markiert werden.
Viele Schmerzpatienten tun sich leichter, ihre Schmerzen nicht auf einer Liste zwischen Extremwerten einzuordnen, sondern diese zu beschreiben. Dafür wurden sogenannte Wortskalen entwickelt. Diese können z. B. von »Sie haben gegenwärtig keine Schmerzen« über mehrere Stufen bis zu »Sie haben extrem starke Schmerzen, möchten am liebsten laut schreien und verlieren den Lebensmut« reichen.
Mittelfristig ergeben solche Eintragungen eine Kurve, die Ärzten Schlüsse über mögliche Ursachen und Einflußfaktoren und die Wirksamkeit der Therapie ermöglichen. Die Schmerzbehandlung muß dann immer wieder neu angepaßt werden.

NUTZEN UND RISIKO IN DER SCHMERZTHERAPIE

Medikamente oder »sanfte Medizin«?

Eine Nutzen-Risiko-Abwägung ist bei chronischen Schmerzen manchmal sehr schwierig. Praktisch geht es dabei darum, einen Kompromiß zwischen einer möglichst hohen Lebensqualität und den möglichen unerwünschten Folgen einer Schmerzbehandlung zu finden. Dabei gilt der Grundsatz, die angestrebte Schmerzlinderung auf möglichst wenig eingreifende und schädliche Weise zu erreichen. Was das für den individuellen Patienten bedeutet, muß im Einzelfall gemeinsam mit seinem Arzt herausgefunden werden.
Ob es in jedem Fall ein Schmerzmittel sein muß, kann jeder Patient nur für sich selbst entscheiden. Häufig werden solche Schmerzmittel dauerhaft auch in Fällen eingenommen, in denen sanftere Verfahren wie etwa die Akupunktur, verschiedene Massageformen, lokale Elektrotherapien, neuraltherapeutische Behandlungsserien, Kneipp'sche Wärme- und Kälteanwendungen, pflanzliche Arzneien oder ein Entspannungstraining die Schmerzen lindern könnten.
Führt all das nicht zum gewünschten Erfolg, können »zentral wirksame« Schmerzmittel wie schwach wirksame oder auch stark wirksame Opioide verschrieben werden.

Operationen gegen den Schmerz

Besonders sorgfältig müssen Nutzen und Risiken immer dann abgewogen werden, wenn es darum geht, ob zur Schmerzlinderung eingreifende Operationen wie z. B. Nervenzerstörungen (»Blockungen«) durchgeführt werden sollen. Ob ein Patient sich auf solche Operationen einlassen möchte, um seine mit Medikamenten nicht mehr therapierbaren Schmerzen zu lindern, ist seine persönliche Entscheidung. Allerdings sollte sie nur nach einer eingehenden Beratung durch einen auf Schmerzbehandlung spezialisierten Arzt getroffen werden.

Das WHO-Schema der Schmerzbehandlung

Die Weltgesundheitsorganisation (WHO) hat für die Schmerzbehandlung ein dreistufiges Schema entwickelt und empfiehlt eine sinnvolle Aufeinanderfolge verschiedener medikamentöser Behandlungen. Sie sollen im Einzelfall den Bedürfnissen eines

Schmerzpatienten angepaßt werden. In jeder dieser Stufen ist die Kombination mit anderen medikamentösen und nicht-medikamentösen Behandlungsmethoden möglich, z. B. Hausmitteln oder Akupunktur. Vor allem in der 2. und 3. Stufe können sogenannte »schmerzdistanzierende Substanzen« (z. B. Antidepressiva) zusätzlich die Wahrnehmung des Schmerzes dämpfen.

1. Stufe:. Nach der Ansicht der obersten Gesundheitsbehörde sollten Schmerzen, wenn im konkreten Fall nichts dagegen spricht, in erster Linie mit sogenannten »kleinen Schmerzmitteln« wie Acetylsalicylsäure (ASS), Ibuprofen und Paracetamol behandelt werden.

2. Stufe: Reichen die »kleinen Schmerzmittel« nicht aus, können ausschließlich oder zusätzlich »zentral wirksame« Schmerzmittel verordnet werden, die direkt auf das zentrale Nervensystem wirken (z. B. kodeinhaltige Präparate).

3. Stufe: Wenn die Schmerzmittel der 1. und 2. Stufe nicht ausreichend wirksam sind, werden ausschließlich oder zusätzlich zu anderen Schmerzmitteln stark wirksame Opioide empfohlen.

Dieses Stufenschema wurde von Schmerztherapeuten inzwischen modifiziert und um Verfahren der Komplementärmedizin (> Seite 134) oder der Psychotherapie (> Seite 146) ergänzt.

MACHEN OPIOIDE SÜCHTIG?

Bei starken chronischen Schmerzen, wie beispielsweise bei Krebs, aber auch bei sehr starken akuten Schmerzen sind Opioide unerläßlich, um deutliche Schmerzlinderung oder Schmerzfreiheit zu erreichen und die Lebensqualität zu verbessern.

Opioidhaltige Medikamente, so lautet allerdings ein verbreitetes Vorurteil, sollen süchtig machen. Dies wurde schon vor längerer Zeit widerlegt. Inzwischen ist erwiesen, daß chronische Schmerzpatienten allenfalls eine gewisse Toleranz gegenüber solchen Wirkstoffen entwickeln können. Das kann zwar eine Erhöhung der Dosierung notwendig machen, führt jedoch nicht zu psychischer Abhängigkeit. Suchtmittel wirken nur dann suchtauslösend, wenn sie mit einer gewissen Geschwindigkeit in den Körper gelangen. Nur dann entsteht das Lustgefühl, das nach Wiederholung süchtig macht. Bei den heute verbreiteten Tabletten, Pflastern, Zäpfchen und Infusionspumpen mit Opioiden kommt es nicht zu diesem euphorisierenden Gefühl, weshalb bei einer qualifizierten Schmerzbehandlung auch kein Suchtrisiko besteht.

Die Selbstbehandlung von Schmerzen

- **Weil auch rezeptfreie Schmerzmittel Medikamente mit Nebenwirkungen sind, sollten sie nur gelegentlich eingenommen werden.**
- **Nehmen Sie Schmerzmittel nicht länger als drei Tage ohne Rücksprache mit Ihrem Arzt und beachten Sie genau die Dosierungsanweisungen auf dem Beipackzettel.**
- **Versuchen Sie es zusätzlich auch mit Hausmitteln (> Seite 99), einer Entspannungstechnik (> Seite 147) oder einer Methode der Komplementärmedizin (> Seite 134).**

> Versuchen Sie herauszufinden, was Ihnen am besten hilft.
> - Nehmen Sie Schmerzmittel nicht auf leeren Magen ein und trinken Sie dazu ausreichend Flüssigkeit. Bevor Sie die Dosis erhöhen: Warten Sie eine halbe Stunde, ob eine schmerzlindernde Wirkung eintritt.
> - Wenn Sie unter Allergien, Asthma oder Magenerkrankungen, Erkrankungen der Leber oder Nierenstörungen leiden, sollten Sie mit ihrem Arzt Rücksprache halten, bevor Sie rezeptfreie Schmerzmittel einnehmen.
> - Schmerzmittel mit nur einem Wirkstoff sind in aller Regel besser als Kombinationspräparate mit mehreren Wirkstoffen – fragen Sie Ihren Arzt oder in der Apotheke.

Andere Medikamente in der Schmerzbehandlung

Sogenannte Adjuvantien sind Substanzen, die nicht direkt schmerzlindernd wirken und üblicherweise für die Behandlung anderer Beschwerden als Schmerzzuständen verwendet werden. In der Schmerztherapie können sie die Wirksamkeit von Schmerzmitteln unterstützen oder bei bestimmten Krankheitsbildern eine zusätzliche schmerzlindernde Wirkung entfalten. Dazu gehören

- **Antidepressiva:** Stimmungsaufhellende Präparate können in der Therapie chronischer Schmerzen eine wichtige Rolle spielen und außerdem auch eine direkte schmerzlindernde Wirkung haben.
- **Antikonvulsiva:** Solche krampflösenden Substanzen werden in der Schmerztherapie vor allem bei der Behandlung von plötzlich einschießenden Schmerzen verwendet.
- **Kortikosteroide:** Kortisonhaltige Präparate werden in der Behandlung von entzündlichen rheumatoiden Erkrankungen, aber auch in der Therapie von Schmerzen aufgrund von »eingeklemmten« Nerven oder bei Tumorschmerzen eingesetzt.
- **Lokalanästhetika:** Ihre Wirkstoffe hemmen die Fähigkeit der Nerven, Schmerzimpulse zu übertragen, und können auf diese Weise die Schmerzsignale für mehrere Stunden unterbrechen.
- **Neuroleptika:** Wirken dämpfend, angstlösend und beruhigend und bremsen die Erregbarkeit. Das kann dazu führen, daß bei Schmerzpatienten die Erwartungsangst vor der nächsten Schmerzattacke gemildert, aber auch die Schlaflosigkeit beseitigt wird, die häufig für ein erhöhtes Schmerzempfinden verantwortlich ist.
- **Spasmolytika:** Diese krampflösenden Mittel werden gegen schmerzhafte Krämpfe z. B. im Verdauungstrakt oder im Unterleib eingesetzt.
- **Tranquilizer:** Diese Beruhigungsmittel wirken dämpfend und angstlösend. Manche wirken muskelentspannend und verringern die Erwartungsangst vor der nächsten Schmerzattacke.

Wo Sie Informationen finden

Service- und Informationsstelle für Gesundheitsinitiativen und Selbsthilfegruppen (SIGIS)
Mariahilfer Straße 176
1150 Wien
Tel: (01) 895 04 00

Zahlreiche österreichische Krankenhäuser haben inzwischen eine Schmerzambulanz. Adresse und Telefonnummer finden Sie im Telefonbuch der Stadt oder Region, in der Sie wohnen.

Schmerzen

Allgemeines

Sehr viele Menschen leiden unter Schmerzen, unter akuten, chronischen oder chronisch wiederkehrenden. Schmerzen können sehr viele verschiedene Ursachen haben: körperliche, seelische oder Kombinationen davon. Entsprechend komplex ist dann auch eine optimale Schmerzbehandlung, die all diese Gesichtspunkte beim individuellen Schmerzpatienten berücksichtigt. Eine angemessene Schmerztherapie kann daher auch – je nach Patient und Ursache der Schmerzen – auf Medikamenten, Hausmitteln, pflanzlichen Arzneien, Methoden der Komplementärmdizin, Entspannungstechniken oder psychotherapeutischen Verfahren beruhen. Das Wesentliche über die Prinzipien des modernen Schmerzmanagements finden Sie ab der Seite 153.

KOPFSCHMERZ UND MIGRÄNE

Beschwerden und ihre Ursachen

Kopfschmerzen zählen zu den häufigsten Schmerzformen der modernen Gesellschaft. Als Folge von Streß, Überanstrengung, Wetterfühligkeit sind sie ebenso verbreitet wie nach übermäßigem Zigaretten- und Alkoholkonsum oder bei Sauerstoffmangel. Häufig treten Kopfschmerzen aber auch ohne erkennbare Auslöser auf, manche Menschen haben wohl eine »angeborene« Kopfschmerzneigung.

Kopfschmerzen können als eigenständiges Krankheitsbild (»primärer Kopfschmerz«) auftreten, aber auch als typische Begleiterscheinung anderer Erkrankungen (»sekundärer Kopfschmerz«). Häufige Erkrankungen wie Erkältungskrankheiten oder grippale Infekte sind oft von Kopfschmerzen begleitet. Hartnäckige Kopfschmerzen können aber auch auf Erkrankungen anderer Organe hinweisen, wie etwa Fehlsichtigkeit, Bluthochdruck, Magen-Darm-Erkrankungen oder Erkrankungen im Bereich der Wirbelsäule.

Eine regelmäßige Einnahme von – vor allem koffeinhaltigen – Schmerzmitteln über einen langen Zeitraum kann jedoch bei Kopfschmerzpatienten sogar eine weitere Zunahme der Kopfschmerzen bewirken: Sie können einen Teufelskreis aus mehr Kopfschmer-

zen und mehr schmerzstillenden Medikamenten auslösen und so zu einer Medikamentensucht führen. Selten sind Kopfschmerzen, die ohne sonstige Begleiterscheinungen auftreten, auch Ausdruck einer schwerwiegenden Erkrankung, etwa eines Tumors im Kopfbereich, einer Gehirnhautentzündung oder eines drohenden Schlaganfalles.
Regelmäßige Kopfschmerzen sollten Sie nicht auf die leichte Schulter nehmen, auch wenn sie ein weitverbreitetes und geradezu »alltägliches« Leiden sind.

Die häufigsten Formen von Kopfschmerz

Spannungskopfschmerz

Er beginnt häufig im Stirn- oder Nackenbereich und breitet sich meist beidseitig, drückend oder ziehend über den ganzen Kopf aus. Er kann wenige Stunden, aber auch mehrere Tage und sogar Wochen andauern und nur gelegentlich, aber auch chronisch auftreten. Dieser Kopfschmerz wird auch als gewöhnlicher, psychogener oder Muskelkontraktionskopfschmerz bezeichnet. Die medizinischen Ursachen sind nicht endgültig geklärt. Verspannungen der Kopf-, Nacken- oder Schultermuskulatur durch starke Beanspruchung oder eine schlechte Haltung, etwa durch einen ungünstig gestalteten Bildschirmarbeitsplatz, dürften bei ihrer Entstehung eine wichtige Rolle spielen. Auch psychische Spannungszustände, etwa Streß, unterdrückte Aggression oder Konflikte im Privat- und Berufsleben können Schmerzauslöser sein.

Clusterkopfschmerz

Diese etwas weniger verbreitete Form des primären Kopfschmerzes, die auch als Histaminkopfschmerz oder Hortensyndrom bezeichnet wird, tritt anfallsartig und immer einseitig auf. Der Name (Cluster = Bündel) beschreibt das typische Auftreten der Schmerzattacken gehäuft innerhalb einiger Wochen, gefolgt von monate- oder jahrelanger völliger Schmerzfreiheit. Dazu können Begleiterscheinungen wie Augentränen und -rötung, verstopfte Nase und andere Symptome im Gesichtsbereich kommen, die stets nur auf der Schmerzseite auftreten. Die Anfälle können 15 Minuten bis zu drei Stunden dauern und sich mehrmals am Tag wiederholen. Ihr Auftreten ist fast »fahrplanmäßig«: Betroffene wissen meistens genau, wann die nächste Attacke kommt.

Migräne

Die Anfälle dauern von vier Stunden bis zu drei Tagen. Der Schmerz ist einseitig, pulsierend, mäßig bis sehr stark. Körperliche Anstrengung verstärkt die Beschwerden. Begleitet wird er meist von Übelkeit, Erbrechen, Licht- und Geräuschempfindlichkeit. Vor den eigentlichen Kopfschmerzen treten bei manchen Patienten Sehstörungen, Sprachstörungen oder ein Taubheitsgefühl an einer Körperseite – meist Gesicht und Arm betreffend – auf, die nach Minuten bis maximal einer Stunde folgenlos abklingen. Die Ursachen von Migräne sind nach wie vor nicht eindeutig geklärt.

Schmerzmittelkopfschmerz

Er tritt bei Patienten auf, die an chronischen Kopfschmerzen leiden und über längere Zeit ungezielt und mit steigender Dosis schmerzstillende Medikamente oder ergotaminhaltige Mi-

gränemittel eingenommen haben. Auch die Einnahme von Beruhigungsmitteln (»Tranquilizer«) kann solche Schmerzen hervorrufen.
Es sollten möglichst Schmerzmedikamente mit nur einem Wirkstoff genommen werden, weil Kombinationspräparate oder Schmerzmittel mit Koffein mitunter zu Schmerzmittelkopfschmerz führen können.

Die Auslöser (»Trigger«) von Kopfschmerzen

- Alkohol, besonders Rotwein
- Streß
- Rauchen
- Müdigkeit
- überanstrengte Augen, besonders nach Computerarbeit
- physische und sexuelle Aktivität
- Wetterwechsel
- extreme Höhenunterschiede, z. B. vom Flachland ins Hochgebirge
- Menstruations- und Zyklusbeschwerden
- Klimakterium (»Wechsel«)
- Einnahme von Hormonen
- flackernde Lichtquellen
- starke Gerüche, z. B. Parfums, Räucherstäbchen, Blumen
- Geräusche, Lärm
- bestimmte Nahrungsmittel, z. B. marinierte Speisen, Bananen, Koffein, Schokolade, Käse, Zitrusfrüchte
- bestimmte Nahrungsergänzungsmittel wie z. B. Nitrate in Würsteln oder Glutamat beim »Chinesen«

Wann zum Arzt?

- Wenn die Kopfschmerzen nach einigen Tagen nicht besser werden oder auf Schmerzmedikamente nicht ansprechen;
- wenn Kopfschmerzen erstmals sehr heftig, fast wie ein Blitzschlag auftreten;
- wenn die Schmerzen gemeinsam mit Hautausschlag und Rötung auftreten;
- bei unbekanntem, noch nie dagewesenem Schmerz;
- bei Verwirrtheit;
- beim Sehen doppelter Bilder;
- bei Kopfschmerzen nach Sportverletzungen oder Autounfällen;
- wenn es zu Ausfallserscheinungen wie Seh- oder Sprachstörungen oder Lähmungserscheinungen kommt;
- wenn sich chronische Kopfschmerzen nach Jahren oder sogar Jahrzehnten plötzlich verstärken oder ändern;
- bei Schmerzen ab dem 50. bis 55. Lebensjahr.

Was macht der Arzt?

Er wird versuchen, die Ursachen Ihrer Schmerzen abzuklären, und diese ggf. gezielt behandeln. Gegen die Schmerzen wird er, je nach Ihrem Kopfschmerztyp, geeignete Medikamente einsetzen (> Schmerzmittelkopfschmerz, Seite 159).

Bei wiederholt auftretenden Kopfschmerzen ist allerdings eine ausschließliche Behandlung mit schmerzstillenden Medikamenten nicht sinnvoll. In diesem Fall ist eine gezielte, auf den Kopfschmerztyp sowie die Lebensumstände des Patienten Bedacht nehmende Prophylaxe erforderlich, wobei sowohl Medikamente als auch nicht-medikamentöse Verfahren zur Verfügung stehen. Vielleicht empfiehlt Ihr Arzt auch Akupunktur (> Seite 136), Manualtherapie (> Seite 140), die Einreibung Ihrer Schläfen mit Pfef-

ferminzöl (> Seite 129) oder Wärme- und Kälteanwendungen (> Seite 99).
Wenn Ihre Kopfschmerzen häufig in Situationen auftreten, die für Sie besonders wichtig oder mit Streß verbunden sind, oder wenn Sie seelisch stark belastet sind, kann auch eine Psychotherapie (> Seite 150) zweckmäßig sein. Das gilt auch dann, wenn Ihnen Ihr Kopfschmerz die Möglichkeit bietet, schwierige Situationen oder Konfrontationen mit anderen Menschen zu umgehen.
Wichtig sind auch ausreichende Bewegung (> Seite 22) und ausgewogene Ernährung (> Seite 23). Sie können in manchen Fällen dazu beitragen, Kopfschmerzen gar nicht erst aufkommen zu lassen. Bei Spannungskopfschmerzen kann die Gestaltung des Arbeitsplatzes nach ergonomischen Kriterien oder etwa die Korrektur einer Fehlsichtigkeit durch eine Brille unter Umständen zur Vorbeugung beitragen. (> Seite 217)
Die Behandlung von Schmerzmittelkopfschmerz bedarf meist einer stationären Aufnahme und Entgiftung. Erst nach erfolgreicher Entzugsbehandlung kann dann der ursprüngliche Kopfschmerz gezielt behandelt werden.

Was tun bei hartnäckiger Migräne?

Es kann sinnvoll sein, ein Mittel – häufig Zäpfchen oder Saft – gegen Übelkeit und Erbrechen (»Antiemetikum«) einzunehmen und rund eine halbe Stunde darauf ein Schmerzmittel. Wenn Sie unter schweren Migräneanfällen leiden, bei denen die ansonsten gegen Kopfschmerzen eingesetzten Schmerzmittel nicht ausreichend wirksam sind, sollten Sie nicht einfach die Dosis steigern, sondern sich an einen Migränespezialisten wenden. Vielleicht wird er Ihnen Präparate mit Ergotamin (»Mutterkorn«) verschreiben, das als Zäpfchen häufig besser vertragen wird als in Tablettenform. Führt auch diese Behandlung nicht zum angestrebten Erfolg, kann manchmal eine Tablette oder Spritze mit einem Wirkstoff der »Triptanfamilie« helfen.
Leiden Sie unter besonders starken Migräneattacken oder treten diese häufiger als etwa dreimal im Monat auf und vertragen Sie diese Akutbehandlung nicht, können Medikamente wie z. B. Flunarizin oder sogenannte Betablocker vorbeugend wirken.
Inzwischen gibt es Hinweise darauf, daß zahlreiche Patienten durch eine allmähliche Steigerung der täglichen Magnesiumzufuhr auf mehr als 30 Milligramm Migräneattacken vorbeugen können. Was jedoch – so wie jede andere Behandlung von Migräne auch – nur nach ärztlicher Rücksprache erfolgen sollte.

Was Sie selbst tun können

Führen Sie ein »Kopfschmerztagebuch«, in dem Sie festhalten, wann der Schmerz wie auftritt und was ihn ausgelöst haben könnte. Vermeiden Sie dann wenn immer möglich solche Schmerzauslöser. Schlafen Sie ausreichend und bleiben Sie – oder werden Sie – körperlich aktiv.
Sie können auch versuchen, Ihre Psyche günstig zu beeinflussen. Entspannungstechniken (> Seite 147) können z. B. ein wirksames Streß-Management ermöglichen. Speziell bei Spannungskopfschmerz können Sie diese Techniken dabei unterstützen, die Spirale Streß-Verspannung-Schmerz-Streß zu durchbrechen. Auch eine Atemtherapie (> Seite 149) kann Kopfschmer-

zen lindern. Vielen Menschen helfen bestimmte pflanzliche Arzneien, von denen einige eine günstige indirekte Wirkung auf die Schmerzen haben können. Johanniskraut (> Seite 125) z. B. kann die Stimmung positiv beeinflussen und Kava-Kava (> Seite 126) Ängste und Spannungen verringern.

Hausmittel gegen Kopfschmerzen

Gegen Kopfschmerzen gibt es eine Reihe von Hausmitteln, die Sie ganz einfach anwenden können. Einige Menschen legen sich hin und atmen ganz langsam durch. Andere reiben Pfefferminzöl auf ihren Schläfen ein oder trinken einen Espresso mit dem Saft einer Zitrone. Beliebt sind auch Kälte- und Wärmebehandlungen oder ein Entspannungstraining.

Natürlich sind diese verschiedenen Therapiemethoden nicht bei jedem Menschen gleich wirksam. Welche Behandlungsmethode Ihnen am besten hilft, das müssen Sie selbst herausfinden. Alles, was subjektiv als angenehm empfunden wird und nicht schadet, ist erlaubt. Wenn es hilft, dann ist es gut.

Welches Schmerzmittel soll man nehmen?

Bei leichten bis mittelschweren Kopfschmerzen sollten Sie, wenn Sie sich für die Einnahme eines Medikamentes entscheiden und bei Ihnen nichts gegen die Einnahme dieses Wirkstoffes spricht, zunächst Paracetamol in Erwägung ziehen – es ist für den Magen relativ gut verträglich. Treten gleichzeitig mit den Kopfschmerzen Übelkeit und Brechreiz auf, kann ein Zäpfchen besser sein als eine Tablette, weil es nicht erbrochen werden kann.

Mögliche Alternativen dazu sind Acetylsalicylsäure (»Aspirin«) und das in Österreich rezeptpflichtige Ibuprofen. Auch die sogenannten »nichtsteroidalen Antirheumatika« Diclofenac und Naproxen sind bei Kopfschmerzen wirksam. Sie sind allerdings schlechter magenverträglich als Paracetamol und Ibuprofen und brauchen oft länger, bis eine schmerzlindernde Wirkung eintritt.

Prinzipiell sind Schmerzmittel mit nur einem Wirkstoff (»Monopräparate«) sinnvoller als Kombinationspräparate mit zwei oder mehr Wirkstoffen.

Was tun bei Alkoholkater?

Am besten und effektivsten beugen Sie einem Alkoholkater vor, indem Sie maßvoll Alkohol trinken. Für den Fall, daß das einmal nicht gelungen ist, gibt es einige Hausmittel: Die Einnahme von 30 Gramm Fruchtzucker – das entspricht etwa einem dick bestrichenen Honigbrot – vor dem Schlafengehen z. B. erhöht die Verstoffwechslungsrate von Alkohol um bis zu einem Drittel. Dadurch kommt weniger Alkohol im Blut an, bis zum Aufwachen ist die Verstoffwechslung dann weitgehend abgeschlossen und der Kopfschmerz wird teilweise verschlafen. In jedem Fall sollten Sie reichlich elektrolythaltige Getränke wie Mineralwasser trinken, um dem Austrocknen Ihres Körpers und dem Elektrolytmangel entgegenzuwirken. Auch Heringe mit viel Salz bekämpfen den Wassermangel.

Die Einnahme von einem Gramm Acetylsalicylsäure, etwa in Form von Aspirin, oder etwa 500 Milligramm Ibuprofen vor dem Schlafengehen können das Auftreten des Katers verhindern. Wenn möglich, kann ein

Spaziergang an der frischen Luft die verringerte Sauerstoffzufuhr verbessern. Alkohol zum Frühstück – etwa das populäre Glas Bier – verzögert und verstärkt das Problem bloß. Saunabesuche können nach ausgiebigem Alkoholkonsum lebensgefährlich sein.
Mit besonderer Vorsicht zu genießen sind verschiedene Rotweine, süße Weine und Liköre. Sie enthalten Substanzen, die Botenstoffe wie Serotonin aus den roten Blutkörperchen lösen und damit die Schmerzverarbeitung negativ beeinflussen. Parallel zu Rotwein sollten Sie deshalb viel Wasser trinken. Weil das Urteilsvermögen bei einem Kater stark reduziert ist, sollten Sie nach Möglichkeit etwa 72 Stunden lang keine wichtigen Entscheidungen treffen.

Tips

- **Versuchen Sie bei Spannungskopfschmerzen zuerst Massagen, heiße oder warme Packungen, eine warme Dusche, Ruhe oder Entspannungstechniken. Auch mäßige Bewegung kann helfen.**
- **Wenn diese Maßnahmen nicht helfen, versuchen Sie eine mittlere Dosis eines Schmerzmittels.**
- **Führen Sie bei wiederkehrenden Kopfschmerzen ein Kopfschmerztagebuch, das folgende Faktoren beinhaltet: Schweregrad, Frequenz und Dauer, gleichzeitig auftretende andere Symptome, Ort des Schmerzes, Familiengeschichte, »Trigger« (Auslöser wie z. B. bestimmte Nahrungsmittel, Aktivität, Wetter oder Umweltfaktoren). Vermeiden Sie die Trigger, auch wenn dies bedeutet, daß Sie Ihren Lebensstil ändern müssen.**
- **Achten Sie auf ausreichend Schlaf und körperliche Betätigung.**
- **Beginnen Sie bei Migräne die Behandlung sofort bei den ersten Anzeichen. Diese Vorgangsweise ist die beste Methode, um den Anfall frühzeitig zu stoppen. Einige Menschen können den Anfall unterbrechen, wenn sie in ein dunkles Zimmer schlafen gehen oder Koffein oder Cola konsumieren.**

NERVENSCHMERZEN

Beschwerden und ihre Ursachen

Nervenschmerzen (»Neuralgien«) sind häufig blitzartig auftretende Schmerzattacken, die im Bereich eines Nervs auftreten. Die Irritation des Nervs kann unter anderem die Folge von Entzündungen, Gewebewucherungen oder Narben sein, aber auch psychische Faktoren oder Störungen des Zentralen Nervensystems (ZNS) können bei der Entstehung von Neuralgien eine Rolle spielen. Nervenschmerzen können auch eine Begleiterscheinung von Krankheiten wie Diabetes oder Vergiftungen – etwa als Folge von Alkohol- und Drogenmißbrauch – sein oder als Nebenwirkung von bestimmten Krebs-Medikamenten auftreten.

Trigeminus-Neuralgie

Der häufig extrem starke Trigeminus-Schmerz tritt einseitig auf der Wange, am Kinn, am Ober- oder Unterkiefer oder an der Ober- oder Unterlippe auf. Auslöser können leichte Berührungen sein, wie sie beim Zähneputzen oder Kauen vorkommen, aber auch Kälte, Entzündungen, Gewebewucherungen oder Narben. Manchmal lassen sich auch keine körperlichen Ursachen feststellen.

Gürtelrose

Bei der Gürtelrose (»Zoster«) entstehen im Hautbereich eines Nervs brennende, juckende Bläschen. Die typischen Nervenschmerzen nach einer Gürtelrose sind messerstichartige Anfälle. Die Gürtelrose wird durch Windpockenviren verursacht, die im Organismus überleben. Ist das Immunsystem geschwächt, können diese Viren wieder aktiv werden.

Eine Gürtelrose kündigt sich oft bereits Wochen vorher durch brennende Schmerzen an und ist auch nach ihrem Ausbrechen häufig von starken Nervenschmerzen begleitet.

Wann zum Arzt?

Wenn die Schmerzattacken erstmals auftreten.

Was macht der Arzt?

Er wird versuchen, die körperlichen Ursachen Ihrer Beschwerden abzuklären. Können diese nicht gefunden werden, kann es sinnvoll sein, sich von einem Psychotherapeuten auf mögliche psychische Auslöser hin untersuchen zu lassen. (> Seite 152)

Bei einer Trigeminus-Neuralgie ist eine Schmerzbehandlung mit nichtopioiden Schmerzmitteln meistens unwirksam. (> Stufenschema der WHO, Seite 155) Bei einer Reihe von Patienten sind auch opioide Schmerzmittel nicht ausreichend wirksam. Wenn die Behandlung mit Schmerzmitteln nicht ausreicht, kann mittels einer Neurolyse die Schmerzübertragung über die Nerven unterbrochen werden. (> Schmerzmanagement, Seite 153)

Was Sie selbst tun können

Selbsthilfe-Maßnahmen reichen bei starken neuralgischen Schmerzen nicht aus.

Tips

- **Beginnen Sie bei Herpes zoster (Gürtelrose) möglichst früh mit der Behandlung mit Virustatika – diese virenhemmenden Präparate sind während etwa fünf Tagen sehr wirksam. In schweren Fällen kann zusätzlich Kortison eingesetzt werden.**
- **In einzelnen Fällen können Präparate wie z. B. Pflaster mit dem Paprika-Inhaltsstoff Capsaicin (> Seite 129) die Schmerzen etwas lindern. Diese Pflaster werden direkt auf die schmerzenden Stellen aufgebracht.**
- **Entwickeln Sie gemeinsam mit einem Schmerzspezialisten einen Behandlungsplan, der Ihren Bedürfnissen möglichst gerecht wird.**
- **Bei sehr starken Nervenschmerzen kann der Besuch einer spezialisierten Schmerzklinik sinnvoll sein. Dort wird versucht, mit den modernen Methoden der Schmerzbehandlung ein für Sie passendes Behandlungspaket zu entwickeln.**

PRELLUNGEN, VERSTAUCHUNGEN, MUSKELKATER

Beschwerden und ihre Ursachen

Prellungen und Verstauchungen gehören zu den häufigsten sturz- oder sportbedingten Schmerzen des Stütz- und Bewegungsapparates. Der betroffene Körperteil ist dann meistens stark geschwollen, druckempfindlich und schmerzt bei jeder Bewegung.

Prellungen
Prellungen sind Verletzungen von Muskeln, Sehnen oder Bändern, die durch Stöße, Stürze oder Schläge entstehen können. Häufig kommt es dabei auch zu Quetschungen, Schwellungen oder Gewebeblutungen.

Verstauchungen
Verstauchungen sind Verletzungen der Gelenke und der sie umgebenden Kapseln, Bänder, Muskeln oder Sehnen und können z. B. durch das Umknicken eine Fußes bewirkt werden. Die Umgebung des verletzten Gelenks schwillt sehr stark an. Je nach dem Verletzungsgrad reichen die Beschwerden dabei von Schmerzen bis zur Unfähigkeit, das verletzte Gelenk zu belasten.

Muskelkater
Wenn Muskeln überfordert werden, dann ist oft ein schmerzhafter Muskelkater die Folge. Bei einem starken Muskelkater ist die Muskulatur verspannt, manchmal auch geschwollen und überwärmt. Vermutlich sind kleine Muskelfaserrisse dafür verantwortlich. Die Schmerzen verschwinden nach einigen Tagen auch ohne Behandlung von selbst. Treten die Muskelschmerzen mit hohem Fieber, Muskelkrämpfen oder Muskelzittern auf, kann auch eine Virusinfektion, eine rheumatische Erkrankung oder eine Nervenkrankheit dahinterstecken.

Wann zum Arzt?

- Wenn nach einer Verletzung die Schmerzen sehr stark und hartnäckig sind,
- der Bluterguß sehr groß ist oder
- das betroffene Gelenk stark anschwillt,
- Muskelschmerzen mit hohem Fieber, Muskelkrämpfen oder Muskelzittern auftreten.

Was macht der Arzt?

Er wird abklären, ob es sich um eine Prellung oder Stauchung oder aber um einen Muskelriß oder einen Knochenbruch handelt. Bei einem Muskelkater, der nach einigen Tagen abklingt oder ganz verschwindet, ist ein Arztbesuch nicht notwendig.
Zur Schmerzlinderung und Entzündungshemmung wird Ihr Arzt vielleicht entsprechende Schmerzmittel empfehlen. Sie können in vielen Fällen bei Verletzungen auch den Heilungsprozeß beschleunigen. Zu einer Schmerzlinderung können auch Salben, Cremes oder Gels mit einem Lokalanästhetikum oder einem Rheumamittel beitragen. Salben mit dem Wirkstoff Hirudin beschleunigen das Abheilen von Blutergüssen. Bei sehr starken Schmerzen ist es auch vertretbar, vorübergehend ein schwach wirksames Opioid (> Seite 156) zu nehmen. Vielleicht empfiehlt Ihr Arzt Ihnen auch Wärme- und Kältebehandlungen (> Seite 99) oder pflanzliche Arzneien zum Auftragen auf die schmerzhafte Stelle, z. B. solche mit Arnika, Beinwell oder Roßkastaniensamen. Präparate mit Roßkastaniensamenextrakt gibt es auch zum Einnehmen. Mitunter werden auch bestimmte Enzympräparate, die Akupunktur (> Seite 136), die Neuraltherapie (> Seite 145), TENS (> Seite 145) oder Lymphdrainagen.

Was Sie selbst tun können

Wenn Sie sich für einen Kraft- oder Ausdauersport oder ein Fitneßtraining entscheiden, sind eine sportärztliche

Untersuchung und ein konsequentes Aufbautraining zweckmäßig.
Wärmen Sie sich vor körperlichen Aktivitäten mit etwas Gymnastik und Stretching auf. Damit bereiten Sie Ihre Gelenke und Weichteile auf die Strapazen vor.
Passen Sie die Aktivität Ihrer Leistungsfähigkeit an und überfordern Sie Ihren Körper nicht. Einem Muskelkater beugen Sie am besten vor, indem Sie Ihre Muskeln durch regelmäßige körperliche Bewegung trainieren.

Tips

- **Wenn Sie Ihren körperlichen Zustand, Ihre sportlichen Fähigkeiten und die Risiken einer bestimmten Sportart realistisch einschätzen und dann entsprechend handeln, so ist das die beste vorbeugende Maßnahme gegen Sportverletzungen.**
- **Bei den meisten Menschen gilt: Je akuter die Beschwerden, desto kühler die Behandlung; je chronischer die Beschwerden, desto wärmer die Behandlung.**
- **Lagern Sie wenn immer möglich ein verletztes Gelenk hoch und stellen Sie es ruhig. Behandeln Sie die schmerzhafte Stelle mit Eis.**
- **Stabile Schuhe verringern das Unfall- und Verletzungsrisiko.**
- **Wenn Sie bereits öfter umgeknickt sind, eine Zerrung hatten oder sich ein bestimmtes Gelenk ausgerenkt haben, können Sie dieses mit einer Bandage stabilisieren. Lassen Sie sich von einem Experten zeigen, wie Sie so einen Stützverband richtig anlegen.**

RHEUMA

Beschwerden und ihre Ursachen

Hinter dem Begriff Rheuma verbergen sich mehrere hundert verschiedene Krankheitsbilder. Dabei handelt es sich um entzündliche Erkrankungen ebenso wie um verschleißbedingte oder psychosomatische Beschwerden. Gemeinsam sind ihnen Schmerzen und eine eingeschränkte Beweglichkeit.

Rheumatoide Arthritis
Ist die am häufigsten auftretende Erscheinungsform der Arthritis und entwickelt sich im Alter zwischen 20 und 50 Jahren. Sie ist die Folge einer Schwächung des Immunsystems im Gelenksgewebe. Schmerzen infolge entzündlicher Prozesse in den Gelenken sind oft dadurch gekennzeichnet, daß sie nachts und am frühen Morgen am stärksten sind. Die Beschwerden lassen dann erst im Laufe des Vormittags nach.
Die ersten Anzeichen können morgendliche Steifheit, Bewegungs- oder Druckschmerzen eines oder mehrerer Gelenke oder Schwellungen an den Gelenken sein. Die betroffenen Gelenke sind meist rot und warm. Schließlich können sich Patienten morgens kaum noch bewegen, und in ihren Armen, Beinen oder der Halswirbelsäule treten schubartige Schmerzen auf, die auch in der Nacht kaum abklingen.

Infektiöse Arthritis
Auslöser sind Bakterien, Pilze oder Viren, sie kann aber auch sexuell übertragen werden. Die Schmerzen treten meist in Knie-, Schulter-, Hüft-, Ellbogen- oder Knöchelgelenken auf und können bis zu Schüttelfrost und Schwächeanfällen führen.

Arthrose

Arthrosen (auch: Osteoarthrosen) treten selten vor dem 45. Lebensjahr auf, machen sich zunächst durch ein Spannungsgefühl und später durch immer stärkere Gelenksschmerzen bemerkbar. Grundsätzlich kann jedes Gelenk davon betroffen sein. Die Ursache ist ein Mißverhältnis zwischen Belastung und Belastbarkeit der Gelenke durch Fehlstellungen, einseitige Überbelastung sowie durch Übergewicht. Arthrosen können im Alter auch ohne eine vorangegangene Überbelastung der Gelenke entstehen, weil sich dann der schützende Knorpel auf den Gelenkflächen nicht mehr ausreichend erneuert.

Die ersten Anzeichen sind Steifheit und Spannungsgefühle nach längerer Ruhepause. Dieser typische Schmerz, der bei weiterer Bewegung nachläßt, tritt oft nach längerer Belastung wieder auf. Fortgeschrittene Arthrosen führen zu starken Bewegungseinschränkungen. Weil davon Betroffene das schmerzende Gelenk oft schonen, besteht die Gefahr einer Gelenkversteifung, Fehlhaltung und Schwächung der Muskulatur.

Weichteilrheumatismus

Bei einigen schmerzhaften Erkrankungen sind die »Weichteile« betroffen, z. B. Muskel, Sehnen oder Schleimbeutel. Typisch dafür ist ein wiederkehrendes starkes Brennen, das bei bestimmten Bewegungen stärker wird. Verbreitete Beispiele sind der »Tennisarm«, bei dem die Schmerzen vom Ellenbogengelenk ausgehen, die Sehnenscheidenentzündung am inneren Handgelenk und das Schulter-Arm-Syndrom, bei dem die Beschwerden von der Schulter ausgehen und über den ganzen Arm ausstrahlen können.

Die Ursachen sind oft die Überbelastung oder einseitige Belastung der entsprechenden Muskeln und Sehnen, aber auch psychosomatische Faktoren. Eine Überbelastung kann ebenso durch häufige Arbeit am Computer (»Computer-Hand«) bedingt sein wie durch falsche Bewegungen oder eine unpassende Ausrüstung beim Sport.

Gicht

Gichtanfälle beginnen meistens nachts oder am frühen Morgen. Das Gelenk schwillt an, ist heiß, rot, druckempfindlich und schmerzt heftig. Besonders gichtanfällig sind Gelenke im Bereich der Großzehen, die Schmerzen können aber auch im Sprung-, dem Knie- oder Handgelenk auftreten. Ein Gichtanfall kann mehrere Tage andauern. Betroffen sind vorwiegend Männer ab 40 Jahren.

Gicht ist eine Stoffwechselerkrankung, die dann entsteht, wenn die beiden Nieren die Harnsäure nicht ausreichend ausscheiden können und sich Harnsäurekristalle in den Gelenken ablagern. Besonders häufig betroffen ist das Großzehengrundgelenk.

Diese Stoffwechselstörung ist vermutlich zum Teil erblich bedingt. Aber auch eine Ernährung mit viel Fleisch, Innereien und Alkohol spielt eine wichtige Rolle.

Wann zum Arzt?

Bei allen wiederkehrenden Schmerzen oder Gelenksschmerzen, die länger als 14 Tage andauern.

Was macht der Arzt?

Er wird versuchen, durch entsprechende Untersuchungen Ihre Krankheit abzuklären, damit sie gezielt behandelt werden kann. Durch eine Blutuntersuchung etwa läßt sich feststellen, ob in Ihrem Blut die Harnsäurewerte erhöht oder sogenannte »Rheumafaktoren« vorhanden sind. Für eine Diagnose können auch Ultraschall- und Röntgenaufnahmen oder eine Gelenksspiegelung erforderlich sein.

Für die Behandlung steht eine Reihe von schmerzstillenden, entzündungshemmenden und zellteilungshemmenden Präparaten zur Verfügung, die je nach Krankheit eingesetzt werden und auch kombiniert werden können. (> Stufenschema der WHO, Seite 155) Heute gibt es auch völlig neuartige Medikamente – sogenannte »Disease modifyer« – wie Interleukin und Interferon.

Zusätzlich zur Behandlung mit Medikamenten ist eine sorgfältig abgestimmte Bewegungstherapie unter der Anleitung eines Physiotherapeuten erforderlich.

Vielleicht empfiehlt Ihnen Ihr Arzt auch eine Akupunktur (> Seite 136), eine Manualtherapie (> Seite 140), eine Neuraltherapie (> Seite 144) oder Wasseranwendungen und kalte Packungen (> Seite 101). Zur besseren Schmerzbewältigung kann auch eine Entspannungstechnik oder eine geeignete Psychotherapie zweckmäßig sein (> Seite 146).

Bei hartnäckigen, schweren Beschwerden kann es sinnvoll sein, die Innenhaut der Gelenke zu entfernen (»Synovektomie«). In manchen Fällen müssen künstliche Gelenke eingesetzt werden.

Was Sie selbst tun können

Eine gezielte Vorbeugung gegen rheumatoide Arthritis gibt es nicht. Allerdings wirken sich bei vielen Menschen Ernährungsgewohnheiten mit einem vegetarischen Schwerpunkt lindernd auf die Beschwerden aus. Abnutzungserscheinungen der Gelenke können Sie am besten durch regelmäßige Bewegung vorbeugen, die alle Gelenke gleichmäßig belastet. Wenn Sie auf Ihr Gewicht achten, werden Ihre Gelenke weniger stark beansprucht.

Sehnenscheidenentzündungen und Verspannungen im Schulter- und Armbereich können Sie am besten durch einen ergonomisch gestalteten Arbeitsplatz vorbeugen. Lassen Sie sich beraten, in welcher Höhe Ihre Tastatur angebracht sein soll und welcher Stuhl für Sie am besten geeignet ist. Vermeiden Sie beim Sport einseitige, abrupte Bewegungen.

Das Risiko, an Gicht zu erkranken, können Sie durch eine Ernährung verringern, die eine Bildung von zuviel Harnsäure im Blut verhindert. Vermeiden Sie, besonders wenn es in Ihrer Familie schon Fälle von Gicht gibt, einen zu hohen Konsum von Alkohol, Fleisch, Innereien, der Haut von Geflügel, Hering, Sardellen, Ölsardinen, Hülsenfrüchten, Pilzen, Spargel, Spinat, Karfiol und Mayonnaisen.

Bei akuten Entzündungen können Sie Kältepackungen (> Seite 101) machen oder kühlende Salben und Gels auftragen. Bei nicht entzündlichen Beschwerden (z.B. Arthrose) oder Muskelschmerzen können Bäder, warme Wickel und Packungen, ein Heublumensack (> Seite 124), Thermal- und Solbäder oder warme Duschen wohltuend sein. Achten Sie auf gutes Schuhwerk, um besser gegen Umknicken, Vertreten und Stürze gewappnet zu sein.

Tips

- Über die Zeit ist Bewegungstherapie wahrscheinlich die erfolgversprechendste Therapie der Osteoarthritis. Dabei werden verschiedene Formen der Bewegungstherapie mit verschiedenen Zielsetzungen angewandt.
- Gehen, Radfahren und Tanzen (15 bis 20 Minuten) sind gute Beispiele für aerobicartige Übungen mit einem geringen bis milden Streß für die Gelenke.
- Die Reduktion von Übergewicht führt zu einer Entlastung des Rückens, der Hüft-, Knie- und Fußgelenke.
- Physikalische Therapien (Wärme, Kälte, Ruhigstellung, Entspannungsübungen), Schuheinlagen und Gehbehelfe können die Schmerzen lindern.
- Trinken Sie bei Gicht reichlich Wasser und vermeiden Sie Alkoholkonsum.
- Suchen Sie bitte bei Auftreten von Fieber, verbunden mit geschwollenen, entzündeten und geröteten Gelenken, möglichst bald ärztliche Hilfe auf.
- Besprechen Sie mit Ihrem Arzt die Möglichkeiten einer medikamentösen Schmerztherapie.

RÜCKENSCHMERZEN

Beschwerden und ihre Ursachen

Rückenschmerzen zählen heute in Österreich zu den verbreitetsten Beschwerden. Sie können sehr unterschiedliche Ursachen haben, z. B. Entzündungen oder Abnützungserscheinungen im Bereich der Wirbelgelenke, Verletzungen, Über- und Fehlbelastungen der Rückenmuskulatur oder der Wirbelsäule durch einseitige Arbeitsabläufe oder Bewegungsmangel. Aber auch Nierenleiden, Magengeschwüre, Darmstörungen, Prostataleiden, eine Schwangerschaft, die bevorstehende Periode, psychische Sorgen, Depressionen oder ein Tumor können mit Rückenschmerzen einhergehen. Die exakten Ursachen von Rückenschmerzen herauszufinden, ist deshalb oft sehr schwierig. In vielen Fällen bleibt selbst nach einer genauen Untersuchung die Ursache unklar.

Muskelverspannungen

Häufig sind Rückenschmerzen auf Verspannungen der Rückenmuskulatur zurückzuführen. Sie können kurzzeitig auftreten und nur vorübergehend Schmerzen verursachen, z. B. nach einer ungewohnten körperlichen Belastung. Verspannungen können aber auch zu chronischen Schmerzen führen, besonders dann, wenn die Muskeln längerfristig einseitig belastet und überanstrengt werden. Sehr oft sind schwere körperliche Arbeit oder eine ergonomisch ungünstige Gestaltung des Arbeitsplatzes für solche Verspannungen verantwortlich. Aber auch belastende Sportarten wie Krafttraining, Tennis oder Fußball.
Auch seelische Belastungen, vor allem anhaltender Streß, können zu Muskelverspannungen und schließlich zu Rückenschmerzen führen.

Bandscheibenvorfall

Abnützungserscheinungen und Schädigungen der Bandscheiben können zu chronischen Rückenschmerzen führen. Im Zuge des Alterungsprozesses oder durch jahre- oder sogar jahrzehntelange starke Belastungen oder Fehlhaltungen kann die Faserhülle, die den gallertigen Kern der Bandscheibe umschließt, spröde werden. Weil sie dann plötzlichen einseitigen Bewegungen und Belastungen nicht mehr nachgeben kann, reißt sie ein und der Kern wölbt sich vor oder tritt ganz aus. Wenn er auf die Nervenwurzel drückt, kommt es häufig zu stechenden Schmerzen, zu einer starken Bewegungseinschränkung und vor allem auch zu »Ameisenlauf«, Kribbeln oder den gefährlichen Lähmungserscheinungen oder Schwächegefühlen z. B. im Bein.

Hexenschuß (»Lumbago«)
Bei diesem blitzartig einschießenden Schmerz im Kreuz ist es oft vor Schmerzen kaum noch möglich, sich zu bewegen. Auch Sitzen und Liegen macht die Schmerzen kaum erträglicher, die beim Husten, Niesen oder Pressen sogar noch stärker werden können. Die Ursache für einen Hexenschuß ist oft eine Fehlhaltung, Überanstrengung oder eine ungewohnte Bewegung.

Ischias (»Ischialgie«)
Der plötzlich auftretende Schmerz im Ausbreitungsgebiet des Ischiasnervs geht von der Lendengegend aus und kann sich bis in die Wade oder sogar in den Fuß ziehen. Beim Husten oder Niesen verstärkt er sich. Die Reizung des Ischiasnervs kann z. B. durch einen Bandscheibenvorfall (> Seite 169), durch knöcherne Auswüchse an den Wirbelknochen oder durch chronische Verspannungen (> Seite 169) erfolgen.

Wann zum Arzt?

- Wenn Sie häufig unter Rückenschmerzen leiden;
- wenn plötzlich auftretende Schmerzen über mehrere Tage anhalten;
- bei muskulärem Schwächegefühl und bei gleichzeitiger Harn- oder Stuhlinkontinenz;
- wenn Sie in Verbindung mit den Rückenschmerzen ein Taubheitsgefühl oder Lähmungserscheinungen spüren.

Was macht der Arzt?

Er wird versuchen, die Ursachen Ihrer Beschwerden abzuklären und gezielt zu behandeln. Je nach der Ursache der Beschwerden werden gegen akute Rückenschmerzen schmerzstillende, manchmal zusätzlich entzündungshemmende Medikamente eingesetzt. Lindern diese die Schmerzen nicht ausreichend, können zusätzlich opioidhaltige Medikamente (> Schmerzmanagement, Seite 153) und muskelentspannende Mittel verordnet werden. Außerdem können mitunter auch kortisonhaltige Präparate oder antidepressiv wirkende Medikamente sehr nützlich sein.
Drückt eine Bandscheibe so auf das Rückenmark, daß schwerwiegende Lähmungserscheinungen auftreten, sollte sie so bald wie möglich durch einen Operation oder Lasertherapie entfernt werden. Treten zwar Schmerzen, aber keine Lähmungen auf, so wird heute meistens zunächst zugewartet, ob eine Behandlung ohne Operation Besserung bringt und ob sich der Bandscheibenvorfall mehrmals wiederholt.
Vielleicht empfiehlt Ihr Arzt Ihnen auch eine manualtherapeutische Be-

handlung (> Seite 137), eine Akupressur (> Seite 140), eine Akupunktur (> Seite 136), eine Magnetfeldtherapie (> Seite 136), eine Neuraltherapie (> Seite 144) oder eine Elektrotherapie (> TENS, Seite 145). Wenn Ihre Rückenbeschwerden möglicherweise mit Streß und/oder psychischen Problemen im Zusammenhang stehen, wird er Ihnen vielleicht auch zu einer Psychotherapie (> Seite 150) raten.

Bewegung ist das Um und Auf

Die Behandlung von Rückenschmerzen sollte immer ein individuell angemessenes Ausmaß von körperlicher Aktivität (Ausdauersport, Fitneß) einschließen. Während früher von akuten Schmerzen betroffene Patienten von den Ärzten zu Ruhe und Schonung angehalten wurden, wird heute immer häufiger möglichst frühzeitig Bewegung und gezieltes körperliches Training unter der Anleitung eines Physiotherapeuten empfohlen. Bei Bettruhe nimmt die Muskelmasse täglich ab, während sie bei einer Bewegungstherapie aufgebaut und damit die Heilung beschleunigt wird. Die frühzeitige Rückkehr zur Arbeit und in den Alltag kann in vielen Fällen verhindern, daß die Schmerzen chronisch werden. Erkundigen Sie sich bei einem Orthopäden, was er Ihnen empfiehlt.

Was Sie selbst tun können

Die beste vorbeugende Maßnahme gegen Rückenschmerzen ist ein rückenschonendes Verhalten, wie Sie es z. B. im Rahmen einer »Rückenschule« erlernen können:

- Achten Sie auf einen körpergerechten Arbeitsplatz – fragen Sie im Zweifelsfall Ihren Betriebsarzt.
- Achten Sie auf eine gerade Körperhaltung.
- Beim Sitzen sollten Ihre Knie nach Möglichkeit in gleicher Höhe wie das Gesäß sein. Wenn nötig, stellen Sie Ihre Füße auf einen Schemel.
- Wenn Sie schwer tragen müssen, dann belasten Sie beide Hände gleichmäßig.
- Heben Sie schwere Gegenstände nicht in gebückter Haltung, das »schlägt sich aufs Kreuz«, sondern gehen Sie beim Aufheben in die Knie.
- Vorbeugend wirkt bei allen Rückenproblemen eine ausgleichende sportliche Betätigung wie Schwimmen oder Radfahren und der Abbau von Übergewicht.
- Auch Übungen, die nicht nur die Rücken-, sondern auch die Bauchmuskulatur und den Schultergürtel stärken, können Rückenschmerzen vorbeugen.
- Schuhe mit Gummisohlen und -absätzen dämpfen den Gang und reduzieren die Belastung der Wirbelsäule.
- Schlafen Sie auf einer festen, aber nicht zu harten Matratze mit harter Unterlage und ohne dicke Kissen.

Bäder, Wickel, Güsse (> Seite 99), Moorpackungen (> Seite 106) und Entspannungsübungen (> Seite 147) können Sie gut zu Hause durchführen.
Bei Schmerzen im Bereich der Halswirbelsäule kann nach Rücksprache mit Ihrem Arzt eine sogenannte Halskrawatte sinnvoll sein, die Sie im Sanitätsgeschäft kaufen können.
Bei Rückenschmerzen können Sie

auch ätherische Öle – z. B. Eucalyptusöl, Fichtennadelöl, Rosmarinöl – auf die Haut über den schmerzenden Stellen einreiben. Eine durchblutungsfördernde und schmerzlindernde Wirkung haben auch Pflaster oder Salben mit Paprika (> Seite 129).

Präparate mit Heilkräutern wie Kava-Kava (> Seite 126) und Johanniskraut (> Seite 125) können bei Spannungszuständen und depressiven Verstimmungen Besserung bringen.

Tips

- **Lassen Sie die Ursache Ihrer Rückenschmerzen nach Möglichkeit von Ihrem Arzt abklären, damit gezielt behandelt werden kann.**
- **Moderate Bewegung hält die Muskeln stark und flexibel. Vermeiden Sie Heben, Stoßen und Schieben sowie das wiederholte Beugen der schmerzhaften Stellen.**
- **Wechseln Sie während der Arbeit häufig die Körperhaltung. Beugen Sie sich nicht kontinuierlich über Ihre Arbeit. Halten Sie den Lesestoff in Augenhöhe.**
- **Tragen Sie Gegenstände nahe am Körper und oberhalb Ihrer Hüfte.**
- **Stellen Sie Ihren Sessel so ein, daß Ihre Füße flach auf dem Boden stehen. Wechseln Sie häufig Ihre Beinposition.**
- **Vermeiden Sie hohe Absätze.**
- **Verwenden sie 10 bis 15 Minuten Ihres Tages für sanfte Dehnungs- und Muskelstärkungsübungen.**
- **Packen Sie Eiswürfel oder Tiefkühlkost in ein Tuch und halten Sie diese Kältepackung viermal am Tag für 15 Minuten auf die schmerzende Stelle. Um Kältehautschäden zu vermeiden, legen Sie das Eis nie direkt auf die Haut auf.**
- **Ruhen Sie viel, vermeiden Sie aber verlängerte Bettruhe. Mehr als 24 Stunden Liegen kann den Heilungsprozeß verlangsamen.**

Psyche und Nervensystem

ABHÄNGIGKEIT UND SUCHT

Was ist eigentlich Sucht?

Das Risiko, an einer Sucht zu erkranken, ist in unserer Gesellschaft außerordentlich hoch. Süchtig ist jemand, der von einer Substanz (z. B. Alkohol) oder von einem bestimmten Verhalten (z. B. Glücksspiel) abhängig ist: also mit Entzugserscheinungen reagiert, wenn er auf die süchtig machende Substanz oder das süchtig machende Verhalten aus irgendwelchen Gründen verzichtet oder verzichten muß. Beide Formen können sich als schwere Krankheit äußern und ziehen häufig zahlreiche Leiden, aber auch soziale Probleme nach sich.

Die möglichen Ursachen einer Sucht

Die Ursachen der verschiedenen Formen der Abhängigkeit sind breit gefächert: Es gibt vermutlich einen gewissen Grad der »Vererbung« solchen krankmachenden Verhaltens. Ob diese allerdings durch Erziehung oder durch die Gene verursacht wird, darüber ist sich die medizinische Forschung bisher nur in Sachen Alkoholismus einig: Diese Suchtkrankheit liegt sozusagen in den Genen.
Abhängigkeiten von Substanzen konzentrieren sich auf den Mißbrauch von Alkohol, Zigaretten, Koffein, »Drogen« (Schnüffeln, Amphetamine, Kokain, Opioide, Marihuana, Haschisch, Halluzinogene, Designer-Drogen, Ecstasy etc.) und Medikamenten. Medikamentensucht rangiert – gleich hinter der Alkoholabhängigkeit – bei den Suchterkrankungen an zweiter Stelle. Weil vor allem bei Alkoholismus der Übergang zwischen Genuß und Sucht fließend verläuft, ist es sinnvoll, bereits auf die ersten Anzeichen einer Abhängigkeit möglichst schnell zu reagieren.
Eine Abhängigkeit von einem bestimmten Verhalten, z. B. Spiel-, Kauf- oder Arbeitssucht, aber auch zwanghaftes Stehlen (»Kleptomanie«) kann durch verschiedene Neurosen bedingt sein. Doch auch eine Sucht nach dem starken Ausstoß bestimmter körpereigener Hormone – etwa Endorphine oder Adrenalin – kann eine gewisse Ähnlichkeit mit einer Substanzabhängigkeit haben. Wegen der euphorisierenden Wirkung solcher Hormone sind manche Personen süchtig auf den »Kick«, den sie z. B. bei Extremsportarten oder beim Glücksspiel erleben.

Die Stadien der Sucht

Die Stadien der Abhängigkeit variieren je nach der Substanz, nach der man »süchtig« ist. Eine grobe Einteilung könnte so aussehen: Zunächst kommt es zu einer seelischen Abhängigkeit, die sich dadurch bemerkbar macht, daß man bereits unruhig wird, wenn die Substanz einmal nicht verfügbar ist. Der nächste Schritt kann körperliche Abhängigkeit sein: Der Organismus reagiert mit Beschwerden wie Schmerzen oder Zittern, wenn die jeweilige Substanz einmal nicht oder nicht ausreichend zugeführt wird.
Nicht jede Sucht erreicht diesen Grad der Abhängigkeit. Kokain- oder Haschischsucht z. B. bleibt oft auf seelische Abhängigkeit beschränkt, kann aber dennoch sehr gravierend und folgenschwer sein.

Die Folgen der Sucht

Die Folgen von Suchterkrankungen resultieren meist aus Vergiftungserscheinungen des Körpers und haben natürlich je nach Suchtmittel unterschiedliche Auswirkungen: Dazu zählen erhöhtes Krebsrisiko, Leber- und Nierenerkrankungen und teilweise schwerwiegende psychische Probleme. Nicht zu vernachlässigen sind natürlich auch die sozialen Folgen, die von Partnerproblemen über Arbeitsunfähigkeit und Arbeitslosigkeit bis hin zum finanziellen Ruin führen können.

Hilfe für Alkoholiker

Um einem Alkoholkranken helfen zu können, muß sich seine Umgebung erst einmal des Problems, das der betreffenden Person zu schaffen macht, bewußt sein. Das ist nicht immer einfach. Hier einige Anhaltspunkte, woran Sie einen Menschen mit Alkoholproblemen erkennen können:

- am Verneinen seines Problems mit dem Alkohol;
- am häufigen Trinken allein oder im Geheimen;
- am häufigen Vergessen von Terminen oder Vereinbarungen;
- am Ritualisieren eines Drinks vor, mit oder nach dem Abendessen. An der Verärgerung, wenn dieses Ritual gestört oder hinterfragt wird;
- am Verlust des Interesses an Aktivitäten und Hobbys, die Freude gemacht haben;
- an Irritationen, wenn sich die übliche Trinkzeit nähert – besonders, wenn dann kein Alkohol vorhanden ist;
- am Verstecken von Alkohol an ungewöhnlichen Plätzen zu Hause, am Arbeitsplatz oder im Auto;
- am Hinunterstürzen von Drinks, am Bestellen von Doppelten;
- am Wunsch nach einem kleinen Rausch, um sich gut oder »normal« zu fühlen;
- am Auftreten von Problemen in der Partnerschaft, im Beruf, im finanziellen oder gesetzlichen Bereich.

Wenn Sie in Sorge sind über einen Freund oder ein Familienmitglied, so besprechen Sie eine mögliche Intervention am besten mit einem Therapeuten. Wählen Sie einen günstigen Zeitpunkt, um das Problem gegenüber dem Betroffenen anzusprechen. Ein guter Moment ist oft direkt nach der Erholung nach einem Trinkvorfall. Sie sollten dann allerdings einen Behandlungplan bereit haben, den Sie vorschlagen können. Befassen Sie viele Menschen mit dem Problem, die sich Sorge um den Betreffenden machen.

Sucht bei Jugendlichen

Für Eltern ist es oft sehr schwierig, einen möglichen Drogenmißbrauch bei Jugendlichen festzustellen. Hier einige Anhaltspunkte, die Ihnen vielleicht einen Hinweis auf eine Sucht Ihres Kindes geben können.

In der Schule: Der Jugendliche zeigt plötzlich ein aktives Mißfallen gegen die Schule und sucht nach Entschuldigungen, um zu Hause zu bleiben. Die Lernleistung fällt deutlich ab.

Psychische Gesundheit: Apathie, fehlende Bereitschaft zum Zuhören.

Die äußere Erscheinung: Ihr Erscheinungsbild ist Jugendlichen besonders wichtig. Plötzliches Desinteresse am eigenen Aussehen und an der Kleidung kann ein Warnsignal sein.

Persönliches Verhalten: Übermäßige Reaktionen, wenn die Eltern das Zimmer eines Jugendlichen betreten oder fragen, wohin er ausgeht.

Geld: Plötzliche Bitten nach mehr Geld ohne hinreichende Erklärung.

Jugendliche brauchen die Chance zu einer offenen Kommunikation mit ihren Eltern. Auch wenn sie sich dagegen wehren, Gefühle mit den Eltern zu teilen, sollten Eltern versuchen, kontinuierlich ihr Interesse an den Problemen ihrer Kinder und an Gesprächen mit ihnen aufrechtzuerhalten. Dieses Engagement trägt dazu bei, daß die Beziehung nicht »abreißt«, und gibt Jugendlichen eine bessere Chance, sich den Eltern anzuvertrauen, wenn sie Probleme haben.

Wann zum Arzt?

- Sobald Ihr Konsum einer süchtig machenden Substanz oder Ihr Verhalten außer Kontrolle gerät.
- Wenn Sie an sich körperliche oder psychische Problemen ent-

decken, die Sie mit Ihrer Abhängigkeit in Verbindung bringen.
- In frühen Phasen der Sucht, wenn Sie es – wie es oft bei Zigarettenrauchern der Fall ist – einfach nicht schaffen, davon loszukommen, auch wenn Ihre Abhängigkeit noch keine Beeinträchtigung für Ihr Wohlbefinden darstellt.

Was macht der Arzt?

Das hängt von der Substanz ab, auf die Sie süchtig sind. Bei schweren Formen von Alkohol-, Medikamenten- oder Drogenabhängigkeit (Heroin vor allem) wird Sie Ihr Arzt in eine Klinik überweisen, wo Sie fachmännische Hilfe beim Ausstieg aus der Droge erhalten und wo auch Ihre Entzugserscheinungen behandelt werden. Ist die Abhängigkeit schwächer ausgeprägt, besteht auch die Möglichkeit, die Krankheit ambulant zu behandeln.
Bei Heroin-Abhängigkeit wird Ihr Arzt vielleicht ein Methadon-Substitutionsprogramm empfehlen, bei dem Heroin unter ärztlicher Aufsicht durch die legale Substanz Methadon ersetzt wird.
Leiden Sie an einer Nikotinsucht, wird er Sie über Nikotinpflaster, Nikotinkaugummis und ähnliche Präparate informieren, die Ihnen den körperlichen Entzug erleichtern können. Zusätzlich können Rauchentwöhnungs-Programme das Aufhören erleichtern. Vielleicht empfiehlt Ihnen Ihr Arzt eine spezielle Psychotherapie (> Seite 150) oder eine Hypnosebehandlung (> Seite 148).
Bei vielen Formen von Abhängigkeit bleibt eine Therapie, die sich auf den körperlichen Entzug beschränkt, ohne eine unterstützende psychotherapeutische Behandlung in den meisten Fällen mittel- bis langfristig wirkungslos. Schließlich geht es auch darum, einen neuen und verbesserten Umgang mit der jeweiligen Droge, aber auch mit persönlichen Problemen zu erlernen.
Manche Formen der Abhängigkeit lassen sich auch mit einer Akupunktur (> Seite 136) gut behandeln.

Was Sie selbst tun können

Kaum einer Krankheit läßt sich – zumindest theoretisch – so leicht vorbeugen wie Sucht: Die Substanz einfach nicht nehmen. Doch die Praxis sieht anders aus. Viele Suchtmittel, vor allem Alkohol und Nikotin, sind eine weit verbreitete gesellschaftliche Selbstverständlichkeit. Auch der schnelle Griff zum Schmerz-, Beruhigungs- oder Abführmittel ist häufig gang und gäbe. Alarmierend viele Schulkinder lernen von ihren Eltern, Erschöpfung und Angst einfach mit einer Pille »herunterzuschlucken«.
Deshalb ist es die beste Vorbeugung gegen Abhängigkeiten, gesunde Strategien für den Umgang mit Streß, Trauer, Einsamkeit oder Versagensangst zu entwickeln. Nicht jedem wird das in die Wiege gelegt. Durch Psychotherapien (> Seite 150) oder Verhaltenstherapien läßt sich die Persönlichkeit gegen die Suchtgefahr stärken. Ist man einmal in den Teufelskreis der Abhängigkeit geraten, sind Selbsthilfegruppen für viele eine gute Basis, um die persönlichen Ursachen der Sucht aufzuarbeiten.

Tips
- **Es gibt heute eine Vielzahl von Behandlungen, die Menschen mit Suchtproblemen helfen können. Eine Suchttherapie muß aber unbedingt auf den einzelnen individuell zugeschnitten sein.**

- **In Selbsthilfegruppen gibt es Unterstützung für alle, die mit ihrer Sucht Schluß machen und nicht rückfällig werden wollen.**
- **Wenn Sie täglich mehr als vier Tassen koffeinhaltige Getränke zu sich nehmen, reduzieren Sie den Konsum langsam und kontinuierlich (eine weniger pro Tag). Wenn Sie durstig sind, trinken Sie koffeinfreie Getränke, Tee oder Wasser. Die Symptome sollten nach vier bis zehn Tagen verschwinden.**

ADRESSEN

Service- und Informationsstelle für Gesundheitsinitiativen und Selbsthilfegruppen (SIGIS)
Mariahilfer Straße 176
1150 Wien
Tel: (01) 895 04 00

Blaues Kreuz (Alkoholismus)
Seeblick 37
9560 Feldkirchen
Tel. und Fax: (04276) 56 94

Bundesverband der Elternkreise Drogengefährdeter und Drogenabhängiger
Am Marschallplatz 23/3/4
1120 Wien
Tel. und Fax: (01) 803 94 12

ANGST UND PANIKATTACKEN

Beschwerden und ihre Ursachen

Angst und Fluchtreflexe sind an sich gesunde Reaktionen des Menschen auf Gefahr: Das Herz arbeitet auf Hochtouren, alle Sinne sind auf höchste Wahrnehmung geschaltet, man ist bereit, in einer brenzligen Situation sein Heil in der Flucht zu suchen. Diese prinzipiell sinnvollen Reaktionen können allerdings bei Personen mit bestimmten psychischen Störungen außer Kontrolle geraten. Dann können auch ganz alltägliche Dinge wie ein geplantes Gespräch mit dem Chef, eine bevorstehende Prüfung oder eine Auseinandersetzung mit dem Partner schwere Ängste und echten Horror auslösen – z. B. mit Herzrasen, Schweißausbrüchen, Beklemmung und Atemnot. Weiters kann Schwindel, Übelkeit und ein Gefühl, die Kontrolle zu verlieren – bis hin zur Todesangst –, auftreten.
Bei einer Angstneurose kann z. B. eine »Angst vor der Angst« entstehen, die bestimmte Situationen auslösen könnten. Tritt dieser Zustand plötzlich auf und wird er von Schweißausbrüchen, Herzflattern oder Übelkeit begleitet, spricht man von einer Panikattacke.
Außerdem können Phobien, also irrationale Ängste vor normalen und/oder harmlosen Situationen entwickelt werden und das Leben überschatten: z. B. Phobien vor bestimmten Tiere oder Insekten oder vor bestimmten Örtlichkeiten wie z. B. engen oder weiten Räumen oder Flugzeugen.
Ängste und Panikattacken können eine breite Palette möglicher Ursachen haben, z. B. Streß (> Seite 17) oder unverarbeitete Ereignisse und Konflikte.

Wann zum Arzt?

Konsultieren Sie Ihren Hausarzt, einen Psychiater oder einen Psychotherapeuten, wenn

- Ihre Ängste oder Panikattacken

zu einer großen Belastung werden
- Sie den Eindruck haben, daß Sie vereinsamen
- Sie alltägliche Tätigkeiten nicht mehr ausführen können
- bei Ihnen häufig Selbstmordgedanken auftauchen.

Was macht der Arzt?

Bei schweren Angstzuständen oder Panikattacken wird er wahrscheinlich die Symptome der Störung durch geeignete Psychopharmaka lindern. Eine solche Behandlung sollte allerdings ausschließlich von einem Psychiater durchgeführt werden – nur er ist auf solche Probleme spezialisiert.
Die seelischen Ursachen und Auslöser von Ängsten oder Panikattacken können – und sollten – im Rahmen einer Psychotherapie (> Seite 150) oder einer Verhaltenstherapie bearbeitet werden, wahlweise von einem Psychiater oder einem Psychotherapeuten.
In manchen Fällen kann auch eine Akupunktur (> Seite 136) oder Entspannungstechnik (> Seite 147) zu einer Linderung der Beschwerden beitragen.

Was Sie selbst tun können

Bei leichten Fällen nervöser Unruhe können z. B. eine Aromatherapie (> Seite 147) mit beruhigenden ätherischen Ölen, Entspannungstechniken (> Seite 147), Massagen oder stimulierende Wechselbäder (> Seite 104, 105) hilfreich sein. Bei schweren Angstzuständen können solche Hausmittel begleitend zu einer Behandlung mit geeigneten Medikamenten den Heilungsverlauf beschleunigen. Präparate oder Tees mit Johanniskraut (> Seite 125) oder Kava-Kava (> Seite 126) lindern Ängste und Spannungszustände, Baldriantee (> Seite 119) oder Hopfenzapfentee (> Seite 125) beruhigt und erleichtert das Einschlafen.

Tips

- **Versuchen Sie nicht, Ihre Angstgefühle durch jahrelange Anti-Angst-Medikamente ohne strenge ärztliche Aufsicht selbst zu behandeln. Ein erhöhtes Risiko einer Abhängigkeit und Sucht besteht. Ein kurzer Gebrauch mit geringer, aber effektiver Dosierung ist sicherer.**
- **Vertrauen Sie sich anderen Menschen an, weil bereits das Gespräch eine gewisse Erleichterung bringen kann. Suchen Sie am besten fachlichen Rat und Hilfe.**
- **Stellen Sie sich der Angst, um den Kreislauf »Angst vor der Angst« zu durchbrechen.**

ADRESSE

Österreichischer Bundesverband für Psychotherapie (ÖBVP)
Rosenbursenstraße 8/3/7
1010 Wien
Tel: (01) 512 70 90
Fax: (01) 512 70 91

ALZHEIMER

Beschwerden und ihre Ursachen

Bei der Alzheimerschen Krankheit leiden die davon Betroffenen unter einem stetigen Verfalls- und Abbauprozeß einiger Gehirnregionen. Letztlich führt das zum völligen Verlust des Gedächtnisses, sämtlicher intellektueller

Fähigkeiten und hundertprozentiger Pflegebedürftigkeit.
Die Ursachen dieser Krankheit sind heute noch nicht restlos geklärt. Fest steht, daß Eiweißablagerungen sukzessive immer mehr Nervenbahnen blockieren und damit zu einem Absterben von Gehirnzellen führen. Weltweit leiden rund 20 Millionen Menschen an dieser Krankheit. Weil Alzheimer fast ausschließlich ältere Menschen betrifft, werden die ersten Anzeichen häufig mit altersbedingter Vergeßlichkeit (> Gesund leben im Alter, Seite 71) verwechselt. Doch Alzheimer zeigt bereits in der Frühphase typische Symptome: Komplexe Zusammenhänge werden nicht mehr erkannt. Die Merkfähigkeit – vor allem bei Namen und Zahlen – schwindet, die räumliche Orientierung läßt nach, die Betroffenen werden unruhig und ängstlich, häufig auch aggressiv oder depressiv. Sie tun sich schwer damit, sich neue Dinge zu merken, haben die Tendenz, sich zu wiederholen, und verlegen ständig Gegenstände.

Wann zum Arzt?

Die Alzheimersche Krankheit ist noch nicht heilbar, doch je früher sie diagnostiziert wird, desto größer sind die Chancen, den Krankheitsverlauf etwas aufzuhalten. Deshalb sind die oben erwähnten typischen Signale ein Grund für einen Arztbesuch.

Was macht der Arzt?

Er wird mit psychologischen Tests und einem Gedächtnis-Test, einem Blut-Test und bildgebenden Verfahren (Röntgen, Kernspintomographie) feststellen, ob es sich tatsächlich um Alzheimer handelt. Medikamente, die in den Gehirnstoffwechsel eingreifen, sind noch in Erprobung beziehungsweise sind nur symptomatisch erfolgreich. Der Arzt sollte deshalb den Patienten und ihm nahestehende Personen unter anderem über den richtigen Umgang mit diesem Leiden beraten, das für den Kranken und seine Umgebung zu einer schweren Belastung werden kann.

Was Sie selbst tun können

Wer unter Alzheimer leidet, braucht Beständigkeit in jeder Hinsicht: Das betrifft die Bezugspersonen genauso wie die Umgebung: Möbel sollten nicht verrückt, geregelte Essenszeiten eingehalten werden. Im Frühstadium wirkt regelmäßiges Training des Gehirns (> Fit im Alter, Seite 70) dem Verfallsprozeß entgegen.

Tips

- **Suchen Sie beim Autofahren nach charakteristischen Landschaftsveränderungen, und sprechen Sie Ihre Route und den Namen von Straßen laut aus, um sich im Gedächtnis Dinge einzuprägen. Assoziieren Sie Nummern mit Liedern oder anderen Dingen.**
- **Schreiben Sie Listen, notieren Sie sich sämtliche wichtigen Aufgaben und Verabredungen.**
- **Versuchen Sie, sich nicht zu sorgen und zu kränken. Das Kränken über den Gedächtnisverlust kann ihn verschlechtern.**

ADRESSE

Martha Frühwirt Zentrum für medizinische Selbsthilfegruppen
Obere Augartenstraße 26–28
1020 Wien
Tel.: (01) 332 51 66
Fax: (01) 334 21 41
E-mail: alzheimeraustria@via.at

DEPRESSIONEN UND DEPRESSIVE VERSTIMMUNGEN

Beschwerden und ihre Ursachen

Etwa 15 Prozent aller Menschen, die wegen körperlicher Beschwerden zum Arzt gehen, leiden eigentlich an einer mehr oder weniger starken Depression. Doch nur wenige davon gestehen sich dieses Leiden ein, und viel zu selten wird es überhaupt diagnostiziert. Die Depression wird noch immer und mit gutem Grund als »die unerkannte Krankheit« bezeichnet.

Je nach Schwere unterscheidet man zwischen »leichten« Formen wie einer gewissen Melancholie, »mittelschweren« Formen und der schweren, oft lebensbedrohlichen Depression. Die Krankheit äußert sich durch anhaltende chronische Trauer, Lustlosigkeit, Entscheidungs- und Antriebsschwäche und ein Gefühl der Minderwertigkeit. Oft leiden davon betroffene Personen auch unter Energieverlust, Stimmungsschwankungen, gesteigertem Eßverhalten, Konzentrations- und Merkstörungen, einem Schuldgefühl oder einem fehlenden Selbstwertgefühl sowie unter Schlafstörungen (> Seite 182), Appetitlosigkeit (> Seite 266) und ständiger Müdigkeit (> Seite 180). Manche Fälle von Alkoholismus (> Seite 173) sind auf Depressionen zurückzuführen: Viele Depressionskranke, die nicht angemessen behandelt werden, trinken, um ihre Stimmung auf diesem Weg zu verbessern. Und hinter manchem Fall von Arbeitslosigkeit oder Arbeitsunfähigkeit steckt eine Depression. Im Verlauf der Krankheit kapseln sich Depressive immer mehr ab, und die Selbstmordgefahr steigt bedrohlich.

Manchmal löst ein einzelner Faktor, manchmal ein Bündel von Ursachen die Krankheit aus. Dazu zählen Stoffwechselstörungen im Gehirn, Schwankungen im Hormonhaushalt oder unverarbeitete Lebenskrisen.

Wann zum Arzt?

Hält eine depressive Verstimmung, die quasi »aus dem Nichts« kommt, mehr als zwei Wochen an, ist ein Gespräch mit dem Arzt notwendig. Die Behandlung einer Depression muß von einem Psychiater durchgeführt werden – nur er ist für die Therapie solcher Probleme ausgebildet. Suchen Sie spätestens dann ärztlichen Rat, wenn es Ihnen – oder einer Ihnen nahestehenden Person – nicht mehr möglich ist, am sozialen Leben teilzuhaben und Gedanken an Selbstmord und Tod immer mehr Raum einnehmen.

Was macht der Arzt?

Schwere Depressionen müssen in aller Regel mit geeigneten Medikamenten behandelt werden. Falsche Scheu vor »zuviel Chemie« ist hier nicht angebracht, weil solche Antidepressiva Leben retten können. Unterstützend kann eine Psychotherapie (> Seite 150) oder Verhaltenstherapie Entlastung bringen. In manchen Fällen können sie auch ausreichen – bitte besprechen Sie das mit Ihrem Arzt.

Vielleicht empfiehlt Ihnen Ihr Arzt auch Präparate mit Johanniskraut (> Seite 125), die sich bei leichten und mittelschweren Depressionen, unterstützend aber auch bei schweren Formen, als wirksam erwiesen haben.

Was Sie selbst tun können

Ausdauersport (> Seite 22) ist ein gutes Mittel gegen depressive Verstimmung: Denn dabei werden im Organismus »Endorphine« – sogenannte »Glückshormone« – frei. Sorgen Sie für genug Licht, und bewegen Sie sich, möglichst noch bei Tageslicht, an der frischen Luft. Eine stimmungsaufhellende und kreislaufanregende Wirkung können auch Bäder und Güsse (> Seite 99) bringen. Johanniskraut (> Seite 125) wirkt stimmungsaufhellend.

Tips

- **Teilen Sie Ihre Gefühle. Sprechen Sie mit einem Menschen, dem Sie vertrauen – egal ob Freund, Ehepartner, Familienmitglied oder Geistlicher.**
- **Verbringen Sie Zeit mit anderen Menschen.**
- **Regelmäßige körperliche Aktivität kann die Stimmung heben.**
- **Achten Sie auf genug Erholung, Schlaf und eine ausgewogene Ernährung.**
- **Unternehmen Sie nicht zuviel auf einmal.**
- **Setzen Sie sich erreichbare Ziele.**

ERSCHÖPFUNG UND CHRONISCHE MÜDIGKEIT

Beschwerden und ihre Ursachen

Ständige Erschöpfung und Müdigkeit erreichen heute in den Industriestaaten eine alarmierende Verbreitung. Bewegungsmangel und vor allem falsche Ernährungsgewohnheiten, die in weiterer Folge zu Mangelerscheinungen bei Vitaminen und Mineralstoffen (> Seite 28) führen können, beeinträchtigen auf Dauer die Leistungsfähigkeit. Dazu kommt noch der Dauerstreß (> Seite 17), der bei unserer modernen Lebensweise nicht immer leicht zu vermeiden ist und zu einem Gefühl des Ausgebrannt-Seins, dem »Burnout-Syndrom«, führen kann.

Sollte das Gefühl der Erschöpfung länger als ein halbes Jahr anhalten, sollten die Lymphknoten anschwellen und leichtes Fieber, Kopfschmerzen, Gelenks- und Muskelschmerzen dazukommen, könnte es sich bei diesem Beschwerdenbündel um eine Krankheit namens CFS (Chronic Fatigue Syndrom) handeln: die chronische Müdigkeit. Während sich dieses Krankheitsbild deutlich und immer häufiger zeigt, gibt es über die genauen Ursachen lediglich Spekulationen: Sie reichen von einer möglichen Viruserkrankung über eine Immunerkrankung und hormonelle Störung bis hin zur übermäßigen Belastung mit Umweltgiften. Aber auch psychosomatische Prozesse durch Überbelastung und Streß können dafür verantwortlich sein. Davon Betroffene büßen oft bis zur Hälfte ihrer Leistungsfähigkeit ein und können unter Muskelschwäche und Apathie leiden.

Wann zum Arzt?

Wenn Sie sich über einen längeren Zeitraum hinweg ständig schlapp fühlen, rasch ermüden und dies nicht durch besondere Überbelastung erklärt werden kann. In vielen Fällen ist Müdigkeit auch ein wertvoller Hinweis auf eine Erkrankung – z. B. Eisenmangel – oder eine persönliche Überforderung und sollte entsprechend ernst genommen werden.

Was macht der Arzt?

Er wird Sie auf mögliche Krankheiten untersuchen, die sich durch ständige Müdigkeit bemerkbar machen. Wird

dabei keine körperliche Ursache entdeckt, werden eventuell Medikamente zur Stärkung des Immunsystems und Vitamin- und Mineralstoffpräparate verschrieben. Vielleicht empfiehlt Ihnen Ihr Arzt auch eine Psychotherapie (> Seite 150), eine Verhaltenstherapie oder eine Entspannungstechnik (> Seite 147).
Eine wirksame Behandlung von CFS gibt es heute noch nicht.

Was Sie selbst tun können

Eine Ernährung mit viel Obst und Gemüse (> Seite 28) versorgt Sie, wenn Sie dies gut vertragen, mit wichtigen Nährstoffen. Sportliche Betätigung (> Seite 22) weckt zusätzlich Ihre Lebensgeister. Mit Hilfe von Entspannungstechniken (> Seite 147) können Sie Streß abbauen und zwischendurch »Kraft schöpfen«. Bei vielen Personen bewähren sich auch Präparate mit Ginseng (> Seite 124).

Tips

- **Achten Sie auf genügend Nachtschlaf – sechs bis acht Stunden ununterbrochener Schlaf wäre günstig.**
- **Sorgen Sie immer wieder für Pausen – im Beruf wie im Privatleben.**
- **Seien Sie körperlich aktiv. Beginnen Sie langsam und steigern Sie allmählich das Niveau.**
- **Falls Sie übergewichtig sind, nehmen Sie ab.**
- **Trinken Sie viel Flüssigkeit – mindestens zwei Liter pro Tag, außer Sie sind herz- oder lungenkrank.**
- **Besprechen Sie Ihre Medikamente mit Ihrem Arzt; um auszuschließen, daß die Müdigkeit eine unerwünschte Wirkung dieser Medikamente ist.**
- **Hören Sie auf mit dem Rauchen.**

MULTIPLE SKLEROSE

Beschwerden und ihre Ursachen

Multiple Sklerose ist eine bis heute unheilbare Erkrankung des zentralen Nervensystems, die schleichend verläuft und zu immer gravierenderen körperlichen Behinderungen führt. Die genauen Ursachen sind noch nicht eindeutig geklärt. Möglicherweise bedingen Vernarbungen nach Entzündungen des Nervensystems dessen schleichende Zerstörung: Die Nährstoffversorgung der angegriffenen Nervenstränge funktioniert dann nicht mehr.
Die Krankheit verläuft in Schüben, zwischen denen Monate, manchmal auch Jahre liegen können. Erste Anzeichen sind Zittrigkeit, Taubheitsgefühle, Seh- oder Sprachstörungen. Im weiteren Verlauf leiden die Betroffenen unter Gehstörungen bis hin zu Lähmungen einer oder mehrerer Extremitäten, Störungen der Koordination, Beeinträchtigung der Muskulatur und Körperwahrnehmung. Außerdem besteht die Gefahr von Thrombosen.

Wann zum Arzt?

Bei Muskelschwäche, Zittrigkeit und Taubheitsgefühlen sollten Sie umgehend einen Neurologen aufsuchen. Multiple Sklerose setzt meist zwischen dem 20. und 40. Lebensjahr ein.

Was macht der Arzt?

Durch eine Untersuchung des Gehirnwassers und mit Hilfe von Magnetresonanztomographie kann er feststellen, ob eine Multiple Sklerose vorliegt. Bestätigt sich der Verdacht, wird er entzündungshemmende bzw. immunmodulierende Medikamente, z. B.

Interferone, verschreiben. Zudem wird er eine Physio- oder Ergotherapie in den Behandlungsplan einbeziehen, damit die Körperfunktionen durch gezieltes Training so lang wie möglich intakt bleiben. Auch Akupunktur (> Seite 136) oder Akupressur (> Seite 137) können die Behandlung sinnvoll ergänzen.

Was Sie selbst tun können

Multiple Sklerose ist eine chronische Krankheit, der Umgang mit dieser schwierigen Lebenssituation stellt eine große Belastung dar. Doch je eher davon Betroffene lernen, sich körperlich und psychisch darauf einzustellen, desto besser wird es ihnen gehen und desto milder kann sich der Krankheitsverlauf gestalten. Entspannungstechniken (> Seite 147), Physikalische Therapien oder Massagen) können hier einen wertvollen Beitrag leisten.

Tips

- **Es gibt derzeit zwar keine Heilung von MS, aber mit neuen Medikamenten und den altbewährten Corticosteroiden und dem Hormon ACTH gelingt es immer wieder, Erleichterung zu erzielen.**
- **Individuell abgestimmte körperliche Bewegungs- und Beschäftigungstherapie ist wichtig, um eine positive mentale Einstellung zu erhalten und Depressionen zu vermeiden.**

ADRESSE

Österreichische MS-Gesellschaft
Dachverband
Universitätsklinik für Neurologie
Währinger Gürtel 18–20
1090 Wien
Tel: (01) 404 00-3121
Fax: (01) 404 00-3141

SCHLAFSTÖRUNGEN

Beschwerden und ihre Ursachen

Fast jeder dritte Österreicher leidet unter Schlafstörungen: Es treten Schwierigkeiten beim Einschlafen auf, manche Betroffene wachen in den frühen Morgenstunden auf und können nicht mehr weiterschlafen. Bei anderen wiederum fehlen Tiefschlafphasen, sie finden deshalb keine Erholung und wachen wie gerädert auf. Auch eine Schlafapnoe kann Müdigkeit trotz ausreichendem Schlaf verursachen: Dabei setzt während des Schlafes – meist völlig unbemerkt – kurzfristig die Atmung aus (> Der gesunde Schlaf, Seite 45).

Sehr häufig sind Schlafstörungen auf Depressionen (> Seite 179) zurückzuführen. Auch bestimmte Krankheiten, Streß und unverarbeitete Konflikte, Alkohol, Nikotin oder Medikamentenmißbrauch – vor allem von Schlafmitteln – können die Nachtruhe beeinträchtigen. Viele Schlafstörungen sind förmlich »antrainiert«: Wegen kurzfristiger Sorgen fällt einem ein, zwei Nächte das Einschlafen schwer. Die Krise ist längst bereinigt, doch die Angst, »wieder einmal nicht einschlafen zu können«, bleibt und verhindert erst recht eine gute Nachtruhe.

Wann zum Arzt?

Wenn Schlafschwierigkeiten zu einer gravierenden seelischen Belastung werden, wenn Sie unter ständiger Müdigkeit und Konzentrationsschwierigkeiten leiden.

Was macht der Arzt?

Nach einer eingehenden Untersuchung kann er Sie an ein Schlaflabor überweisen, wo das Schlafproblem durch EEG-Messungen und Schlafbeobachtung genau analysiert wird. Dementsprechend wird er mit entsprechend dosierten Schlafmitteln und/oder Psychotherapien (> Seite 150) das Problem behandeln. Vielleicht empfiehlt Ihnen Ihr Arzt auch eine Akupunktur (> Seite 136), die bei vielen Personen sehr wirksam sein kann.

Was Sie selbst tun können

Schlafmittel haben ein hohes Suchtrisiko, deshalb sollten Sie so gut es geht darauf verzichten. Entspannungstechniken (> Seite 147) können Ihnen dabei helfen, innere Unruhe zu lösen. Einige Heilpflanzen sind für ihre beruhigende oder sonstige die Stimmung beeinflussende Wirkung bekannt, z. B. Baldrian (> Seite 119), Hopfen (> Seite 125), Johanniskraut (> Seite 125), Kava-Kava (> Seite 126) oder die Melisse (> Seite 128).
Eine warmes Bad (> Seite 105) oder eine kalte Dusche vor dem Schlafengehen wirkt bei vielen Personen schlaffördernd.

Tips

- **Entwickeln Sie ein Ritual vor dem Zu-Bett-Gehen.**
- **Vermeiden Sie einen Nachmittagsschlaf.**
- **Vermeiden Sie körperliche Aktivitäten vor dem Schlafengehen.**
- **Lesen Sie nicht im Bett und sehen Sie vor dem Schlafengehen nicht fern.**
- **Nehmen Sie ein bis zwei Stunden vor dem Zu-Bett-Gehen ein warmes Bad.**
- **Vermeiden Sie große Abendessen, Spätmahlzeiten und Alkohol vor dem Niederlegen.**
- **Versuchen Sie Entspannungsübungen.**
- **Halten Sie Ihre Schlafumgebung dunkel, ruhig und angenehm kühl.**

ADRESSEN

Österreichischer Bundesverband für Psychotherapie (ÖBVP)
Rosenbursenstraße 8/3/7
1010 Wien
Tel: (01) 512 70 90
Fax: (01) 512 70 91

Bundesverband Österreichischer Psychologinnen und Psychologen (BÖP)
Garnisongasse 1
1090 Wien
Tel: (01) 407 26 71
Fax: (01) 407 26 73

STRESSBEDINGTE BESCHWERDEN

Beschwerden und ihre Ursachen

Streß ist ein Zustand hoher Angespanntheit und Wachsamkeit. Die geschärften Sinne, die mit dem Streß einhergehen, versetzen uns in gefährlichen oder brenzligen Situationen in die Lage, rasch zu reagieren und notfalls die Flucht zu ergreifen – insofern ist Streß in Extremsituationen höchst sinnvoll und überlebenswichtig. Als dauerhafter Zustand – etwa als Folge von Lärm, großen Anforderungen oder starker psychischer Belastung – ist Streß jedoch problematisch und kann langfristig krank machen. Dann werden Streßhormone wie Adrenalin und Cortisol ausgeschüttet, der Blutdruck kann ansteigen, und der Blutzuckerwert ebenso wie die Blutfettwerte können ungünstig beeinflußt werden. So einer Dauerbelastung ist unser Organismus nicht gewachsen, und die Gefahr von Beschwerden und Krankheit steigt. Zuviel Streß kann sich unter anderem psychisch durch Nervosität, Ängste, depressive Verstimmung, ein Gefühl der Hilflosigkeit, Zorn, Überempfindlichkeit, aber auch durch Heißhunger oder Appetitlosigkeit, Atemnot, Verdauungsbeschwerden, Herzjagen, Schlafstörungen, Rückenschmerzen oder Kopfschmerzen bemerkbar machen. In weiterer Folge steigt dann das Risiko für Herzinfarkte und Magen-Darm-Geschwüre.
Streß kann auch die Qualität der körpereigenen Abwehr beeinflussen. (> Psychoneuroimmunologie, Seite 17)

Wann zum Arzt?

Wenn Sie den Eindruck haben, daß bei Ihnen körperliche oder seelische Beschwerden von stressenden Situationen ausgelöst werden.

Was macht der Arzt?

Zunächst sollte er durch eine ausführliche Untersuchung mögliche körperliche Ursachen Ihrer Beschwerden ausschließen. Ist es klar, daß die Beschwerden vermutlich durch Streß ausgelöst werden, sollte Sie der Arzt über verschiedene Wege zur besseren Streßbewältigung und/oder des Streßabbaues informieren. Vielleicht empfiehlt er Ihnen eine Entspannungstechnik (> Seite 147), ein Streßbewältigungsprogramm oder eine geeignete Psychotherapie (> Seite 150) oder Verhaltenstherapie. Als »erste Hilfe« können auch angstlösende Medikamente verschrieben werden. Dies sollte allerdings einem Psychiater vorbehalten bleiben.
Bei einer Reihe von Patienten erweist sich auch eine Akupunktur (> Seite 136) als nützlich.

Was Sie selbst tun können

Streß können Sie vorbeugen, indem Sie versuchen, Phasen starker Belastungen durch entsprechende Ruhephasen abzulösen. Betreiben Sie nach starkem beruflichem oder privatem Streß etwas Sport, machen Sie Bewegung, nehmen Sie ein heißes Bad – kurz: tun Sie sich etwas Gutes.
Versuchen Sie, zwischenmenschliche Konflikte nicht zu verdrängen, sondern auszusprechen, weil das »Herunterschlucken« von Problemen ein hohes Streßrisiko birgt. Mit Entspannungstechniken (> Seite 147) können Sie Ihre Fähigkeit verbessern, auch bei Anspannung ruhig Blut zu bewahren.
Pflanzliche Präparate aus Johannis-

kraut (> Seite 125) oder Kava-Kava (> Seite 126) können innere Anspannung lindern. Baldrian (> Seite 119), Hopfen (> Seite 125) oder Melisse (> Seite 128) wirken beruhigend.

Tips

- **Lernen Sie, sich zu entspannen.**
- **Diskutieren Sie Ihre Sorgen mit einem Freund. Das Sprechen hilft, die Belastungen zu erleichtern und die Dinge in die richtige Perspektive zu rücken.**
- **Lernen Sie mit Ärger und Zorn umzugehen. Ärger und Zorn sollen ausgedrückt werden, aber vorsichtig. (Zählen Sie bis 10)**
- **Fahren Sie weg. Eine Veränderung hilft oft dabei, eine neue Perspektive zu gewinnen.**
- **Seien Sie realistisch. Setzen Sie sich realistische Ziele. Setzen Sie Prioritäten.**

Erkrankungen der Atemwege

FIEBER UND ERKÄLTUNGS-KRANKHEITEN

Beschwerden und ihre Ursachen

Eine Million Krankenstandsfälle aufgrund von Infektionen der oberen Luftwege verzeichneten die österreichischen Krankenkassen im Jahr 1996. Sechsmal Schnupfen pro Jahr, mit einem Häufigkeitsgipfel in den Monaten November, Dezember und Jänner, gilt als normal. Weitergegeben werden die Krankheitserreger mit winzig kleinen Schleimtröpfchen von Mensch zu Mensch. Dabei muß man nicht einmal direkt angeniest oder angehustet werden. Die schnupfenverursachenden Viren sind auch im Trockenen Überlebenskünstler. Bis zu zwei Stunden auch außerhalb des schützenden Schleimes haltbar, können sie von Hand zu Hand weitergereicht werden. Wer einem Infizierten die Hand schüttelt und sich dann die Nase reibt oder etwas ißt, ist bereits angesteckt.

Es kann aber auch zu sogenannten Superinfektionen kommen, wenn auf den viralen Infekt eine Infektion mit Bakterien folgt und sich dann z. B. eine Lungenentzündung (> Seite 189) oder eine Entzündung der Nebenhöhlen (> Seite 191) entwickelt.

Erkältungen – Ärzte bezeichnen sie häufig als »banalen« oder »grippalen« Infekt – beginnen meistens mit Unwohlsein, Schnupfen, Fieber, Abgeschlagenheit und Frösteln. Kommt es zu schmerzhaftem Husten, eventuell in Verbindung mit weißlich-gelblichem Auswurf, liegt eine akute Bronchitis vor. Bei dieser handelt es sich um eine Infektion der Bronchialschleimhaut zumeist mit Viren, manchmal auch mit Bakterien; eine akute Bronchitis kann auch chronisch werden.

Später können dann häufig verschiedene Schmerzen dazukommen, z. B.

Gelenkschmerzen, Gliederschmerzen, Halsschmerzen mit Schluckbeschwerden, Kopfschmerzen und ein schmerzhaftes Druckgefühl oberhalb des Brustbeins. Auch Ohrenschmerzen treten häufig im Zusammenhang mit Erkältungskrankheiten auf, besonders bei Kindern (> Seite 285). Stechende, pulsierende Schmerzen, die oft von einem Ohrensausen und starken Kopfschmerzen begleitet werden, sind typisch für eine Mittelohrentzündung. Wenn jedoch ohne begleitenden Schnupfen Schluckschwierigkeiten, Fieber und schmerzhaft vergrößerte Lymphknoten auftreten, kann es sich um eine Angina (»Tonsillitis«) handeln. Bleibt eine Angina unbehandelt, kann es als Folgeerkrankung zu rheumatischem Fieber kommen und schließlich zu bleibenden Herzschäden.

Die jährliche Grippewelle

Zwar meinen die meisten Leute einen banalen Infekt, wenn sie behaupten, sie hätten »die Grippe« erwischt, und die Symptome beider Infektionskrankheiten mögen einander tatsächlich ähneln. Doch die Influenza-Viren sind weit aggressiver. Wer damit infiziert wurde, merkt den Unterschied meistens sofort: Kopf- und Gliederschmerzen, hohes, plötzlich auftretendes Fieber – 40 °C sind nicht selten – mit Schüttelfrost und Erschöpfung setzen auch den Aktivsten außer Gefecht. Wer einmal angesteckt ist, sollte ins Bett und sich auskurieren.

Für gewöhnlich wird der Organismus auch mit Grippeviren innerhalb von einer Woche fertig, die Abgeschlagenheit und geringe körperliche Belastbarkeit sind allerdings noch zwei, drei Wochen spürbar. Doch da das Immunsystem vom Kampf gegen den Feind ziemlich mitgenommen ist und die Schleimhäute der oberen Atemwege durch Virusenzyme beschädigt sind, können sich andere Krankheitserreger um so leichter einschleichen. So ist das Influenza-Virus selbst nur bedingt für den oft schlimmen Ausgang der Erkrankung verantwortlich zu machen – 80 Prozent der Grippetodesfälle sind auf eine hinzukommende Lungenentzündung zurückzuführen.

Ob es zu einer Epidemie oder gar einer Pandemie kommt, bei der sich das Virus in der ganzen Welt ausbreitet, hängt hauptsächlich davon ab, wie gut es von Mensch zu Mensch übertragbar ist. Diese leichte Übertragbarkeit wird nach bisherigen Forschungsergebnissen von der Oberfläche des Virus bestimmt, genauer gesagt von den Stacheln, die es trägt. Denn diese Stacheln sind es, die den Transport des Virus-Erbguts (»RNS«) in die Wirtszelle vermitteln. Je reibungsloser diese Übergabe erfolgt, desto rascher vermehrt sich das Virus.

Wann zum Arzt

- Wenn Ihre Erkältung mit Benommenheit oder Nackensteifigkeit einhergeht;
- wenn Sie unter hohem Fieber, Atemproblemen oder heftigen Brust-, Kopf-, Hals- oder Ohrenschmerzen leiden und sich diese Beschwerden nicht nach einigen Tagen wieder bessern;
- wenn Sie Blut husten;
- bei Schluckschwierigkeiten und schmerzhaft vergrößerten Lymphknoten;
- immer bei Verdacht auf Lungen- (> Seite 189) oder Mittelohrentzündungen (> Seite 220).

Was macht der Arzt?

Er wird abzuklären versuchen, ob eine bakterielle Infektion vorliegt und diese ggf. mit Antibiotika bekämpfen. Liegt eine akute Bronchitis, eine Lungenentzündung oder eine Nebenhöhlenentzündung vor, wird er diese mit geeigneten Medikamenten behandeln.
Vielleicht empfiehlt Ihnen Ihr Arzt auch Hausmittel wie z. B. einen Wickel oder ein homöopathisches Medikament. Antibiotika sollten nur dann verschrieben werden, wenn eindeutig festgestellt wurde, daß eine Bakterieninfektion für die Beschwerden verantwortlich ist – gegen Viren sind Antibiotika wirkungslos.
Bei chronischen Mandelentzündungen und chronischen Entzündungen der Nasennebenhöhlen kann eine Operation erforderlich sein.

Die Grippe-Impfung

Obwohl die Grippeviren, die wie die Erkältungsmikroben durch Schleimtröpfchen weitergegeben werden, alljährlich ihre Hülle ändern und das Immunsystem deshalb bei jedem Kontakt neue Antikörper produzieren muß, um sich gegen die Keime zur Wehr zu setzen, gibt es einen relativ sicheren Schutz vor Ansteckung: die Impfung, die allerdings jedes Jahr erfolgen muß. Um die neuen Stämme auszuforschen, die Jahr für Jahr gebildet werden, hat die Weltgesundheitsorganisation WHO eine Art Frühwarnsystem eingerichtet. Mehr als hundert Labors wachen weltweit über die Verwandlung der Viren, um rechtzeitig einen wirksamen Impfcocktail mischen zu können.
Der Oberste Sanitätsrat empfiehlt die jährliche Grippeimpfung allen Personen, für die eine Grippe ein vergleichsweise höheres Risiko darstellt. Z. B. chronisch Kranken mit Herz- und Kreislaufleiden, Erkrankungen der Luftwege, der Nieren, Stoffwechselkrankheiten wie z. B. Diabetes und Immundefekten. Ebenso gehören Personen ab dem 65. Lebensjahr zur Gruppe mit erhöhtem Risiko. Zum Schutz älterer Personen und von Risikogruppen sollten Betreuungspersonen – etwa in Spitälern, Altersheimen und im Haushalt – ebenfalls geimpft werden. Außerdem kann diese Impfung jedem empfohlen werden, der sich oder seine Familie gegen Influenza schützen will.
Der bevorzugte Termin für die Massenimpfungen ist der Herbst. Grundsätzlich kann aber zu jeder Zeit, auch bei Beginn einer Epidemie, geimpft werden.
Nach einer Grippeimpfung kann es zu Rötungen um die Einstichstelle oder leichtem Fieber mit Muskel- oder Gliederschmerzen kommen. Doch sind diese Beschwerden harmlos im Vergleich zu den möglichen Folgen einer echten Grippe.

Was Sie selbst tun können

Vorbeugende Maßnahmen
Erkältungen können Sie durch einige Maßnahmen bis zu einem gewissen Grad vorbeugen. Weil im Winter die Luft in geheizten Räumen oft sehr trocken ist und ausgetrocknete Schleimhäute zu einer höheren Infektionsanfälligkeit beitragen, sollten Sie die Raumluft mit einem Luftbefeuchter feucht halten. Um bei Erkältungskrankheiten Ohrenschmerzen vorzubeugen, sollten Sie die Ohren vor Kälte und Zugluft schützen.
Regelmäßige Saunabesuche, Kneipp'-

sche Bäder und Güsse (> Seite 99) und eine ausgewogene, vitaminreiche Ernährung mit viel Obst und Gemüse können die Abwehrkräfte des Organismus unterstützen.

Hausmittel, die helfen können

- Je nach der Art der Beschwerden können Lutschtabletten (z.B. Emser Salz) bei Halsschmerzen oder abschwellende Nasentropfen bei Schnupfen oder Nasennebenhöhlenentzündungen sinnvoll sein.
- Bei Schmerzen, die im Zusammenhang mit einer Erkältungskrankheit auftreten, sind schmerzlindernde, entzündungshemmende und fiebersenkende Präparate mit Acetylsalicylsäure, Ibuprofen oder Paracetamol zweckmäßig. Präparate mit diesen Wirkstoffen sind meistens bei allen Schmerzen wirksam, die bei Erkältungskrankheiten auftreten können, auch bei Ohren- und Halsschmerzen und Schmerzen der Nasennebenhöhlen.
- Wickel und Packungen sind bewährte Hausmittel gegen Erkältungskrankheiten. (> Seiten 99, 101)
- Machen Sie bei den ersten Anzeichen einer Erkältung ein ansteigendes Fußbad. (> Seite 104)
- Nehmen Sie für eine Schwitzkur ein warmes Bad (ca. 39 °C Wassertemperatur, 15 Minuten), trinken Sie zwei Tassen Holunder- oder Lindenblütentee (verstärkt die Schweißbildung), legen Sie sich mit einer Wärmflasche ins Bett, ziehen Sie Wollsocken und eine Wollmütze an und decken Sie sich mit mindestens einer dicken Tuchent zu. Nach etwa einer Stunde reiben Sie sich mit einem kühlen Waschlappen ab, trocknen Sie sich ab und gehen Sie wieder ins Bett.
- Inhalieren Sie mit heißem Wasser, es geht auch Majoran-, Thymian- oder Rosmarintee. Das wirkt bei Schnupfen und bei Husten schleimlösend.
- Machen Sie bei Fieber einen fiebersenkenden Wadenwickel (> Seite 100).
- Gemüsesuppen mit viel Zwiebel, Knoblauch und scharfen Paprikaschoten wirken keimtötend und schweißtreibend. Der Scharfstoff Capsaicin aus scharfem Paprika wirkt nicht, wie lange Zeit behauptet, schleimhautreizend, sondern hat im Gegenteil eine schützende Wirkung. Allerdings sind scharfe Speisen nicht für jeden verträglich.
- Wer bereits bei den ersten Anzeichen einer Erkältung einen Einlauf macht, hat nach der Ansicht von Naturheilkundlern gute Chancen, die Krankheit abzuschwächen oder überhaupt loszuwerden. Bei Fieber sollte der Einlauf drei- bis sechsmal pro Tag wiederholt werden, bis das Allgemeinbefinden besser ist und die Temperatur sinkt. (> Seite 108)

Pflanzliche Mittel gegen Erkältungskrankheiten

- Präparate mit blassem oder rotem Sonnenhut können in frühen Stadien einer Erkältungskrankheit deren Verlauf günstig beeinflussen.
- Präparate mit Weidenrinde können bei Erkältungskrankheiten ei-

ne gewisse schmerzlindernde Wirkung haben.

- Bei Bronchitis können Tees mit Heilpflanzen, die ätherische Öle enthalten, z. B. Salbeiblätter oder Thymiankraut, oder Fertigpräparate mit Efeu Reizungen lindern und das Abhusten erleichtern.
- Bei Husten können Tees oder Fertigpräparate mit Efeu, Eibisch, Isländischem Moos, Lindenblüten, Malvenblättern, Süßholzwurzel oder Thymiankraut die Beschwerden lindern.
- Bei Schnupfen können Inhalationen, z. B. mit Eucalyptusöl, Kamillentee oder -extrakt, Minzöl, Salbeitee, Thymiantee oder Pfefferminzöl das Atmen erleichtern und insgesamt die Beschwerden lindern.
- Bei Halsschmerzen können Pastillen mit Eibisch oder Isländischem Moos oder das Gurgeln mit Salbeitee die Entzündung hemmen.
- Bei Ohrenschmerzen können heiße oder warme Packungen mit Zwiebeln, Heilerde, Leinsamen oder Kartoffeln die Beschwerden lindern. Sie können auch Propolis auf die schmerzende Stelle auftragen.

Tips

- **Eine ausgewogene, vitaminreiche Ernährung mit viel Obst und Gemüse, viel Sport und Bewegung, regelmäßige Saunabesuche und Kneipp'sche Bäder und Güsse können die Abwehrkräfte Ihres Organismus unterstützen.**
- **Bei grippalen Infekten und Nebenhöhlenentzündungen sollten Sie darauf achten, daß diese richtig ausheilen, damit sie nicht auf die Ohren übergreifen können.**
- **Nehmen Sie, wenn Sie eine Erkältungskrankheit haben, möglichst viel Flüssigkeit zu sich – aber keinen Alkohol, denn der belastet den Kreislauf und wirkt zudem harntreibend, wodurch Sie Flüssigkeit verlieren und Ihre Schleimhäute erst recht wieder austrocknen.**
- **Auch Rauchen reizt die Schleimhäute, lassen Sie also wenigstens, wenn Sie krank sind, von den Zigaretten ab.**

LUNGENENTZÜNDUNG

Beschwerden und ihre Ursachen

Bei einer Lungenentzündung entzünden sich die feinsten Teile des Lungengewebes. Sie kann durch Bakterien, Viren, Pilze, chemische Reizstoffe oder eingeatmete Fremdkörper ausgelöst werden. Häufig tritt hohes Fieber mit Schüttelfrost, Abgeschlagenheit, Gliederschmerzen und Kopfschmerzen auf, der Allgemeinzustand ist schlecht. Der Husten ist meistens trocken und schmerzhaft, es kommt zu gelblich-grünlichem Auswurf, manchmal finden sich im abgehusteten Schleim auch Blutspuren. Patienten atmen meistens sehr schnell und bekommen schlecht Luft.

Wird eine Lungenentzündung mit Antibiotika behandelt, heilt sie meistens komplikationslos nach zwei oder drei Wochen ab. Allerdings fühlt man sich dann noch eine Zeitlang matt und geschwächt.

Wann zum Arzt?

- Bei Atemnot;
- wenn sich Ihr Atem auch ohne

körperliche Anstrengung beschleunigt;
- wenn Atmen und Husten schmerzhaft sind;
- wenn sich im abgehusteten Schleim braune Spuren befinden. Es handelt sich dabei um altes Blut.

Was macht der Arzt?

Er wird durch Abhören, Abklopfen und ein Lungenröntgen feststellen, ob es sich um eine Bronchitis (> Seite 185) oder um eine Lungenentzündung handelt. Eine Lungenentzündung wird fast immer mit Antibiotika behandelt, auch wenn sie durch Viren ausgelöst wurde. Antibiotika können zwar Viren nicht bekämpfen, sie können aber »Superinfektionen« mit Bakterien verhindern. Sinnvoll können auch schleimlösende Medikamente, Inhalationen und Hustenwickel für die Nacht sein.
Sind größere Lungenteile von der Entzündung erfaßt, ist eine Behandlung im Spital erforderlich.

Was Sie selbst tun können

Vorbeugende Maßnahmen gibt es nicht. Selbsthilfemaßnahmen sind bei Lungenentzündung nicht wirksam.

Tips

- **Gehen Sie beim Auftreten der typischen Beschwerden zum Arzt.**
- **Nehmen Sie die verschriebenen Antibiotika präzise ein, dann heilt die Lungenentzündung ohne Komplikationen ab.**
- **Schonen Sie sich maximal, trinken Sie viel Flüssigkeit und machen Sie Atemübungen (Windrad).**

LUNGENKREBS

Beschwerden und ihre Ursachen

Die Beschwerden bei Lungenkrebs gleichen in den meisten Fällen jenen bei einer chronischen Bronchitis. Es kommt auch zu Husten mit gelblich-weißlichem Auswurf, Atemnot bei körperlicher Belastung oder pfeifendem Atem. Mitunter bereitet das Einatmen Schmerzen. Krebszellen aus der Lunge können zu Tochtergeschwulsten (»Metastasen«) in anderen Organen führen.
Neun von zehn Lungenkrebs-Kranken sind oder waren Raucher. Das Risiko, an Lungenkrebs zu erkranken, steigt mit jeder Zigarette und ist auch vom Alter abhängig, in dem mit dem Rauchen begonnen wurde: je jünger, desto höher das Risiko. Auch Passivrauchen ist ein ernstzunehmender Risikofaktor.

Wann zum Arzt?

Beim Auftreten der typischen Beschwerden.

Was macht der Arzt?

Er kann anhand von Röntgenuntersuchungen und notfalls Gewebeuntersuchungen feststellen, ob ein Lungenkrebs vorliegt. Je nach Art und Ausbreitung der Krankheit können Teile der Lunge chirurgisch entfernt und/oder eine Strahlen- oder Chemotherapie durchgeführt werden. (> Krebs, Seite 294; > Schmerzmanagement, Seite 153)

Was Sie selbst tun können

Nicht Rauchen. Sinnvolle Selbsthilfemaßnahmen gegen Lungenkrebs gibt es nicht.

Tips

- **Gehen Sie beim Auftreten der typischen Beschwerden zum Arzt. Früherkennung verbessert die Heilungsaussichten.**
- **Rauchen Sie nicht oder hören Sie damit auf. Statistisch betrachtet ist das Lungenkrebs-Risiko von Ex-Rauchern nach 15 Jahren gleich gering wie bei Nichtrauchern.**

NASEN-NEBENHÖHLEN-ENTZÜNDUNG

Beschwerden und ihre Ursachen

Schmerzhafte Entzündungen der Nasen-Nebenhöhlen entstehen, wenn bei Schnupfen Bakterien oder Viren von der Nase in die benachbarten Nebenhöhlen aufsteigen und die Schleimhaut zum Anschwellen bringen. Wer unter allergischem Schnupfen leidet oder Nasenpolypen hat, ist dafür besonders anfällig.

Nebenhöhlenentzündungen machen sich meistens einige Tage nach Beginn eines Schnupfens durch anhaltende, dumpfe pochende Schmerzen bemerkbar. Die schmerzenden Stellen sind sehr druckempfindlich, beim Bücken und Aufstehen sind die Schmerzen besonders stark.

Unbehandelte Nebenhöhlenentzündungen können zu chronischen Beschwerden führen und Mittelohrentzündungen, chronische Bronchitis, Lymphdrüsenentzündungen oder Knochenmarksentzündungen auslösen.

Wann zum Arzt?

- Wenn Sie häufig an schmerzhaften Nasen-Nebenhöhlenentzündungen leiden;
- wenn die Beschwerden über mehrere Tage hartnäckig anhalten und/oder von Fieber begleitet sind;
- wenn bei akuten Schmerzen nicht nach 24 Stunden eine Besserung eintritt.

Was macht der Arzt?

Er wird ein Röntgen, eine Computertomografie der Nasennebenhöhlen, und ggf. eine Spiegelung (»Endoskopie«) der Nebenhöhlen durchführen. Hat eine Infektion mit Bakterien zu der Entzündung geführt, so ist eine Behandlung mit Antibiotika zweckmäßig. Ist die Entzündung auf eine Allergie zurückzuführen, können antiallergisch wirkende Medikamente (»Antihistaminika«) zur Abschwellung der Schleimhäute beitragen. Nasentropfen oder Nasensprays bringen die Schleimhäute zum Abschwellen und tragen dazu bei, daß sich die Engstellen zwischen der Nase und den Nebenhöhlen wieder öffnen – dann kann das Sekret besser abfließen. Sie sollten aber nicht länger als eine Woche angewendet werden. Gegen die Schmerzen wird Ihnen Ihr Arzt vielleicht ein Schmerzmittel empfehlen.

Hals-Nasen-Ohren-Ärzte saugen das Sekret auf endoskopischem Weg ab oder spülen es über eine Punktion aus. Sind Polypen oder eine verschobene Nasenscheidewand die Ursache der Beschwerden, kann eine Operation zweckmäßig sein.

Vielleicht empfiehlt Ihr Arzt auch Behandlungsmethoden wie die Akupunktur (> Seite 136), Akupressur (> Seite 137), Neuraltherapie (> Seite 144) oder Fußreflexzonenmassage. Mittel-

bis langfristig können sich auch homöopathische (> Seite 142) oder bestimmte Bakterienpräparate bewähren.
Wenn bei Ihnen Nasen-Nebenhöhlenentzündungen besonders häufig in Zeiten von starker psychischer Belastung auftreten, empfiehlt Ihr Arzt vielleicht auch eine Entspannungstechnik (> Seite 147) oder eine Psychotherapie (> Seite 150).

Was Sie selbst tun können

Wenn Sie zu Nasen-Nebenhöhlenentzündungen neigen, sollten Sie schon bei den ersten Anzeichen geeignete Maßnahmen ergreifen: Eine gut befeuchtete Raumluft trägt dazu bei, daß Ihre Nasenschleimhäute nicht austrocknen. Trinken Sie ausreichend Flüssigkeit, mindestens zwei Liter Wasser oder Kräutertee pro Tag, damit das Nebenhöhlensekret dünnflüssiger wird und leichter abfließt.
Abschwellende Nasentropfen, warme Fußbäder (> Seite 104), Dampfinhalationen (> Seite 102), Rotlichtbestrahlungen, feuchtwarme Kompressen auf den Stirnhöhlen oder im Nacken oder warme Halswickel können die Entzündung der Schleimhäute lindern und den Schmerz stillen.

Tips

- **Sorgen Sie für eine gut angefeuchtete Raumluft, z. B. mit einem im Handel erhältlichen Befeuchtungsgerät.**
- **Trinken Sie möglichst viel Wasser oder Kräutertee.**
- **Gehen Sie, wenn Sie schmerzhafte Beschwerden im Stirn- oder Gesichtsbereich bekommen, zum Arzt. Eine angemessene Behandlung beugt Komplikationen vor.**

Allergien

ALLGEMEINES

Beschwerden und ihre Ursachen

Die Symptome dieser immer stärker verbreiteten Krankheit sind zahlreich: juckende Hautausschläge; entzündete, tränende Augen; Hustenanfälle, die bis zur Atemnot reichen können; Halsschmerzen; eine rinnende oder verstopfte Nase; Durchfall, Magenkrämpfe oder Erbrechen; Schwellungen von Haut und Schleimhäuten. Auch die Intensität der Beschwerden kann sehr unterschiedlich sein: vom leichten »Heuschnupfen« bis hin zum lebensbedrohlichen »anaphylaktischen Schock«, bei dem es zu Blutdruckabfall, Atem- oder Kreislaufstillstand kommen kann.
Für Betroffene ist es nicht immer einfach, solche Beschwerden – die besonders häufig an der Haut, in den Atemwegen oder im Verdauungstrakt auftreten – mit einer Allergie in Zusammenhang zu bringen.
Im Normalfall bildet der Körper Eiweißstoffe, sogenannte Antikörper,

die gemeinsam mit bestimmten weißen Blutkörperchen (T-Zellen) Substanzen oder Erreger, die ihm gefährlich werden können, bekämpfen. Bei Allergikern werden jedoch auch harmlose Blütenpollen, Tierhaare oder bestimmte Nahrungsmittel vom Immunsystem bekämpft – ganz so, als wären sie gefährliche Krankheitskeime. Das führt dann zu den typischen Symptomen. Je nachdem, wie schnell eine Reaktion erfolgt, unterscheidet die Medizin zwischen Frühtyp- und Spättypallergien.
Zu den häufigsten Allergenen zählen neben Blütenpollen und Nahrungsmitteln wie Kuhmilch oder Hühnereiweiß auch Hausstaub, Tierhaare, Medikamente, Chemikalien und Metalle wie z. B. Nickel. Außerdem kann es im Laufe der Zeit zu sogenannten Kreuzreaktionen kommen. Allergiker, die z. B. vorher nur auf Birkenpollen mit Husten und Schnupfen reagiert haben, können dann plötzlich auch Karotten und Nüsse nicht mehr riechen.
Warum ein Mensch plötzlich auf die eine oder andere Substanz mit allergischen Schüben reagiert, ist bisher noch nicht restlos geklärt. Sicher ist nur, daß die Vererbung dabei eine Rolle spielt, aber auch das psychische Befinden und gewisse Umwelt-Schadstoffe.

Wann zum Arzt?

Wenn Sie sich durch die Beschwerden beeinträchtigt fühlen. Beim plötzlichen Auftreten allergischer Reaktionen, weil diese mitunter zu einem lebensbedrohlichen Zustand führen können. Dabei kann es zu Schweißausbrüchen, Atemnot, Übelkeit und Kreislaufkollaps bis hin zum Atemstillstand kommen – dem sogenannten »anaphylaktischen Schock«.

Was macht der Arzt?

Ob Sie an einer Allergie leiden und welches Allergen der Auslöser ist, kann nur der Arzt mit Hilfe einer Reihe von Tests bestimmen.
Beim sogenannten »Pricktest« etwa wird die Haut geritzt, dann werden verschiedene allergieauslösende Substanzen darauf getupft. Reagiert die Haut mit Rötung oder Schwellung, ist das ein deutlicher Hinweis auf eine Allergie.
Liegt der Verdacht auf eine Nahrungsmittelallergie vor, können Sie sich mittels einer »Eliminationsdiät« Klarheit über das oder die auslösenden Lebensmittel verschaffen. Dabei werden zunächst verdächtige Nahrungsmittel vom Speiseplan gestrichen, dann nach und nach wieder eingeführt. Zeigt sich eine Reaktion, sollte das Lebensmittel künftig gemieden werden.
Durch Blutuntersuchungen kann die Konzentration der Antikörper im Blut festgestellt werden. Diese Methode ermöglicht auch eine Unterscheidung zwischen einer Allergie und einer Unverträglichkeit, bei der keine Antikörper gebildet werden.
Zur Behandlung kann der Arzt sogenannte Antihistaminika verschreiben. Inzwischen gibt es eine Reihe solcher Allergie-Medikamente, die – anders als ihre Vorgänger – kaum noch oder gar nicht müde machen. Vorübergehend können auch Cortison-Präparate verschrieben werden.
In manchen Fällen kann der Arzt versuchen, Sie mit einer sogenannten Desensibilisierung weniger empfindlich gegen Allergene zu machen. Dabei wird der jeweils allergieauslösende Stoff in extremer Verdünnung unter die Haut gespritzt oder geschluckt. Ist sie erfolgreich, entwickelt der Körper

eine Verträglichkeit gegen das Antigen.
Bei manchen Allergikern kann auch eine Behandlung mit Akupunktur (> Seite 136) oder homöopathischen Präparaten (> Seite 142) zielführend sein.

Was Sie selbst tun können

Wenn Sie Ihre persönliche allergieauslösende Substanz kennen, dann meiden Sie nach Möglichkeit jeden Kontakt mit diesem Reizstoff. Besorgen Sie sich außerdem eine Allergie-Card mit Warnhinweisen.

Tips

- **Meiden Sie bei Tierhaarallergien Katzen, Hunde und Nager, aber auch Kleidung, Möbelstücke oder Teppiche aus Tierhaaren.**
- **Wenn Sie gegen Pollen- und Blütenstaub allergisch sind, verwenden Sie zu Hause, im Auto und in der Arbeit nach Möglichkeit eine Klimaanlage. Halten Sie Türen und Fenster geschlossen.**
- **Bei Hausstaub- oder Hausstaubmilbenallergie sollten Sie möglichst viele »Staubfänger« entfernen, z. B. Teppiche oder Vorhänge. Ersetzen Sie Spannteppiche durch einfach wischbare Böden, Tapeten durch gestrichene Wände, Federkern- oder Roßhaarmatratzen durch solche aus Kunststoff. Installieren Sie einen elektrostatischen Filter in Ihrem Staubsauger und saugen Sie möglichst oft – am besten täglich – das Bettzeug. Vermeiden Sie Arbeit und Projekte, die Staub bilden, oder verwenden Sie eine Staubgesichtsmaske. Vermeiden Sie jede Art von Rauch.**
- **Vermeiden Sie körperliche Anstrengungen während einer Virusinfektion, wenn die Pollenzahl größer als 100 ist, und unter besonders heißen und feuchten Bedingungen.**

ASTHMA

Beschwerden und ihre Ursachen

Hustenattacken, Atemnot, Beklemmungsgefühle und Angstzustände, die durch krampfartige Verengungen der Luftröhrenäste (Bronchien) herbeigeführt werden: diese Symptome kennzeichnen Asthma, eine der häufigsten chronischen Erkrankungen, die sehr oft bereits im Kindesalter auftritt. Während eines Anfalls sind manchmal trockene Pfeif- und Rasselgeräusche im Brustkorb hörbar, Gesicht und Lippen der Betroffenen färben sich bläulich. Wenn der Anfall abklingt, husten Asthmatiker zähen, weißlichen Schleim aus, und ihr Ausatmen ist erschwert.
Asthmaanfälle werden in der Regel durch eine chronische Entzündung der Bronchien ausgelöst. Die Schleimhäute schwellen an, es wird übermäßig viel Schleim produziert. Wenn der Anfall einsetzt, wird die Muskulatur in der Bronchialwand angespannt. Dadurch werden die Luftröhrenäste noch mehr eingeengt – mit dem Effekt, daß die Atemluft kaum noch durchkommt.
Die genauen Ursachen dieser Entzündung sind noch unbekannt, als Auslöser dieser mitunter lebensbedrohenden Hustenanfälle gelten neben Kälte und Nässe vor allem jede Art von Reizstoffen in der Luft, wie z. B. Rauch, Ozon oder Küchendünste.

Aber auch vorangegangene Ansteckungen mit Bakterien und Viren sowie Medikamente. Bei etwa jedem fünften Asthmatiker lösen Allergien die Anfälle aus, in manchen Fällen auch körperliche Anstrengungen.
Jüngste Statistiken zeigen, daß jedes zehnte Kind an der wahrscheinlich erblich bedingten Krankheit leidet. Bei jedem zweiten allerdings hören die Anfälle häufig nach der Pubertät schlagartig wieder auf – warum, ist nicht bekannt.

Wann zum Arzt?

Wenn Ihre Hustenanfälle mit Atemnot verbunden sind, wenn sie länger als drei Wochen andauern oder wenn Sie überdies Blut im Speichel bemerken. Bei Kindern, wenn eine Bronchitis häufig wiederkehrt.
Suchen Sie sofort eine Notfallshilfe auf, wenn

- das Atmen schwierig wird und Ihr Nacken, Ihr Brustkorb oder Ihre Rippen bei jedem Atemzug nach innen ziehen;
- wenn es Ihnen schwerfällt, zu gehen oder zu sprechen;
- wenn Ihre Fingernägel oder Lippen blau werden;
- wenn Ihr Peak-flow (gemessen mit einem Hand-Peak-flow-Meter für zu Hause) um 50 Prozent unter Ihren üblichen Wert fällt oder sogar nach Einnahme Ihrer Medikamente weiter abnimmt.

Was macht der Arzt?

Durch Abhorchen des Brustraumes, durch ein Lungenröntgen und einen Lungenfunktionstest kann der Arzt die Ursachen Ihrer Beschwerden abklären. Ein Allergietest kann überdies Klarheit über Stoffe geben, die Ihre Hustenanfälle auslösen. Abgesehen von der Vermeidung der Auslöser ist es bei der Asthmabehandlung wesentlich, die Entzündung zu bekämpfen. Dazu kann Ihnen der Arzt nicht-kortisonhaltige Arzneimittel, z. B. mit dem Wirkstoff Cromoglicinsäure, verschreiben. Sie gelangen direkt in die Bronchien, weil sie mit einer kleinen Sprayflasche, dem sogenannten Dosieraerosol, in den Mund gesprüht werden. Präparate mit Kortison beugen Asthmaanfällen vor. Sie werden heute meistens auch in Form von Dosieraerosolen oder manchmal auch in Tablettenform eingenommen.
Es gibt außerdem verschiedene bronchienerweiternde Sprays. Sie helfen nicht nur schnell im Akutfall, weil sie Muskulatur und Bronchien entspannen, sondern können auch vorbeugend wirken. Ihr Arzt wird Ihnen einen gezielten Therapieplan empfehlen, der auch eine Akupunktur (> Seite 136) einbeziehen kann.

Was Sie selbst tun können

Der Krankheit Asthma können Sie zwar nicht vorbeugen, es gibt jedoch eine Reihe von Methoden, Anfälle zu vermeiden oder zu lindern. Wenn Sie unter allergischem Asthma leiden, sollten Sie so gut wie möglich den Kontakt mit dem Allergen meiden.
Falls Sie Raucher sind, hören Sie bitte mit dem Rauchen auf und meiden Sie verrauchte Räumlichkeiten. Daß in der Anwesenheit eines asthmakranken Kindes nicht geraucht wird, sollte selbstverständlich sein.
Gehen Sie nach Möglichkeit auch anderen Schadstoffen und Staubbelastungen aus dem Weg. Wenn Sie an kalten, feuchten Tagen spazierengehen, halten Sie sich einen Schal vors

Gesicht und atmen Sie langsam durch die Nase ein. Denn aufgewärmte und gefilterte Luft verringert das Risiko eines Anfalls. Bei sportlicher Betätigung sprechen Sie vorher mit Ihrem Lungenfacharzt.
Kinder können in Trainingsprogrammen wie etwa der »Atemschule« Asthma-gerechtes Verhalten erlernen. Auch Aufenthalte in Luftkurorten oder am Meer haben sich bei Asthmatikern sehr gut bewährt. Sprechen Sie aber noch vor der Planung Ihrer Reise mit Ihrem Arzt.

Tips

- **Tragen Sie Ihre bronchienerweiternden Medikamente immer bei sich.**
- **Verhindern Sie eine lebensbedrohende Attacke durch rasches Eingreifen und Behandeln der Frühsymptome. Warten Sie nicht, bis Brummen und Giemen als Zeichen eines schweren Anfalls auftreten.**
- **Setzen Sie sich bei einem Asthmaanfall möglichst gerade, locker und mit herabhängenden Armen auf einen Stuhl.**

HAUTALLERGIEN (»KONTAKTEKZEM«)

Beschwerden und ihre Ursachen

Bei einem Kontaktekzem bildet sich ein rötlicher Ausschlag auf der Haut. Meistens besteht er aus kleinen Knötchen und Bläschen, die sehr rasch aufbrechen und nässen. Dazu kommt oft starker Juckreiz oder brennender Schmerz. Die Beschwerden treten meistens erst einige Stunden oder Tage, nachdem Sie Kontakt mit der allergieauslösenden Substanz hatten, auf.
Das können Metalle wie Nickel sein, der in Modeschmuck, in Reißverschlüssen oder manchen Brillengestellen enthalten ist. Aber auch Putz- und Waschmittel, Seifen, Dusch- oder Badezusätze, Kosmetika und Deodorants, aber auch Gummihandschuhe.

Wann zum Arzt?

Wenn der Ausschlag von Fieber begleitet wird oder starke Beschwerden wie Juckreiz oder Brennen vorliegen. Auch wenn der Verdacht auf eine allergische Reaktion besteht und die Symptome mehrere Tage lang anhalten.

Was macht der Arzt?

Durch ausführliche Befragung und Untersuchungen – z. B. einen sogenannten Pflastertest, bei dem Ihre Haut mit möglicherweise allergieauslösenden Substanzen in Berührung kommt – wird der Arzt versuchen, der Ursache Ihrer Allergie auf den Grund zu gehen. Im Bedarfsfall wird er Antiallergika, Kortison und entzündungshemmende Mittel teils zur lokalen Anwendung in Form von Salben oder Cremen, zum Teil in Tablettenform oder, im Falle einer Infektion, auch Antibiotika empfehlen. Außerdem sollte er Ihnen einen Allergiepaß ausstellen.

Was Sie selbst tun können

Kratzen Sie die juckenden Stellen möglichst nicht. Nehmen Sie besser eine kühle Dusche und behandeln Sie kleinflächige Hautausschläge mit Juckreiz-hemmenden Gels oder Salben. Solange die genaue Ursache für Ihren Ausschlag nicht bekannt ist, sollten Sie Ihre Haut nicht länger als eine Woche mit diesen Präparaten behandeln.

Tips

- **Versuchen Sie, die Allergie-auslösenden Substanzen zu meiden. Erkundigen Sie sich bei einer Nickelallergie beim Kauf von Schmuckstücken oder auch Kleidern (Stichwort: Reißverschluß) genau danach, ob dieses Metall enthalten ist.**
- **Weichen Sie bei einer Allergie auf bestimmte Kosmetika oder Waschsubstanzen auf besonders schonende Produkte aus, die weder Konservierungsstoffe noch Farbstoffe enthalten.**
- **Wenn Sie auf Gummihandschuhe allergisch reagieren, solche aber unbedingt tragen müssen, kaufen Sie diese ein paar Nummern zu groß und ziehen Sie darunter dünne Baumwollhandschuhe an.**

HEUSCHNUPFEN

Beschwerden und ihre Ursachen

Heuschnupfen – oder auch allergische Rhinitis genannt – ist eine Entzündung der Nasenschleimhaut in Folge einer Allergie z. B. gegenüber Pollen, Blüten oder Hausstaub.
Erste Anzeichen eines Heuschnupfens sind Juckreiz, Kribbeln in der Nase sowie eine rinnende Nase, meist verbunden mit Müdigkeit und allen Symptomen eines Schnupfens. Dazu können häufig Kopfschmerzen und ein Gefühl der Abgeschlagenheit sowie in schweren Fällen Atemnot und Asthmaanfälle (> Seite 194) kommen. Vorwiegend werden diese Symptome während der Blütezeit der Pflanzen beobachtet. Zu den häufigsten Verursachern dieser allergischen Reaktion zählen Birken, Erlen, Pappeln sowie verschiedene Gräser und Getreidesorten.

Wann zum Arzt?

Wenn Ihre Beschwerden schwer erträglich werden oder wenn sie länger als etwa zehn Tage dauern.

Was macht der Arzt?

Durch Hauttest und Blutuntersuchungen kann der Arzt das auslösende Allergen bestimmen. Unter Umständen kann Ihr Arzt rezeptpflichtige Medikamente oder Nasentropfen verschreiben, bei schweren allergischen Reaktionen auch kortisonhältige Präparate. Bei manchen Personen erweisen sich auch eine Akupunktur (> Seite 136), Desensibilisierung (> Seite 193) oder die Homöopathie (> Seite 142) als sinnvoll.

Was Sie selbst tun können

Beachten Sie den Pollenflug-Kalender, der in Tageszeitungen und elektronischen Medien veröffentlicht wird. Wenn Sie wissen, auf welche Pflanzen Sie allergisch reagieren, sollten Sie an den »gefährlichen« Tagen möglichst wenig aus dem Haus gehen. Machen Sie zur Blütezeit keine Spaziergänge auf dem Land, und nützen Sie wenn möglich die regnerischen Tage für Bewegung im Freien: Die Pollenbelastung der Luft ist bei Regen nämlich viel geringer als bei Sonnenschein.

Tips

- **Beobachten Sie, ob bei Ihnen in bestimmten Situationen wie Staubsaugen, Hausarbeit oder zu bestimmten Jahreszeiten immer wieder Nasenprobleme auftreten. Wenn ja, suchen Sie bitte einen Hals-Nasen-Ohren-Spezialisten auf.**
- **Gegen die Beschwerden helfen antiallergische (»Antihistaminika«) und entzündungshemmende Medikamente zum Inhalieren, häufig ergänzt durch Augentropfen.**

INSEKTENALLERGIEN

Beschwerden und ihre Ursachen

Wenn nach Stichen von Bienen, Mücken oder Wespen außer dem lästigen und mitunter auch schmerzhaften Juckreiz eine Hautschwellung auftritt, die länger als 24 Stunden zu sehen ist, kann eine leichte Insektengiftallergie vorliegen. Gefährlicher ist eine schwere Allergie gegen Insektengifte, die mitunter sogar einen gefährlichen »anaphylaktischen Schock« auslösen kann. In einigen Fällen kann es dabei zu Übelkeit, Erbrechen und Blutdruckabfall bis hin zu Atem- oder Kreislaufstillstand kommen. Insektenstiche können bei Menschen mit einer schweren Allergie lebensgefährlich sein.

Verursacht werden diese allergischen Reaktionen durch das Gift, das durch den Insektenstachel direkt in die Blutbahn gelangt. Die Symptome treten innerhalb weniger Minuten nach dem Stich auf.

Wann zum Arzt?

Sofort, wenn eine Allergie gegen Insektengifte bekannt ist, Hautausschläge, starker Juckreiz, Erbrechen oder Schwindelgefühl auftreten oder das Insekt in den Mund oder Rachenraum gestochen hat.

Was macht der Arzt?

Bei einer schweren allergischen Reaktion wird der Arzt beispielsweise kortisonhältige Präparate, aber auch Kalzium einsetzen oder Antiallergika (Antihistaminika) injizieren. Für leichtere Allergien sowie anhaltenden Juckreiz und Hautschwellungen kann der Arzt rezeptpflichtige Medikamente und juckreizstillende Salben verschreiben.

Was Sie selbst tun können

Machen Sie kalte Umschläge, beispielsweise mit essigsaurer Tonerde, das beruhigt die gereizte Haut und mildert Schwellungen und Juckreiz. Aber auch pflanzliche Sprays, die beispielsweise Pfefferminzöl enthalten, haben sich bewährt. Fragen Sie Ihren Apotheker! Bei Bienenstichen sollten Sie den Stachel vorsichtig mit einer Pinzette entfernen.

Tips

- **Für jeden Stich gilt: Möglichst nicht kratzen, weil das den Juckreiz noch zusätzlich verstärkt.**
- **Wenn sich der Stich in Mund- oder Rachenraum befindet, lutschen Sie auf dem Weg zum Arzt langsam einen Eiswürfel, um starke Schwellungen zu verhindern.**

- **Sollte ein Bienenstachel in der Haut steckenbleiben, so entfernen Sie ihn ohne Druck auf die daran hängende Giftblase. Sie können die Giftblase vor dem Herausziehen des Stachels auch abschneiden.**

MEDIKAMENTENALLERGIE

Beschwerden und ihre Ursachen

Fast jedes Medikament kann unerwünschte Wirkungen (»Nebenwirkungen«) auslösen. Die meisten Reaktionen auf ein bestimmtes Medikament sind solche Nebenwirkungen, häufig handelt es sich dabei um Mundtrockenheit oder Müdigkeit. Nur wenige Reaktionen sind wirklich allergischer Natur. Allergische Reaktionen auf Medikamente können von geringfügigen Irritationen bis zu lebensbedrohlichen Zwischenfällen reichen. Zeichen und Symptome einer allergischen Reaktion auf Medikamente können Pfeifgeräusche beim Atmen sowie Atmungsschwierigkeiten, Hautausschläge, groß-flächiger Juckreiz oder ein Schock sein.
Medikamente, die am häufigsten allergische Reaktionen auslösen können, sind Aspirin, Antibiotika, Sulfonamide, Babiturate, Antiepileptika, Insulin und lokale Anästhetika. Aber auch jodhaltige Kontrastmittel, die bei bestimmten Röntgenuntersuchungen in die Vene injiziert werden.

Wann zum Arzt?

Bei Beschwerden wie Juckreiz, Pfeifgeräuschen beim Atmen, Atmungsschwierigkeiten oder Hautausschlägen. Bei einem Schock muß sofort die Rettung verständigt werden.

Was macht der Arzt?

Er wird Sie über Alternativen zu dem allergieauslösenden Medikament beraten, Sie über die Art und Weise das Absetzens des Medikaments informieren und gegebenenfalls eine antiallergische Behandlung verordnen.

Was Sie selbst tun können

Wenn Sie bereits einmal eine schwere Medikamentenreaktion hatten, informieren Sie sich zu Ihrem Schutz auch über die Namen chemisch verwandter Substanzen.

Tips

- **Informieren Sie Ihren Arzt vor einer Behandlung über vorangegangene Überempfindlichkeitsreaktionen.**
- **Melden Sie alle möglichen allergischen Reaktionen Ihrem Arzt. Solche Reaktionen können auch Tage nach Ende einer Therapie auftreten.**
- **Wenn Sie auf Aspirin überempfindlich reagieren, vermeiden Sie auch andere Medikamente, die Substanzen wie Ibuprofen, Naproxen oder Pyroxicam enthalten.**

NAHRUNGSMITTELALLERGIEN

Beschwerden und ihre Ursachen

Häufige Infektionskrankheiten, Atemwegsprobleme, Hautekzeme, Durchfall und Konzentrationsstörungen, schwere Erschöpfungszustände, Brechdurchfall oder Verstopfung: solche Beschwerden können durchaus auch auf bestimmte Nahrungsmittel oder deren Bestandteile zurückzuführen sein.

Zu einer Nahrungsmittelallergie kann es kommen, wenn der Organismus gegen bestimmte Nahrungsbestandteile Antikörper bildet, die dann bei einer neuerlichen Aufnahme dieses Lebensmittels eine Reaktion hervorrufen. Ausgelöst werden solche Beschwerden mit wenigen Ausnahmen durch pflanzliche oder tierische Proteine. In der Regel treten allergische Reaktionen innerhalb weniger Minuten bis Stunden nach dem Verzehr des auslösenden Nahrungsmittels auf. Die wahren Ursachen solcher Beschwerden bleiben allerdings oft unerkannt, was für Betroffene eine schwere Belastung bedeuten kann.
Stark verbreitet sind auch Unverträglichkeiten gegenüber verschiedenen Nahrungsmitteln. Dabei kommt es zwar zu einem gewissen Unwohlsein, jedoch nicht zur Bildung von Antikörpern.

Wann zum Arzt?

Wenn ein oder mehrere der beschriebenen Symptome immer wieder auftreten oder wenn Sie den Verdacht haben, daß Sie auf bestimmte Nahrungsmittel allergisch reagieren.

Was macht der Arzt?

Eine aufwendige, aber häufig zielführende Form der Diagnostik ist die unter ärztlicher Kontrolle durchgeführte Eliminationsdiät. Dabei wird die als Auslöser der Allergie verdächtigte Substanz eine Zeitlang aus der Ernährung gestrichen, anschließend wird das Nahrungsmittel wieder auf den Speiseplan gesetzt. Treten die Beschwerden wieder auf, ist der »Übeltäter« gefunden. Das Nahrungsmittel muß dann für ein paar Wochen, häufig auch ein Leben lang gemieden werden.

Aber auch mit Hilfe neuartiger immunologischer Methoden kann das Vorhandensein von Immunglobulinen im Blut gegen verschiedene Lebensmittel getestet werden. Ist die Diagnose einer Nahrungsmittelallergie positiv, wird anhand der Ergebnisse ein individueller Ernährungsplan ausgearbeitet.

Was Sie selbst tun können

Wenn Sie wissen, welches Lebensmittel bei Ihnen allergische Reaktionen auslöst, sollten Sie es künftig nach Möglichkeit meiden. Das gilt natürlich auch bei einfacher Unverträglichkeit. Vorsicht vor versteckten Stoffen, die Allergien verursachen können. Es genügt z. B. nicht, bei einer Allergie gegen Eiweiß nur Eier zu meiden. Auch Teig- und Backwaren oder »Packerlsuppen« enthalten diesen Stoff. Lesen Sie daher beim Kauf von Lebensmitteln genau die Angaben auf der Verpackung, um auf Nummer Sicher zu gehen.

Tips

- **Lassen Sie auf alle Fälle – obwohl Multitests nicht 100prozentig sind – zur weiteren Abklärung einen Hauttest und einen Bluttest (IgE) durchführen.**
- **Wenn Sie je eine schwere Nahrungsmittelallergie hatten, tragen Sie immer ein entsprechendes Armband und ein Notfallmedikament bei sich.**
- **Führen Sie ein Nahrungsmitteltagebuch und notieren Sie Ihre Beschwerden hinsichtlich Auftreten und Nahrungsmittelmenge.**

TIERHAARALLERGIEN

Beschwerden und ihre Ursachen

Tränende, entzündete Augen, geschwollene Lider, eine rinnende oder verstopfte Nase, Niesreiz und andere Anzeichen eines beginnenden Schnupfens, in manchen Fällen sogar ein Asthmaanfall (> Seite 194): solche Symptome können bei einer Tierhaarallergie nicht nur dann auftreten, wenn man sich in der Nähe von Katzen, Hunden oder Pferden aufhält. Oft genügt bereits der Aufenthalt in der Wohnung von Tierhaltern, selbst wenn der vierbeinige Hausgenosse gar nicht anwesend ist. Zu den typischen Allergie-Auslösern gehören neben Katzen auch Nagetiere wie Hamster, Meerschweinchen, Kaninchen und Ratten.
Dabei sind es in den meisten Fällen nicht einmal die Tierhaare selbst, die das Abwehrsystem im Körper von Allergikern verrückt spielen lassen. Sondern zumeist Speichel, Hautschüppchen, Urin oder Kot eines Tieres.

Wann zum Arzt?

Bei Symptomen wie schweren Atembeschwerden oder Asthmaanfällen oder wenn die Beschwerden zur Belastung für Sie werden.

Was macht der Arzt?

Neben Präparaten, die Kalzium enthalten, kann der Arzt auch kortisonhaltige Arzneimittel einsetzen. Bei einer leichten Tierhaarallergie werden schleimhautabschwellende Tropfen oder Sprays verschrieben. Aber auch Behandlungsmethoden wie die Akupunktur (> Seite 136), die Homöopathie (> Seite 142) oder die Bioresonanztherapie (> Seite 140) kommen häufig zum Einsatz.

Was Sie selbst tun können

Klären Sie bereits vor einem Besuch oder einer Reise ab, ob sich an Ihrem Aufenthaltsort Tiere befinden. Wird eine Tierhaarallergie durch das eigene Haustier ausgelöst, werden Sie sich mit dem Gedanken einer Trennung anfreunden müssen.
Bei Kindern, die zu allergischen Symptomen neigen, sollten Sie zuerst eine Allergie-Abklärung durchführen lassen, bevor Sie an die Anschaffung eines Haustieres denken.

Tips

- **Meiden Sie nicht nur Tiere, sondern auch Decken oder Kleidungsstücke aus Tierhaaren.**
- **Wenn Sie stark allergisch reagieren, sollten Sie immer geeignete Medikamente mit Kalzium oder Kortison bei sich haben.**

Haut und Haar

AKNE

Beschwerden und ihre Ursachen

Es gibt verschiedene Formen dieser stark verbreiteten Hautkrankheit, die meist in der Pubertät erstmals auftaucht. Akne tritt besonders im Bereich des Gesichts, des Rückens und des Dekolletés auf. Die eitergefüllten Pusteln oder Papeln, die diese Erkrankung charakterisieren, können für Betroffene eine starke psychische Belastung darstellen und außerdem Narben zurücklassen.

Am Anfang der Krankheit steht eine Verstopfung der Talgdrüsen mit Hornmaterial und Talg. Diese Pfropfen, die wie schwarze Pünktchen auf der Haut aussehen und gemeinhin »Mitesser« (»Komedone«) heißen, verhindern den Abfluß des Talgsekrets und dehnen gleichzeitig den Ausführungsgang der Talgdrüse aus. Dadurch können Bakterien eindringen und Entzündungen hervorrufen.

Warum es bei manchen Menschen besonders stark zu dieser Verstopfung der Talgdrüsen kommt, ist noch nicht ganz geklärt. Die Anlage für diese Störung scheint bis zu einem gewissen Grad erblich bedingt zu sein. Bei der Entstehung spielen die hormonellen Umstellungen während der Pubertät, bestimmte Medikamente, psychische Faktoren und in manchen Fällen gewisse auf die Haut gebrachte Teere, Fette oder Öle eine Rolle.

Oft verschlimmert sich die Akne im Winter, umgekehrt hat aber Sonnenbestrahlung nur eine vorübergehende abheilende Wirkung. Bei Frauen zeigt sich die Erkrankung mitunter im gleichen Zyklus wie die Regelblutungen. Es gibt keine vorbeugenden Maßnahmen, um die Entstehung von Akne zu verhindern. Wenn sich die Hormonproduktion in der Pubertät eingependelt hat, verschwindet die Akne meistens von selbst.

Wann zum Arzt?

Akne, auch in milder Form, ist eine Krankheit und sollte vom Hautarzt behandelt werden.

Was macht der Arzt?

Die Behandlung besteht vor allem darin, mit Hilfe von geeigneten Arzneimitteln die Ausführungsgänge der Talgdrüsen freizulegen und die erweiterten Talgdrüsen auf Normalgröße zu reduzieren. Gleichzeitig müssen in vielen Fällen Antibiotika genommen werden, um die Bakterien abzutöten.

Was Sie selbst tun können

Waschen Sie die von Akne befallenen Hautstellen zwei Mal pro Tag mit einer milden Reinigungsmilch, anschließend können Sie eines der gängigen Aknemittel auftragen. Waschen Sie Ihre Haut nicht mit Seife, sondern mit einem entfettenden Syndet. Dieser Begriff steht für synthetische Detergenzien, also Reinigungsmittel, deren pH-Wert dem der Haut angepaßt ist und die diesen also nicht stören.

So drücken Sie ein »Wimmerl« richtig aus

»Wimmerl« sollten Sie nicht selbst ausdrücken, denn bei nicht sachgemäßer Behandlung droht das Risiko von Infektionen und Narbenbildungen. Das fällt natürlich nicht immer leicht.
Wenn Sie also Ihre Pickel selber ausdrücken wollen, machen Sie das am besten so: Legen Sie für etwa zehn Minuten eine heiße Kompresse auf, damit die Haut »weich« wird. Dann desinfizieren Sie die zu behandelnde Stelle mit einem Desinfektionsmittel aus der Apotheke. Umwickeln Sie die Finger mit einem sauberen Tuch, ziehen Sie die Haut um das Wimmerl auseinander, und drücken Sie es aus der Tiefe heraus aus. Einen Eiterpickel stechen Sie mit einer einmal verwendeten Injektionsnadel auf und drücken ihn anschließend aus. Abschließend desinfizieren Sie die Haut noch einmal. Mit einer Kompresse mit Kamillen- oder Hamamelisextrakt können Sie die Haut abschließend wieder beruhigen.

Tips

- Ihre Ernährung brauchen Sie nicht umzustellen, wenn Sie Akne haben. Es hat sich herausgestellt, daß Ernährungsgewohnheiten nichts mit der Entstehung von Akne zu tun haben.
- Make-up, Puder oder auch herkömmliche getönte Gesichtscremen sollten Sie, wenn Sie Akne haben, nicht verwenden: Solche Produkte können die Talgdrüsen verstopfen.
- Bei der Hautpflege sollten Sie auf fetthaltige Cremes verzichten, weil auch sie ein Abfließen des Talgsekretes verhindern können.
- Drücken Sie Ihre Pickel am besten gar nicht aus, aber wenn, dann möglichst hautschonend aus (siehe oben).

FIEBERBLASEN

Beschwerden und ihre Ursachen

Die vom Herpes-simplex-Virus hervorgerufenen Bläschen (»Fieberblasen«) kehren immer wieder, jucken und brennen und sind für viele Betroffenen auch ein kosmetisches Problem. Schon bevor sich die Bläschen zeigen, spürt man ein Brennen und Spannungsgefühl. Nach wenigen Tagen entstehen zuerst weißlich-durchsichtige Blasen am Lippenrot, am Lippenrand oder im Mund, die auch grüppchenweise stehen können. Sie bestehen einige Stunden, brechen dann auf und trocknen gelblich ein. Fieberblasen hinterlassen keine Narben.
Meist erfolgt die Ansteckung mit dem Virus schon in früher Kindheit und läuft ganz ohne Symptome ab. Nicht bei jedem Infizierten wird Herpes simplex aktiv. Ursache für einen Ausbruch der Erkrankung kann einerseits eine vererbte Veranlagung sein, andererseits eine Verletzung, wie sie etwa bei einem Zahnarztbesuch entstehen kann. Auch eine Verminderung der Abwehrkräfte durch eine Infektionskrankheit, zu wenig Schlaf, ein Sonnenbrand, der Beginn der Menstruation, starke seelische Belastung oder Immundefizit-Erkrankungen wie Aids

können einen Herpes-Ausbruch begünstigen.

Wann zum Arzt?

Wenn sich der Zustand nach einigen Tagen nicht bessert oder bei ausgedehntem Befall. Sofort, wenn die Fieberblasen im Bereich der Augen auftreten.

Was macht der Arzt?

Er kann feststellen, ob es sich wirklich um Herpes handelt.

Was Sie selbst tun können

Je eher Sie rezeptfrei erhältliche Mittel gegen Fieberblasen anwenden, desto geringer sind die Beschwerden.

Tips

- **Versuchen Sie herauszufinden, wann bei Ihnen Fieberblasen besonders häufig auftreten. Vielleicht gelingt es Ihnen, solche Situationen künftig zu meiden. Das gilt z. B. für Streß oder intensive Sonnenbestrahlung.**
- **Die Beschwerden bei Fieberblasen im Mund können Sie etwas lindern, wenn Sie regelmäßig mit Salbeitee gurgeln.**
- **Virustatika helfen am besten, wenn Sie in einem möglichst frühen Stadium einer Fieberblase aufgetragen werden.**

HAUTKREBS

Beschwerden und ihre Ursachen

Eine Ursache dafür, daß Hautkrebs heute zu einer der verbreitetsten Krebsformen wurde, ist das Ideal von der gebräunten Haut, die – anders als in früheren Zeiten – als attraktiv und sportlich gilt.
Hautkrebs verursacht zunächst keine Beschwerden. Erste Anzeichen sind Hautveränderungen, die Sie unbedingt von einem Hautarzt abklären lassen sollten. Bei frühzeitiger Behandlung ist heute fast jede Art von Hautkrebs heilbar.
Nicht jede Art von Hautkrebs ist gleich gefährlich. Sogenannte Basaliome z. B. wachsen nur langsam und bilden keine Tochtergeschwulste (»Metastasen«). Plattenepithelkarzinome hingegen dringen viel häufiger auch in das Innere des Körpers vor und können Metastasen bilden. Am aggressivsten sind maligne – also bösartige – Melanome: Sie wachsen schnell und bilden recht bald Metastasen.

Wann zum Arzt?

Sobald Sie eine ungewöhnliche Veränderung Ihrer Haut bemerken, z. B.

- Muttermale oder Hautflecken, die sich verändern;
- neue Muttermale;
- größer werdende Knoten, die schuppen und bluten und häufig im Gesicht auftreten;
- Veränderungen an den Geschlechtsteilen inklusive der Brustwarzen.

Was macht der Arzt?

Er wird die verdächtige Hautstelle untersuchen, eventuell durch eine Gewebsentnahme und einen Laborbefund. Bei Verdacht auf Hautkrebs wird das Gewebe chirurgisch entfernt. (> Krebs, Seite 294; > Schmerzmanagement, Seite 153)

Was Sie selbst tun können

Vorbeugen und bei Hautveränderungen zum Hautarzt gehen. Jede Selbstbehandlung von Hautkrebs ist lebensgefährlich.

Tips

- **Vermeiden Sie Sonnenbrände (> Seite 210).**
- **Untersuchen Sie Ihre Haut in regelmäßigen Abständen, gehen Sie zur Vorsorgeuntersuchung und bei Hautveränderungen zum Hautarzt.**

HAUTPARASITEN

Beschwerden und ihre Ursachen

Läuse und Flöhe leben auf warmblütigen Tieren und ernähren sich von deren Blut. Nur wenige davon befallen auch den Menschen. Kopfläuse befallen den Kopf, Kleiderläuse nisten sich in Kleidern ein, Filzläuse leben vor allem im Intimbereich. Stiche von Läusen und Flöhen hinterlassen auf der Haut heftig juckende kleine rote Punkte. Die Stiche von Läusen und Flöhen sind nicht gefährlich, doch können sich die Stichstellen durch häufiges Kratzen entzünden.

Kopf- und Filzläuse kleben ihre Eier (»Nissen«) an die Haare, wo sie als kleine weiße Punkte erkennbar sind. Filzläuse erkennen Sie als kleine, rotbraune Punkte, die sich mit ihren Beinen am Haaransatz festklammern. Sie werden unter anderem beim Sex übertragen.

Wann zum Arzt?

Wenn sich die Haut entzündet, bei sehr starkem Juckreiz oder wenn sich die Parasiten durch eine Selbstbehandlung nicht entfernen lassen.

Was macht der Arzt?

Er wird feststellen, um welche Floh- oder Läuseart es sich handelt, und geeignete Präparate sowie den Juckreiz stillende Medikamente empfehlen.

Was Sie selbst tun können

Wenn Sie einmal von Flöhen oder Läusen befallen werden, sollten Sie die in der Apotheke erhältlichen Bekämpfungsmittel genau nach Anweisung anwenden.

Tips

- **Flöhe werden häufig von Katzen und Hunden auf den Menschen übertragen. Ein spezielles Flohhalsband kann das Tier – und damit auch den Menschen – vor Parasitenbefall schützen. Kratzen sich Tiere häufig, sollten sie von den Parasiten befreit werden.**
- **Ist eine Wohnung von Flöhen befallen, kann es sinnvoll sein, den Service eines »Kammerjägers« in Anspruch zu nehmen.**
- **Von Parasiten befallene Bettwäsche, Handtücher, Unterwäsche und Kleidung sollten möglichst heiß gewaschen werden.**

Ist das nicht möglich, können Sie diese Gegenstände auch über mindestens einen Tag in einem Plastiksack bei mehr als 35 °C aufbewahren.

HAUTPILZERKRANKUNGEN

Beschwerden und ihre Ursachen

Pilze sind Schmarotzer, sie leben auf Kosten des Gewebes, auf dem sie sich angesiedelt haben. Auf pilzgeschädigtem Gewebe können sich Bakterien oder Viren leichter festsetzen, was zu mitunter schmerzhaften Entzündungen und Infektionen führen kann.

Obwohl sich Pilze an allen Organen des menschlichen Körpers ansiedeln können, sind die Haut, die Schleimhäute und Nägel am häufigsten davon befallen. Die Symptome sind unterschiedlich: hell- oder dunkelbraune, schuppende, nach und nach größer werdende Flecken auf der Haut; weiße, übelriechende Hautfetzen in den Zehenzwischenräumen oder bröselig werdende Nägel.

Obwohl viele der mehr als 100.000 Pilzarten ständig in unserer Umgebung vorkommen, müssen doch gewisse Bedingungen erfüllt sein, damit es zu einem Pilzbefall kommt. Fußpilze z. B. gedeihen in feuchter Wärme besonders gut – öffentliche Bäder oder Saunaanlagen sind also eine Brutstätte dafür. Schwankungen im Hormonhaushalt oder verminderte Abwehrkräfte machen es allen Pilzen leichter, sich festzusetzen. Auch Haustiere können Überträger von Pilzen sein.

Wann zum Arzt?

Wenn Sie den Verdacht haben, daß bei Ihnen ein Hautpilz aufgetreten ist.

Was macht der Arzt?

Ob tatsächlich ein Pilzbefall vorliegt, kann vom Hautarzt durch einen Laborbefund geklärt werden (»Pilzbefund«). Pilzinfektionen können nur mit gezielt wirkenden, entweder örtlich aufzubringenden oder einzunehmenden Medikamenten (»Antimykotika«) bekämpft werden.

Was Sie selbst tun können

Lassen Sie sich mit dem Arztbesuch nicht zu lange Zeit, denn je hartnäckiger die Pilzinfektion ist, desto länger dauert die Behandlung.

Tips

- **Verwenden Sie immer nur Ihr eigenes Handtuch.**
- **Tragen Sie Socken und Schuhe aus Naturmaterialien. Trocknen Sie nach dem Baden oder Duschen Ihre Füße zwischen den Zehen immer gut ab. Gehen Sie im öffentlichen Bad, in der Sauna und auf Badezimmermatten in Hotels nicht barfuß.**
- **Regelmäßiges Waschen und Abbürsten der Haut mit einer Massagebürste kann gewissen Hautpilzen vorbeugen.**
- **Nehmen Sie ein Pilzmittel immer so lange, wie Ihr Arzt das empfohlen hat, auch wenn Sie den Eindruck haben, der Pilz sei bereits verschwunden. Sonst besteht das Risiko, daß er erneut auftritt.**

HÜHNERAUGEN

Beschwerden und ihre Ursachen

Hühneraugen sind schmerzhafte Hornhautstellen an den Füßen, die meistens an den Druckstellen zu enger oder hochhackiger Schuhe entstehen.

Wann zum Arzt?

Wenn die Hühneraugen zur Belastung werden und trotz des Tragens bequemer Schuhe nicht verschwinden.

Was macht der Arzt?

Er kann die Hühneraugen notfalls chirurgisch entfernen.

Was Sie selbst tun können

Tragen Sie bequeme und ausreichend große Schuhe. Sie können auch in der Apotheke ein Hühneraugenpflaster kaufen und aufkleben.

Tip

- **Tragen Sie Schuhe, die nicht zu Druckstellen führen. So einfach das klingt – einen besseren Rat gibt es nicht.**

JUCKREIZ

Beschwerden und ihre Ursachen

Juckreiz (»Pruritus«) kann eine Begleiterscheinung vieler Hauterkrankungen sein. Er tritt, besonders bei älteren Menschen, als Folge trockener Haut oder aber auch ganz ohne erkennbare Hautveränderungen auf. Dann liegt die Ursache manchmal in einer Allgemeinerkrankung (z.B. Diabetes mellitus). Doch auch verschiedene Medikamente, seelische Belastungen oder Streß können zu Juckreiz führen, ebenso wie Textilien, chemische Substanzen, Parasiten (> Seite 205) oder Pilze (> Seite 206).
Dauernder Juckreiz und der darauf folgende Drang zu kratzen können eine beträchtliche psychische Belastung darstellen. Zudem wird die Haut durch das Kratzen verletzt, und es besteht die Möglichkeit einer Entzündung und späterer Narbenbildung.

Wann zum Arzt?

Wenn der Juckreiz über längere Zeit andauert und/oder zur Belastung wird.

Was macht der Arzt?

Er wird versuchen, die Ursache des Juckreizes abzuklären. Liegt keine offensichtliche Hauterkrankung vor, ist das oft nur mit einer gründlichen Durchuntersuchung möglich. Eventuell verschreibt er ein den Juckreiz stillendes Medikament.

Was Sie selbst tun können

Weil Juckreiz oft mit trockener Haut (> Seite 211) einhergeht oder eine Folge davon ist, sollten Sie Ihre Haut besonders gut und intensiv pflegen. Vermeiden Sie scharfe Seifen, und reinigen Sie die Haut lieber mit dem pH-Wert der Haut angepaßten Syndets (> Seite 202). Zur Pflege Ihrer Haut sollten Sie schonende, möglichst wenig reizende Mittel verwenden. Fragen Sie Ihren Hautarzt, was für Ihren Hauttyp geeignet ist.
Es gibt auch verschiedene Juckreiz-stillende pflanzliche Präparate, z. B. mit Hamamelis (> Seite 124).

Tips

- **Nehmen Sie hartnäckigen Juckreiz ernst und lassen Sie von Ihrem Arzt die Ursachen abklären.**
- **Wenn Juckreiz bei Ihnen häufig dann auftritt, wenn Sie psychisch stark belastet sind oder Probleme haben, versuchen Sie herauszufinden, was Sie »juckt«.**
- **Manche Menschen vertragen bestimmte Textilien schlecht. Testen Sie Ihre individuelle Verträglichkeit von verschiedenen Textilfasern und meiden Sie künftig solche, auf die Sie mit Juckreiz reagieren.**

NEURODERMITIS

Beschwerden und ihre Ursachen

Für gewöhnlich zeigt sich die als Neurodermitis bezeichnete allergische Erkrankung schon im Säuglingsalter (»Milchschorf«) und heilt in vielen Fällen nach einigen Jahren von selbst aus. Tritt sie erstmals bei älteren Kindern oder Erwachsenen auf, so erscheinen die typischen, stark juckenden Hautentzündungen (»Ekzeme«) an ganz bestimmten, begrenzten Stellen, etwa in der Armbeuge, den Kniekehlen, am Hals oder um den Mund, oft auch symmetrisch angeordnet. Die Entzündungsherde nässen weniger als bei Neurodermitis im Säuglingsalter, die übrige Haut ist sehr trocken, manchmal gerötet und neigt zu Schuppenbildung. Besonders unangenehm und oft auch seelisch belastend ist der ständige Juckreiz. Durch das Kratzen entstehen Hautverletzungen, die mitunter zu Narben zurücklassenden Infektionen führen können.

Die Ursache der Neurodermitis ist nicht bekannt, es dürfte jedoch die Erbanlage eine Rolle spielen. Sehr viele Betroffene leiden auch unter Allergien (> Seite 192). Die Krankheit verläuft in Schüben. Auslöser können unter anderem klimatische Veränderungen, seelische Belastungen, bestimmte Nahrungsmittel, hautreizende Substanzen (wie Wasch- oder Putzmittel, Metalle, Wolle oder synthetische Kleidung), Tierhaare oder Staub sein.

Wann zum Arzt?

Möglichst rasch. Umgehend, wenn sich die Herde entzünden und eitrig werden, wenn sich der Ausschlag deutlich verschlimmert oder wenn der Juckreiz quälend wird.

Was macht der Arzt?

Er wird abklären, ob es sich wirklich um eine Neurodermitis handelt. Mit Hilfe von Tests kann er feststellen, ob ein Patient gegen bestimmte Stoffe allergisch ist. Bei starkem Juckreiz wird er Medikamente – z. B. solche mit Kortison – verschreiben. Bei Hautinfektionen kann der Einsatz von Antibiotika erforderlich sein. Kindern kann, wenn nötig, ein Beruhigungsmittel für die Nacht gegeben werden. Vielleicht empfiehlt Ihr Arzt auch ein homöopathisches Präparat (> Seite 142) oder eine Bioresonanz-Therapie (> Seite 140).

Was Sie selbst tun können

Grundsätzlich müssen belastende Stoffe ausgeschaltet werden. Sie zu identifizieren ist oft nur mit Hilfe von Allergietests möglich. Da bei Menschen mit Veranlagung zu Neurodermitis die Haut auf alles, was kitzelt, besonders empfindlich reagiert, sollten Sie lieber keine Schafwolle direkt auf der Haut oder Unterwäsche aus synthetischen Fasern tragen. Spülen Sie die Wäsche nach dem Waschen mehrmals und gründlich. Verwenden Sie zum Reinigen Ihrer Haut keine Seifen, sondern dem pH-Wert der Haut angepaßte Syndets (> Seite 202). Bei der Hautpflege können pflanzliche Präparate, z. B. mit Hamamelis (> Seite 124), eine günstige unterstützende Wirkung haben.

Tips

- **Beobachten Sie, welche Faktoren – das können unter anderem bestimmte Nahrungsmittel, Seife oder Kosmetika, Wasch- oder Putzmittel, Hausstaub, Tierhaare oder seelische Belastungen sein – bei Ihnen Krankheitsschübe auslösen, und meiden Sie diese Faktoren nach Möglichkeit.**
- **Treten in der Familie eines Kindes gehäuft Allergien auf, kann es sinnvoll sein, das Kind möglichst lange zu stillen, Säuglingen nur »hypoallergische« Flaschennahrung zu geben und Milch und Milchprodukte bei Kleinkindern nur zurückhaltend zu verwenden.**
- **Achten Sie darauf, daß sich das Kind möglichst wenig kratzt. Schneiden Sie seine Fingernägel kurz, Säuglingen und Kleinkindern können Sie Baumwollhandschuhe anziehen.**
- **Verwenden Sie rückfettende Badezusätze oder Cremes ohne Farbstoffe und Konservierungsmittel aus der Apotheke und möglichst neutrale Waschmittel.**
- **Krusten auf der Haut weichen Sie mit Babyöl auf und lösen Sie dann ab.**
- **Eine Klimaveränderung, besonders ein Aufenthalt am Meer, kann den Ausschlag günstig beeinflussen.**

SCHUPPIGES HAAR

Beschwerden und ihre Ursachen

Hautärzte verstehen unter »Seborrhöe« eine verstärkte Talgproduktion, die sich durch fettige Schuppen an der behaarten Kopfhaut, im Gesicht und am Oberkörper äußert. Meist ist diese Schuppung auf die Kopfhaut beschränkt und wird häufig von Juckreiz begleitet. Eine seborrhöische Dermatitis (Hautentzündung) führt in aller Regel nicht zu Haarausfall.
Die Ursachen dieser Krankheit sind nicht ganz geklärt, wahrscheinlich sind Erbfaktoren mit im Spiel, auch eine Schuppenflechte, ein Hautpilz oder ein allergisches Ekzem (Entzündung) können dahinterstecken. Streß und klimatische Faktoren scheinen den Schweregrad der seborrhöischen Dermatitis zu beeinflussen.

Wann zum Arzt?

- Wenn sich Ihre Kopfhaut rötet, stark juckt oder näßt;
- wenn mit der Schuppenbildung auch Haare ausfallen;
- wenn sich auch an anderen Körperstellen Schuppen bilden;
- wenn starke Schuppenbildung zur psychischen Belastung wird.

Was macht der Arzt?

Er wird abklären, ob eine Krankheit für die verstärkte Schuppenbildung verantwortlich ist, und diese ggf. behandeln. Je nachdem, wo die seborrhöische Dermatitis auftritt und wie stark ausgeprägt sie ist, wird der Hautarzt eine Behandlung mit teer-, zink- oder schwefelhaltigen Shampoos oder kurzzeitig Hydrokortisonsalben verschreiben.

Was Sie selbst tun können

Pflegen Sie Ihr Haar möglichst schonend (siehe Tips). Waschen Sie es, wenn das nichts nützt, nach Rücksprache mit Ihrem Arzt mit einem speziellen medizinischen Shampoo.

Tips

- **Sehr empfindliches Haar können Sie auch – zumindest fallweise – nur mit Wasser waschen. Das Wasser für die Haarwäsche sollte nicht zu heiß sein.**
- **Achten Sie darauf, daß Sie keine zu scharfen Haarwaschmittel verwenden, und spülen Sie das Shampoo gut aus.**
- **Fönen Sie die Haare erst, wenn sie bereits weitgehend trocken sind. Achten Sie auch beim Abtrocknen mit einem Handtuch darauf, daß Sie nicht zu stark über die Haare reiben.**
- **Bürsten Sie Ihr Haar nicht mehr als notwendig. Verwenden Sie sorgfältig verarbeitete Bürsten und Kämme, die nicht am Haar reißen.**

SONNENBRAND

Beschwerden und ihre Ursachen

Ein Sonnenbrand ist das Ergebnis von zu lange andauernder Bestrahlung der Haut mit ultraviolettem Licht. Wie gut es Ihrer Haut gelingt, die Wirkung der Sonnenstrahlen sowohl durch die Hornhaut als auch durch den Hautfarbstoff Melanin abzuwehren, hängt unter anderem vom Hauttyp (> Seite 59) ab.

Innerhalb von 24 Stunden treten die Symptome auf, in leichteren Fällen eine Rötung (»Erythem«), in schwereren Fällen schmerzhafte Schwellungen und Blasen, mitunter sogar von Fieber und Schüttelfrost begleitet. Normalerweise wird die durch einen Sonnenbrand in Mitleidenschaft gezogene Haut bald abgestoßen – man »schält« sich. Wer seine Haut nicht gegen zuviel Sonnenlicht schützt, muß mit Spätfolgen von verfrühter Hautalterung bis hin zu Hautkrebs (> Seite 204) rechnen.

Wann zum Arzt?

- Wenn sich großflächige Blasen bilden;
- wenn sich aufgeplatzte Blasen entzünden;
- wenn hohes Fieber auftritt;
- bei starken Schmerzen;
- bei Benommenheit, Übelkeit, Bewußtseinsverlust.

Was macht der Arzt?

Er kann rezeptpflichtige entzündungshemmende Medikamente verschreiben. Bei einer starken Verschlechterung des Allgemeinzustandes kann vorübergehend die Einweisung in ein Spital nötig sein.

Was Sie selbst tun können

Zunächst einmal vorbeugen und übermäßige Sonnenbestrahlung vermeiden. Wenn das einmal nicht gelungen ist, können feuchte Umschläge mit Milch oder Joghurt eine kühlende Wirkung haben. Reiben Sie Ihre Haut mit kühlenden Gels oder Lotionen ein und nehmen Sie bei starken Schmerzen ein »einfaches« Schmerzmittel (> Seite 155).

Tips

- **Besser als jede Therapie ist Vorbeugung: Gehen Sie nur mit entsprechendem Sonnenschutz (> Lichtschutzfaktor, Seite 59) an die Sonne. Tragen Sie an Ihren ersten Sonnentagen oder wenn Sie die Sonne schlecht vertragen, leichte Kleidung, damit vermeiden Sie das direkte Einwirken von Sonnenlicht auf Ihre Haut.**
- **Das gilt besonders für Kinder, vor allem wenn sie am Strand spielen. Denn das Wasser verstärkt die Strahlen durch Reflexion.**
- **Verwenden Sie bei Kindern Sonnenschutzmittel mit mindestens Lichtschutzfaktor 15 oder sogenannte Sunblocker.**
- **Sind Sie ein hellhäutiger Typ mit hellen Augen und roten Haaren, sollten Sie auf Sonnenbäder überhaupt verzichten.**
- **Zwischen 11 und 15 Uhr ist die Sonnenstrahlung am stärksten. Verbringen Sie diese Zeit im Schatten.**

TROCKENE HAUT

Beschwerden und ihre Ursachen

Geschmeidigkeit und Glätte der Haut sind abhängig vom Wassergehalt der Hornschicht. Die als »trocken« bezeichnete Haut ist nicht in ausreichendem Maß in der Lage, Wasser zu speichern. Das geschieht normalerweise durch verschiedene körpereigene Substanzen, die in der Haut sitzen, Wasser anziehen und binden und natürliche Feuchthaltefaktoren genannt werden. Gleichzeitig helfen aus den Talgdrüsen ausgeschiedene Fettstoffe, die Feuchtigkeit gewissermaßen in der Haut zu versiegeln. Trockene Haut enthält manche dieser Feuchthaltefaktoren in zu geringem Ausmaß.
Trockene Haut kann angeboren sein oder sich als Symptom einer Hauterkrankung zeigen, etwa bei Neurodermitis (> Seite 208). Aber auch bei Kindern oder älteren Menschen ist die Haut trocken.
Menschen, die unter trockener Haut leiden, sind anfällig für Juckreiz (> Seite 207). Manchmal kommt es zu schmerzhaften Rissen (»Rhagaden«). Zudem können sich Entzündungen auf trockener Haut leichter bilden als auf normaler, auch die Neigung zu Infektionen ist erhöht. Trockene Haut altert schneller.

Wann zum Arzt?

Wenn sich trockene Haut rötet, in großen Schuppen ablöst, wenn Ausschläge auftreten, oder bei starkem Juckreiz.

Was macht der Arzt?

Er wird abklären, ob vielleicht eine Krankheit für die trockene Haut verantwortlich ist, und diese ggf. behandeln. Fragen Sie Ihren Hautarzt nach schonenden Hautpflegemitteln und Medikamenten zur Linderung des Juckreizes.

Was Sie selbst tun können

Um der Haut die fehlende Feuchtigkeit zu geben, genügt es nicht, sie mit Wasser zu besprühen. Denn Wasser zieht Wasser an. Das bedeutet, daß auf die Haut aufgebrachte Flüssigkeit der Haut Feuchtigkeit entzieht, die dann auf der Hautoberfläche verdunstet. Die richtige Pflege sollte darin bestehen, die Haut mit ausreichenden Feuchthaltefaktoren zu versorgen – »Moisturizern« wie Glyzerin oder Harnstoff – und mit einer ausgewogenen Menge von Fettstoffen (»Lipiden«, z.B. Vaseline), die sich zwischen die Hautzellen setzen und eine neuerliche Verdunstung des Wassers erschweren. In den meisten Pflegecremes sind ohnedies sowohl Feuchthaltefaktoren als auch Lipide enthalten.
Wenn Ihre Haut sehr trocken ist, sollten Sie diese nicht zusätzlich durch Waschen mit aggressiven Seifen oder Reinigungslotionen belasten und damit die Austrocknung beschleunigen.

Tips

- **Duschen und baden Sie nicht zu häufig oder zu lange, und verwenden Sie dabei ölhaltige Bade- und Duschessenzen.**
- **Verwenden Sie milde, alkalifreie Seifen, und reiben Sie die Haut nach dem Waschen mit rückfettenden Pflegemitteln ein.**
- **Verzichten Sie auf hautreizende Kosmetika.**

UNTERSCHENKELGESCHWÜRE (»OFFENE BEINE«)

Beschwerden und ihre Ursachen

Unterschenkelgeschwüre (»Offene Beine«) sind eine Folge geschädigter Beinvenen. Diese können das Blut nicht mehr schnell genug zum Herzen zurück transportieren, es staut sich und vermindert die Sauerstoffzufuhr zur Haut. Durch ihre schlechte Durchblutung wird die Haut besonders empfindlich gegen Druck, Stöße oder Kratzen, ihre Heilungsbereitschaft ist reduziert.
Am häufigsten kommen solche Geschwüre im Bereich des Unterschenkels oder am Knöchel (»Ulcus cruris«) vor. Die schlecht heilenden Wunden stellen ein hohes Gesundheitsrisiko dar: Es kommt häufig zu Kontaktekzemen, Krankheitserreger können leichter eindringen und schwere, bis zu den Knochen reichende Infektionen hervorrufen.
Da sowohl Diabetes als auch Rauchen zu Gefäßveränderungen bzw. mangelnder Durchblutung führt (> pAVK, Seite 250), sind besonders »Zuckerkranke« und Raucher gefährdet, solche »offenen Beine« zu entwickeln. Das Risiko steigt auch mit zunehmendem Alter.

Wann zum Arzt?

Beim Auftreten schlecht heilender Wunden an den Unterschenkeln. Wenn starke Schmerzen auftreten.

Was macht der Arzt?

Er wird die Ursache der »offenen Beine« abklären und diese nach Möglichkeit gezielt behandeln.
Gleichzeitig mit der örtlichen Behand-

lung der Wunde und notfalls einem Antibiotikum müssen auch durchblutungsfördernde Maßnahmen einsetzen. Nur wenn die Durchblutung gesichert ist, kann das Geschwür heilen. Mit Hilfe eines Druckverbandes kann die Stauung in den Venen beseitigt werden. Lassen Sie sich von Ihrem Arzt zeigen, wie das Bein richtig gewickelt wird, damit Sie das zu Hause selbständig tun können.

Was Sie selbst tun können

Bitte beachten Sie folgende vorbeugende Maßnahmen: Tragen Sie – besonders wenn Sie Krampfadern haben – Kompressionsstrümpfe: Sie erleichtern den Venen den Rücktransport des Blutes. Machen Sie viel Bewegung und tragen Sie bequeme Schuhe, die nicht drücken. Vermeiden Sie längeres Stillstehen und lagern Sie Ihre Füße möglichst oft hoch. Lassen Sie Krampfadern, Venenentzündung und tiefe Venenthrombosen von Ihrem Arzt behandeln.

Tips

- **Sie können venöse Stauungen verhindern, indem Sie die vorbeugenden Maßnahmen (siehe oben) beherzigen.**
- **Gehen Sie möglichst bald zum Arzt, wenn die ersten schlecht heilenden Wunden auftreten.**
- **»Offene Beine« müssen nach Anweisung des Arztes besonders sorgfältig gepflegt und behandelt werden.**
- **Wenn Ihnen Ihr Arzt einen Druckverband verordnet, sollten Sie diesen jeden Morgen – noch vor dem Aufstehen – neu anlegen.**

WARZEN

Beschwerden und ihre Ursachen

Warzen sind stecknadelkopf- bis erbsengroße Verdickungen der Haut und können unterschiedliche Formen annehmen. Besonders häufig treten sie an Händen und Füßen sowie bei jüngeren und älteren Menschen auf. In aller Regel sind Warzen harmlos, sie können jedoch als kosmetisches Problem erlebt werden. Sie entstehen durch Viren und sind ansteckend. Sie verschwinden in den meisten Fällen von selbst, das kann aber auch jahrelang dauern.

Wann zum Arzt?

Wenn Sie nicht sicher sind, ob es sich wirklich um eine harmlose Warze handelt, oder wenn die Warze Ihnen Beschwerden verursacht.

Was macht der Arzt?

Der Hautarzt wird feststellen, ob es sich wirklich um eine harmlose Warze handelt oder ob eine möglicherweise ernste Krankheit dahintersteckt (> Hautkrebs, Seite 204). Warzen können mit einem scharfen Löffel entfernt, vereist, verätzt, verschorft oder mit Schälmitteln behandelt werden. Manchmal kehren sie jedoch nach einiger Zeit wieder.

Was Sie selbst tun können

Beugen Sie Warzenbefall nach Möglichkeit vor (siehe Tips). In der Apotheke können Sie Medikamente kaufen, die für die Selbstbehandlung von Warzen geeignet sind. Als »Hausmittel« gelten auch die gelbe Milch des Schöllkrautes oder des Löwenzahns. Der Saft muß frisch auf die Warze aufgetragen werden und eintrocknen.

Tips

- **Wenn sich das Aussehen einer Warze verändert, sollten Sie zur Sicherheit einen Hautarzt aufsuchen.**
- **Wenn Sie auf Nummer Sicher gehen wollen, sollten Sie in öffentlichen Bädern, in der Sauna und in Turnhallen oder Fitneßstudios nicht barfuß gehen. Denn Warzenviren können auch durch direkten Kontakt mit Hautschüppchen übertragen werden.**

ZECKENBISS

Beschwerden und ihre Ursachen

Der Biß einer Zecke ist niemals prinzipiell ohne Risiko, weil diese hauptsächlich in Wäldern lebenden Spinnentiere mit ihrem Speichel eine Reihe von Krankheitserregern übertragen können. Z. B. die durch Viren ausgelöste Frühsommer-Meningo-Enzephalitis (FSME), eine gefährliche Entzündung des Gehirns und der Hirnhäute. Oder die bakteriell verursachte Lyme-Borreliose, die zu Hautveränderungen, Gelenkschmerzen und Lähmungserscheinungen führen kann.

Wann zum Arzt?

- Wenn bei der Entfernung des Tieres der Kopf der Zecke in der Haut steckenbleibt;
- wenn an der Einstichstelle eine ringförmige, allmählich größer werdende Hautrötung entsteht;
- wenn Sie in einer geographischen Region gebissen wurden, in denen die Zecken gehäuft das FSME-Virus oder Borrelien enthalten;
- wenn nach dem Zeckenbiß – unter Umständen auch erst nach Monaten – Beschwerden wie hohes Fieber mit Übelkeit, Benommenheit, Nackensteifigkeit, Lähmungserscheinungen, geschwollene Lymphknoten oder unklare Gelenkschmerzen auftreten.

Was macht der Arzt?

Er kann durch Untersuchungen und Blutanalysen feststellen, ob es zu einer Infektion gekommen ist. Eine FSME-Infektion verläuft in den meisten Fällen gutartig, eine ärztliche Kontrolle ist jedoch notwendig. Die Lyme-Borreliose läßt sich meistens mit Antibiotika heilen.

Was Sie selbst tun können

Informieren Sie sich bei Ihrem Arzt, ob in Ihrem Fall eine »Zeckenimpfung« sinnvoll ist. Weil die Impfung nicht vor der Lyme-Borreliose schützt, sind vorbeugende Maßnahmen in jedem Fall zweckmäßig (siehe Tips).
Suchen Sie nach einem Aufenthalt im Wald Ihre Haut nach Zecken ab. Wenn Sie eine bemerken, muß sie vorsichtig entfernt werden. Fassen Sie die Zecke mit einer Pinzette sanft am Kopf (!), ziehen Sie sie behutsam aus der Haut und desinfizieren Sie abschließend die Bißstelle. Beträufeln Sie die Zecke nicht mit Öl, Nagellack etc., weil sie dann noch mehr Speichel freisetzt.

Tips

- Wenn Sie sich häufig im Wald aufhalten, sollten Sie mit Ihrem Arzt über die Sinnhaftigkeit einer Zeckenschutzimpfung gegen FSME sprechen.
- In der Apotheke gibt es Mittel, die Zecken fernhalten sollen.
- In »zeckenverseuchten« Gebieten sollten Sie zur Vorbeugung nach Möglichkeit lange Hosen, ein Oberteil mit langen Ärmeln, geschlossene Schuhe und eine Kopfbedeckung tragen. Damit sind Sie jedenfalls auf der sicheren Seite.

Augen

BINDEHAUTENTZÜNDUNG

Beschwerden und ihre Ursachen

Als Bindehaut wird die hochempfindliche Schleimhaut des äußeren Auges bezeichnet. Eine Bindehautentzündung macht sich durch gerötete Augen und geschwollene Lider bemerkbar. Die Augen brennen, sind lichtempfindlicher und tränen. Verspüren Sie zudem Juckreiz und müssen niesen, sind das Anzeichen für eine allergische Bindehautentzündung. Weitere Erkrankungsursachen können Wind, Fremdkörper, Reizgase oder zuviel Sonne sein. Relativ häufig sind auch Virusinfektionen, die zunächst an einem Auge und erst nach einigen Tagen am zweiten auftreten. Bei bakteriellen Infekten wird zumeist Eiter abgesondert.

Wann zum Arzt?

Wenn Fieber, Sehstörungen, Schmerz oder Eiterbildung auftreten oder wenn die Beschwerden länger als drei Tage anhalten.

Was macht der Arzt?

Der Augenarzt wird die genauen Ursachen für die Bindehautentzündung suchen. Er wird reizmildernde Medikamente verschreiben, welche die Beschwerden lindern, und notfalls Fremdkörper aus dem Auge entfernen. Gegen Bakterieninfektionen können Antibiotika angewendet werden. Virusinfektionen heilen oft von selbst, können seit kurzem aber auch durch wirksame Medikamente – sogenannte Virostatika – behandelt werden.

Was Sie selbst tun können

Tragen Sie bei Tätigkeiten, bei denen feine Partikel weggeschleudert werden, eine Schutzbrille. In Schwimmbädern halten Schwimmbrillen das Chlorwasser ab, Sonnenbrillen schützen das Auge vor Wind, Fremdkörpern und UV-Licht sowie vor zusätzlichen Belastungen, wenn bereits eine Bindehautentzündung aufgetreten ist. Bei manchen Hausmitteln wie Augenbädern mit Kamille oder anderen Pflanzeninhaltsstoffen können allergische Reaktionen oder weitere Infektionen ausgelöst werden. Generell birgt die Selbstbehandlung von Augenproblemen Risiken und sollte deshalb nicht durchgeführt werden.

Tips

- **Legen Sie eine warme Kompresse auf das betroffene Auge auf.**
- **Eine allergische Bindehautentzündung läßt sich häufig mit kühlen Kompressen lindern.**
- **Verwenden Sie spezielle Augentropfen, die sowohl ein Antiallergikum (z. B. Antihistamin) als auch einen gefäßverengenden Wirkstoff enthalten.**
- **Sowohl die virale als auch die bakterielle Bindehautentzündung sind ansteckend. Deshalb gilt: Hände weg von den Augen, waschen Sie die Hände häufig, wechseln Sie Handtücher täglich, statten Sie jedes Familienmitglied mit einem eigenen Handtuch aus, wechseln Sie den Kopfpolsterüberzug jeden Morgen, verwenden Sie Ihre Augenkosmetika nicht weiter.**

GRAUER UND GRÜNER STAR

Beschwerden und ihre Ursachen

Grauer Star entsteht durch eine altersbedingte Trübung der Augenlinse und tritt bei sehr vielen Menschen über 60 Jahren auf. Betroffene sehen wie durch einen Nebel und sind blendempfindlich.

Beim gefährlichen grünen Star oder »Glaukom« wird der Sehnerv meist durch erhöhten Druck im Augapfel geschädigt, sodaß eine Sehverschlechterung bis zum völligen Sehverlust die Folge sein kann. Aber auch andere Faktoren können zur Entstehung eines Glaukoms führen. Die Erkrankung bleibt in ihrer chronischen Form oft jahrelang unbemerkt. Bei akuten Glaukom-Anfällen treten starke Schmerzen im Stirn- und Augenbereich auf, die auch mit Beschwerden wie z. B. Übelkeit einhergehen können.

Wann zum Arzt?

Bei Nebelsehen oder wenn Farbringe um Lichtquellen wahrgenommen werden. Bei Sehstörungen in Kombination mit roten Augen, Kopfschmerzen und Übelkeit ist eine sofortige Behandlung durch den Augenarzt notwendig. Ab dem 40. Lebensjahr sollten einmal pro Jahr Augenkontrollen durchgeführt werden.

Was macht der Arzt

Hat ein Auge den grauen Star und ist es nicht mehr »lesefähig«, kann mittels Operation die Linsentrübung beseitigt werden. Es werden winzige, faltbare Kunstlinsen eingesetzt, die das Sehvermögen wieder verbessern.

Der grüne Star in chronischer Form wird meist mit augendrucksenkenden Medikamenten behandelt. Falls sich die Erkrankung aber weiter verschlechtert, muß ein chirurgischer Eingriff vorgenommen werden. Bei akuten Glaukom-Anfällen wird Ihr Augenarzt zunächst durch Medikamente den Augendruck senken. Dann wird häufig eine Operation nötig sein, wobei die aktuellen Lasertechnologien als erheblich schonender gelten als konventionelle Techniken.

Was Sie selbst tun können

Schützen Sie Ihre Augen mit einer Sonnenbrille mit UV-Filter und achten Sie speziell bei »Feinarbeiten« auf gute Beleuchtung. Etwa ab dem 40. Lebensjahr ist einmal jährlich eine Untersuchung beim Augenarzt empfehlenswert.

Tips

- **Vermeiden Sie, wenn Sie einen grauen Star haben, Blendungen. Schauen Sie deshalb, z. B. beim Autofahren, nicht in direkt einfallendes Licht.**
- **Tragen Sie im Freien bei hellem Sonnenlicht UV-blockierende Sonnengläser.**
- **Achten Sie auf ausreichende Beleuchtung.**
- **Weil beim grünen Star die Frühsymptome äußerst gering sein können, sollten Sie einmal jährlich Ihre Augen ärztlich überprüfen lassen.**
- **Beim Auftreten von schweren Kopfschmerzen, Schmerzen in einem Auge oder im Bereich der Augenbrauen, verbunden mit getrübter Sicht oder beim Auftreten von »Regenbögen« beim Blick ins Licht, suchen Sie bitte sofort ärztliche Hilfe.**

SEHSTÖRUNGEN

Beschwerden und ihre Ursachen

Sehstörungen können verschiedenste Ursachen haben. Die folgenden Formen von Fehlsichtigkeit entwickeln sich über einen längeren Zeitraum:

- Bei Kurzsichtigkeit ist der Augapfel zu lang. Weit entfernte Gegenstände werden verschwommen gesehen, weil sich die von ihnen ausgehenden Lichtstrahlen schon vor der Netzhaut vereinen.
- Bei Weitsichtigkeit ist der Augapfel zu kurz. Die von nahen Gegenständen ausgehenden Lichtstrahlen vereinen sich erst hinter der Netzhaut.
- Alterssichtigkeit wird dadurch verursacht, daß die Augenlinse sich nach dem 40. Lebensjahr zunehmend verhärtet. Sie kann sich nicht mehr genügend krümmen, um Objekte in der Nähe scharf zu stellen. Beim Lesen wird dann meist das Buch oder die Zeitung weit weg gehalten.
- Auch grauer Star und chronischer grüner Star entstehen über einen längeren Zeitraum. (> Seite 216)

Innerhalb kurzer Zeit können sich folgende Sehstörungen entwickeln:

- Bei Entzündungen der Hornhaut oder der Regenbogenhaut wird verschwommen gesehen. Die Augen werden häufig rot, tränen und schmerzen.
- Bei Netzhautablösungen kommt es zu einem Gesichtsfeldausfall. Betroffene Personen sehen oft Lichtblitze oder schwarze Punkte. Später werden Schatten oder »eine schwarze Wand« wahrgenommen. Ein völliger Verlust des Sehvermögens ist möglich.
- Bei akuten Durchblutungsstörungen kann es zu starken Sehverschlechterungen, plötzlichen Gesichtsfeldausfällen oder – ohne

Vorwarnung – zu schmerzlosem Erblinden eines Auges kommen.

- Bei Entzündungen des Sehnervs verschlechtert sich das Sehvermögen innerhalb kurzer Zeit. Außerdem können Schmerzen auftreten, wenn der Augapfel bewegt wird.
- Auch der akute grüne Star (> Seite 216) kann sich innerhalb kurzer Zeit entwickeln.

Wann zum Arzt?

Bitte suchen Sie einen Augenarzt auf,

- wenn sich Ihre Sehkraft deutlich verschlechtert (bei plötzlichem Sehverlust sofort in die Augenklinik);
- wenn auch nur die geringsten Veränderungen oder Schmerzen (Flimmern, farbige Ringe um Lichtquellen, Kopfschmerzen) auftreten;
- wenn in Ihrer Familie hochgradige Fehlsichtigkeit verbreitet ist (einmal pro Jahr);
- wenn Sie Diabetiker sind (mindestens einmal pro Jahr bzw. nach ärztlicher Anordnung);
- wenn Sie über 40 Jahre alt sind (einmal pro Jahr);
- wenn Sie Kontaktlinsen tragen (zweimal pro Jahr);
- wenn Sie schon einmal erhöhten Augendruck hatten (zweimal pro Jahr);
- wenn Ihr Kind schielt. Auch hinter schlechten Schulleistungen und Symptomen wie Kopfschmerzen, Schwindel und Müdigkeit beim Schauen in der Nähe verbirgt sich oft eine Form von Fehlsichtigkeit.

Untersuchungen im Rahmen des Mutter-Kind-Passes sind im Alter von einem und zwei Jahren vorgesehen.

Was macht der Arzt?

Durch spezielle Untersuchungsmethoden und den Einsatz entsprechender technischer Geräte wird Ihr Augenarzt zunächst versuchen, die Ursachen für Ihre Sehverschlechterung herauszufinden. Sehstörungen wie Kurzsichtigkeit, Weitsichtigkeit oder Alterssichtigkeit können mit Brillen oder Kontaktlinsen korrigiert werden. Bei bestimmten Augenerkrankungen kann auch die Anwendung rezeptpflichtiger Medikamente, manchmal auch eine Operation notwendig sein.

Was Sie selbst tun können

Zum Schutz Ihrer Sehfähigkeit sollten Sie beim Lesen, besonders aber auch bei der Bildschirmarbeit, auf eine gute Beleuchtung achten. Gönnen Sie Ihren Augen hin und wieder eine Pause, wenn Sie Tätigkeiten ausüben, welche die Sehkraft besonders stark beanspruchen.
Kontaktlinsen müssen sorgfältig gepflegt werden, weil es sonst zu Schädigungen der Augen kommen kann. Bitte beachten Sie die Empfehlungen der Hersteller.

Tips

- **Lassen Sie Ihre Augen einmal pro Jahr ärztlich kontrollieren.**
- **Schützen Sie Ihre Augen vor Sonnenschäden durch das Tragen von UV-blockierenden Gläsern, Linsen oder Stirnkappen.**
- **Essen Sie Nahrungsmittel, die Vitamin A und Beta-Karotin enthalten, z. B. Karotten und Grapefruit.**
- **Optimieren Sie Ihre Sehschärfe durch die richtigen Gläser.**

- **Verwenden Sie eine gute Beleuchtung.**
- **Kontrollieren Sie regelmäßig chronische Gesundheitsschäden wie Zuckerkrankheit und Bluthochdruck, die auch Ihre Augen schädigen können.**

ADRESSE

Elternselbsthilfe für sehgeschädigte Kinder in Österreich
Hyrtlstraße 33/10
2340 Mödling
Tel. und Fax: (02236) 416 48

TROCKENES AUGE

Beschwerden und ihre Ursachen

Beim sogenannten »Trockenen Auge« haben Betroffene ein Fremdkörpergefühl am Auge. Die Ursache dieser Beschwerden ist eine Austrocknung des Tränenfilms, der die Augen oberflächlich befeuchtet. Diese tritt besonders häufig bei Frauen nach den Wechseljahren sowie im Alter oder bei Vitaminmangel auf. Auch Umweltreize wie zu trockene Luft in geheizten Räumen, Tabakrauch, Klimaanlagen oder die verstärkte Bildung von Ozon im Sommer können das Trockene Auge verstärken. Zudem ist die unbenetzte Hornhaut anfälliger für Infektionen.

Wann zum Arzt?

Wenn die Beschwerden lästig werden. Bei starken Schmerzen, Rötungen, erhöhter Lichtempfindlichkeit oder einer Verschlechterung des Sehvermögens.

Was macht der Arzt?

Der Augenarzt wird versuchen, die Ursachen und Art des Trockenen Auges herauszufinden. Zur Behandlung wird er häufig Tropfen oder Salben – sogenannte Augenbenetzer, eine Art künstliche Tränenflüssigkeit – empfehlen, mit denen sich die Befeuchtung der Augen verbessern läßt.

Was Sie selbst tun können

Vorbeugend können Sie während der Heizsaison im Winter einen Luftbefeuchter einsetzen oder einfach feuchte Tücher aufhängen. Machen Sie bei Arbeiten, die für die Augen besonders anstrengend sind, kurze Pausen und blinzeln Sie immer wieder einmal bewußt. Schützen Sie die Augen vor Zugluft und mit einer Sonnenbrille vor Wind und Sonne. Wer an Trockenen Augen leidet, sollte nach Möglichkeit auch keine gefäßverengenden Mittel verwenden, weil diese die Beschwerden verstärken können.
Generell birgt die Selbstbehandlung von Augenproblemen Risiken und sollte deshalb nicht durchgeführt werden.

Tips

- **Verwenden Sie augenbefeuchtende Augentropfen, damit Ihre Augen nicht austrocknen können.**
- **Tragen Sie an windigen Tagen Brillen und beim Schwimmen Schwimmbrillen.**
- **Halten Sie zu Hause die Luftfeuchtigkeit zwischen 30 und 50 Prozent.**
- **Suchen Sie bitte unbedingt medizinische Hilfe, wenn sich der Zustand trotz Augentropfen nicht bessert.**

Ohren

OHRENSCHMERZEN

Beschwerden und ihre Ursachen

Ohrenschmerzen sind vor allem – aber nicht nur – bei Kindern (> Seite 285) ein verbreitetes Begleitsymptom von Erkältungskrankheiten (> Seite 185). Das Ohr ist ein äußerst empfindliches Organ, das rasch mit Schmerzen auf verschiedene Reize reagiert. Oft sind die schmerzleitenden Nerven, die das Ohr versorgen, nicht bloß durch Erkrankungen des Ohres selbst in Mitleidenschaft gezogen, sondern auch durch Krankheiten im Bereich der Nasennebenhöhlen, des Kehlkopfs oder des Mund- und Rachenraums.

Die Ursachen für Ohrenschmerzen können vielfältig sein. Stechende, pulsierende Schmerzen sind typisch für eine Mittelohrentzündung. Solche Entzündungen entstehen meist durch Krankheitskeime aus der Nase und den Nasennebenhöhlen, die in das Mittelohr eindringen und zu einer Schwellung und Flüssigkeitsansammlung führen können. Der dadurch entstehende Über- oder Unterdruck setzt das Trommelfell unter eine schmerzhafte Spannung.

Andere mögliche Ursachen für Ohrenschmerzen sind Entzündungen des äußeren Gehörganges, Entzündungen der Ohrmuschel, durch Ohrenschmalz verursachte Ohrpfropfen und Unter- oder Überdruckbelastungen des Ohrs, z. B. beim Tauchen oder Fliegen.

Wann zum Arzt?

- Wenn die Schmerzen nach einem Tag nicht wieder verschwinden oder unerträglich stark sind;
- wenn das Ohr Flüssigkeit, z. B. eitriges Sekret, absondert;
- wenn die Schmerzen von Fieber, Schwindel, Benommenheit oder Taubheit begleitet sind.

Was macht der Arzt?

Er wird Ihr Gehör prüfen und die Ursache der Schmerzen feststellen. Dazu können unter Umständen auch weiterführende Untersuchungen wie Röntgenaufnahmen nötig sein. Je nach Ursache wird er Ihnen dann die entsprechende Behandlung empfehlen, z. B. Antibiotika bei Infektionen oder eine Spülung des äußeren Gehörgangs bei einem Ohrpfropf.

Was Sie selbst tun können

Bei Erkältungskrankheiten sollten Sie die Ohren durch eine Kopfbedeckung vor Zugluft schützen. Während eines Schnupfens können Sie durch die kurzfristige Anwendung von Nasentropfen oder Nasensprays die Schwellung der Nasenschleimhäute vermindern und dadurch dem Eindringen der Krankheitskeime in das Mittelohr vorbeugen. Um Verletzungen vorzubeugen, sollten Sie den Gehörgang nicht mit Stäbchen oder spitzen Gegenständen reinigen.

Ohrenschmerzen lassen sich oft durch Wärme lindern. Dazu verwenden Sie am besten eine warme Mütze oder Sie legen eine Wärmflasche oder warme Packung, z. B. mit aufgekochtem Leinsamen, auf das Ohr (> Seite

127). Auch mit einem Stück Watte im Gehörgang läßt sich das Ohr vor Kälte, Staub und Lärm schützen.
Spezielle Ohrentropfen können die Schmerzen lindern. Sie sollten solche Tropfen allerdings nicht verwenden, wenn Sie die Ursachen Ihrer Schmerzen noch nicht kennen: Wenn das Trommelfell bereits geschädigt ist, sollten Tropfen nicht verwendet werden.

Tips

- **Suchen Sie Ihren Arzt auf, wenn die Ohrenschmerzen länger als 24 Stunden andauern oder gleichzeitig Fieber auftritt.**
- **Mittelohrentzündungen werden üblicherweise mit Antibiotika behandelt. Auch wenn Sie oder Ihr Kind sich nach einigen Tagen besser fühlen, setzen Sie die Antibiotika-Therapie für die empfohlene Therapiezeit – meistens sieben bis zehn Tage – unbedingt fort.**
- **Bei starken Schmerzen können Sie schmerzstillende Medikamente nehmen.**
- **Ohrentropfen mit einem lokalen Anästhektikum können den Schmerz reduzieren, sie werden die Infektion jedoch weder verhindern noch stoppen. Sie sollen nicht bei eitrigem Ohrfluß verwendet werden.**

SCHWERHÖRIGKEIT

Beschwerden und ihre Ursachen

Schwerhörigkeit ist heute keineswegs nur ein gesundheitliches Problem, das typischerweise mit fortgeschrittenem Alter auftritt. Studien zeigen, daß bis zu 30 Prozent der 18jährigen bereits einen mehr oder weniger ausgeprägten Hörschaden haben.
Das Hörvermögen kann durch sehr unterschiedliche Ursachen vermindert sein. Dazu gehören Verstopfungen des Gehörgangs durch Fremdkörper oder Ohrpfropfen (Ohrschmalz), Entzündungen (> Seite 220), eine Bewegungseinschränkung der Gehörknöchelchen oder mangelhafte Belüftung des Mittelohres vom Rachen über die Eustachische Röhre (etwa bei einer Erkrankung im Nasen-Rachen-Raum).
Das Innenohr kann aber auch aufgrund von Durchblutungs- und Stoffwechselstörungen in seiner Funktion gestört sein. Eine wichtige Ursache für Schwerhörigkeit ist eine ausgeprägte Lärmbelastung. Ist das Ohr regelmäßig einem Schallpegel von 85 Dezibel – was etwa der Lautstärke eines Rasenmähers entspricht – ausgesetzt, kann das Hörvermögen dauerhaft geschädigt werden. Der Lärm greift dann die Haarzellen im Innenohr an, die allmählich geschädigt werden und schließlich absterben können.
Noch bedrohlicher als eine akustische Dauerbelastung ist es für das Gehör, wenn es knallartigen Lärmeffekten (»Lärmtraumen«) ausgesetzt wird: Etwa durch Impulse wie Trillerpfeifen, Knalltüten, Schüsse aus Spielzeugpistolen oder das plötzliche Aufröhren der Motoren beim Motorsport. Ist das Ohr durch ein solches »Knalltrauma« vorbelastet, dann summieren sich die vielen späteren kleinen Belastungen und führen schließlich zu Dauerschäden, die in vielen Fällen nicht mehr behoben werden können.

Wann zum Arzt?

Wenn Sie den Eindruck haben, schlechter zu hören. Typische Hinweise sind, daß Sie

- Mühe haben, am Telefon Ihren Gesprächspartner zu verstehen;
- kaum etwas verstehen, wenn sich mehrere Personen gleichzeitig unterhalten;
- im Kino oder Theater nur in den vorderen Reihen etwas verstehen;
- auf der Straße herankommende Autos erst im letzten Moment wahrnehmen.

Was macht der Arzt?

Durch Hörprüfungen (»Audiometrie«) kann er das Ausmaß, den Grad und die genaue Ursache einer Hörbehinderung feststellen und herausfinden, ob ein bleibender Hörschaden droht. Die geeignete Therapie richtet sich nach der Ursache der Schwerhörigkeit. Infusionen mit durchblutungsfördernden Mitteln können etwa den Stoffwechsel des Innenohres verbessern. Sind die Gehörknöchelchen in Mitleidenschaft gezogen oder ist die Schwerhörigkeit durch Schädigungen des Mittelohrs bedingt, kann der Arzt auch zu einem hörverbessernden chirurgischen Eingriff raten.
Bei einer dauernden, störenden Innenohr-Schwerhörigkeit wird Ihnen der Arzt meistens zu einem Hörgerät raten, das genau Ihren Bedürfnissen angepaßt werden muß. Bei komplettem beidseitigem Hörverlust (Taubheit) ist eine elektronische Hörhilfe (»Cochlearimplantat«) angezeigt.

Was Sie selbst tun können

Hörschäden können Sie unter anderem vorbeugen, indem Sie die Lärmbelastung am Arbeitsplatz und in der Freizeit möglichst gering halten. Vermeiden Sie allzu laute Musik – etwa bei Konzerten, in der Disco oder über den Walkman.
Bei akustischen Extrembelastungen wie Preßlufthämmern und lauten Maschinen, deren Schallpegel über 85 Dezibel liegt, muß der Arbeitgeber einen Gehörschutz zur Verfügung stellen. Im Büro können Lärmschutztapeten, Vorhänge, Teppiche, Pinwände oder Pflanzen einen guten Teil der Geräusche schlucken. Weil die Schalldämpfung möglichst dicht an der Lärmquelle am effektivsten ist, sollten Drucker oder Kopiergeräte am besten hinter Stellwänden oder Schränken aufgestellt werden. Unterlagen aus Filz verhindern, daß Möbel als Resonanzkörper für Geräusche von Büromaschinen dienen. Das Gebläse eines PC ist eine besonders lästige, weil während dessen Benützung stets aktive Lärmquelle. Sie ist meistens weniger störend, wenn die lärmende Rechnereinheit unter dem Schreibtisch steht.

Tips

- **Wenn Ihre Gehörschwäche lärm- oder umweltbedingt ist, sollten Sie schützende Ohrstöpsel oder -schützer tragen.**
- **Lassen Sie jährlich Ihre Hörleistung mittels Audiometrie überprüfen. Die Früherkennung einer Hörschwäche kann Sie vor irreversiblen Schäden bewahren.**
- **Schützen Sie Ihre Ohren vor allen lauten Freizeitaktivitäten wie z. B. sehr lauter Musik, Tontaubenschießen oder Fahren von Snowmobilen.**

- **Vor dem Ankauf eines Hörgerätes sollten Sie Ihre Hörleistung testen. Kaufen Sie nur Markenprodukte, verlangen Sie eine Probezeit und machen Sie nach der Anpassung der Hörhilfe einen neuerlichen Hörtest.**

TINNITUS (»OHRENKLINGELN«)

Beschwerden und ihre Ursachen

Tinnitus-Patienten nehmen Geräusche wie Sausen, Brummen, Rauschen, Pfeifen oder Klingeln wahr, die andere Menschen am selben Ort nicht hören. Diese nach dem lateinischen Wort für »klingeln« benannten Hörempfindungen können viele verschiedene Ursachen haben. Ohrschmalz, Fremdkörper oder Gefäßverkalkungen im Innenohr oder Trommelfellverletzungen können ebenso für die Ohrengeräusche verantwortlich sein wie Kreislauferkrankungen, eine Überfunktion der Schilddrüse, verschiedene Medikamente oder Vergiftungen durch Blei, Quecksilber oder Kohlenmonoxid. Die Schädigung der feinen Haarzellen im Innenohr durch Lärm oder einen Knall führt meist zu Ohrgeräuschen.
Tinnitus kann eine schwere Belastung sein, weil die Geräusche immer wieder auftreten und sehr irritierend sein können. Betroffene haben oft das beängstigende Gefühl, durch die Ohrgeräusche in eine unbekannte, unbegreifliche Welt versetzt zu sein. Wird der Tinnitus nicht rechtzeitig behandelt, kann er Patienten an den Rand der Verzweiflung treiben.

Wann zum Arzt?

Wenn nach dem erstmaligen Auftreten von Ohrengeräuschen diese länger als einen Tag andauern.

Was macht der Arzt?

Er wird zunächst versuchen, die genaue Ursache für Ihre Beschwerden herauszufinden. Wegen der vielen möglichen Ursachen von Tinnitus ist eine angemessene Behandlung nicht immer einfach. Zur Förderung der Durchblutung des Innenohres werden bei akuten Beschwerden häufig Infusionen eingesetzt. Oft wird auch versucht, mittels einer »hyperbaren Sauerstofftherapie« (HBO-Therapie) in einer Überdruckkammer die Funktion der Haarzellen im Innenohr durch die Zufuhr von Sauerstoff zu verbessern. Es gibt auch spezielle Medikamente (sogenannte Glutamat-Antagonisten), mit denen in speziellen Fällen eine Verringerung des Tinnitus versucht werden kann.
Bei der Tinnitus-Retraining-Therapie (TRT), die meistens im chronischen Stadium der Beschwerden angewendet wird, werden sogenannte »Tinnitus-Masker« eingesetzt. Diese Apparate in der Größe eines Hörgerätes erzeugen ein Geräusch, das dabei hilft, den Tinnitus nicht mehr störend wahrzunehmen. Gleichzeitig soll mittels einer psychologischen Behandlung ein besserer Umgang mit den Beschwerden erlernt werden.

Was Sie selbst tun können

Den vielen Ursachen von Tinnitus können Sie nicht gezielt vorbeugen. Helfen kann, sich vor starker Lärmbelastung zu schützen. Das beugt einer Schädigung der Hörzellen und damit auch Ohrgeräuschen vor.

Wenn Sie unter Tinnitus leiden, können Sie versuchen, die inneren Geräusche durch Musik zu übertönen. Geht der Tinnitus mit einem Hörverlust einher, kann Ihnen vielleicht ein Hörgerät helfen. Weil der Tinnitus in Streßsituationen oft lauter wird, können vielleicht Entspannungsübungen sinnvoll sein (> Seite 147).

Tips

- **Ohrgeräusch kann durch hohe Dosen von Aspirin oder durch große Mengen von Koffein hervorgerufen werden. Vermeiden Sie diese Substanzen bei Beschwerden.**
- **Manche Menschen fühlen sich besser, wenn das Ohrgeräusch durch einen anderen Ton überlagert wird, der angenehmer ist. Dann hilft es z. B., beim Einschlafen Musik zu hören.**
- **Der Gedankenaustausch mit anderen Betroffenen, z. B. in einer Selbsthilfegruppe, trägt dazu bei, mit den unangenehmen Geräuschen besser umzugehen.**

Beschwerden und Krankheiten der Harnwege

BETTNÄSSEN

Beschwerden und ihre Ursachen

Im allgemeinen spricht man von Bettnässen, wenn das Kind mit etwa sechs Jahren noch häufig in der Nacht – seltener auch tagsüber – das Bett naß macht oder wenn das Kind bereits trocken war und plötzlich wieder mit dem Bettnässen beginnt.

Das Alter, ab dem Kinder »trocken sind«, kann von Kind zu Kind recht unterschiedlich sein. Meistens können Kinder etwa ab drei Jahren ihre Blase kontrollieren. Aber auch wenn Sieben- bis Neunjährige noch gelegentlich Bettnässen, muß das nicht unbedingt krankhaft sein.

Es können auch seelische Ursachen ausschlaggebend sein, wenn Kinder nachts nicht ohne Windeln auskommen. So kann z. B. die Eifersucht als Reaktion auf die Geburt eines kleinen Geschwisters, aber auch Kummer anderer Art ein Kind aus dem Gleichgewicht bringen. Krankheiten wie Blasenentzündungen können ein weiterer Grund für Bettnässen sein. Heute wird davon ausgegangen, daß die Anlage zum Bettnässen bis zu einem gewissen Grad auch erblich bedingt sein kann.

Wann zum Arzt?

- Wenn das Kind mit etwa fünf Jahren noch immer regelmäßig das Bett naß macht;
- wenn es nach einer trockenen Phase wieder mit dem Bettnässen beginnt;

- wenn der Verdacht einer Blasenentzündung besteht.

Was macht der Arzt?

Mit einer Urinuntersuchung kann der Arzt eventuelle körperliche Ursachen des Bettnässens wie z. B. Diabetes oder eine Harnwegsinfektion erkennen. Ein Ultraschall zeigt mögliche Mißbildungen der Harnwege.
Wenn keine körperlichen Ursachen vorliegen, kann der Arzt z. B. ein spezielles Nasenspray verschreiben. Damit wird die Urinproduktion in der Nacht stark reduziert, eventuelle seelische Ursachen werden damit freilich nicht behandelt.
Manchmal kann auch eine Hypnosebehandlung (> Seite 148) helfen. Wenn Ihr Kinderarzt davon ausgeht, daß eventuell seelische Nöte eines Kindes die Ursache für das Bettnässen sind, wird er vielleicht auch den Besuch bei einem Kinderpsychologen empfehlen.

Was Sie selbst tun können

Haben Sie Geduld mit Ihrem Kind und dramatisieren Sie die Sache nicht. Das Kind sollte vor dem Schlafengehen nichts mehr trinken (aber deshalb nicht dursten) und noch einmal aufs Klo gehen. Loben Sie das Kind nach jeder trockenen Nacht und geben Sie ihm kleine Belohnungen.

Tips

- **Bei länger dauerndem Bettnässen in einem Alter, in dem Kinder bereits »trocken« sind, sollte der Kinderarzt körperliche Ursachen ausschließen.**
- **Wenn Sie den Eindruck haben, daß Ihr Kind seelische Probleme hat, konsultieren Sie einen Kinderpsychologen.**
- **In hartnäckigen Fällen kann Wassertreten (> Seite 105) helfen.**
- **Einen Versuch wert ist auch Johanniskrauttee (> Seite 125), er sollte aber nicht unmittelbar vor dem Schlafengehen getrunken werden.**

HARNWEGSENTZÜNDUNGEN

Beschwerden und ihre Ursachen

Harnröhren- und Blasenentzündungen verursachen häufigen Harndrang und einen brennenden, stechenden oder ziehenden Schmerz beim Wasserlassen. Die davon Betroffenen fühlen sich meistens recht schwach und leiden unter heftigem Druck im Unterbauch. Bei Entzündungen der Harnröhre tritt auch eitriger Ausfluß auf. Bei Blasenentzündungen hat der Harn eine trübe Farbe und einen scharfen Geruch, und er ist manchmal mit Schleim oder Blut versetzt.
Blasenentzündungen werden vorwiegend durch Bakterien der Darmflora verursacht, während Harnröhrenentzündungen durch andere bakterielle Erreger (Chlamydien, Gonokokken), Viren (Herpes), Geißeltierchen (Trichomonaden) oder Pilze hervorgerufen werden können. Die Ansteckung erfolgt meist beim Geschlechtsverkehr, sehr selten auch in Bädern, Whirlpools oder in der Sauna. Auch Diabetes (> Seite 258) kann eine Ursache sein.
Blasenentzündungen werden durch Verkühlungen oder Erkrankungen der Geschlechtsorgane begünstigt. Frauen

infizieren sich leichter mit Coli-Bakterien, weil After und Harnöffnung relativ nahe beieinander liegen.

Wann zum Arzt?

Möglichst bald, wenn Blut im Harn zu sehen ist. Sobald Schmerzen beim Harnlassen auftreten. Auch wenn die Beschwerden wieder zurückgehen, ist ein Arztbesuch ratsam, weil eine unbehandelte Entzündung chronisch werden kann.

Was macht der Arzt?

Er wird den Urin auf Keime untersuchen. Viele Keime im Primärstrahl (der allererste Harn) deuten auf eine Entzündung der Harnröhre hin, viele Keime im Mittelstrahl auf eine Infektion der Blase. Die Erreger müssen dann mit geeigneten Medikamenten bekämpft werden. Weil durch Geschlechtsverkehr immer wieder Neuinfektionen erfolgen können und es so zum lästigen »Ping-Pong-Effekt« kommt, sollte gleichzeitig auch der Partner behandelt werden.

Was Sie selbst tun können

Wärme tut den entzündeten Organen gut. Feuchtwarme Umschläge (> Seite 100) und Sitzbäder (> Seite 105) können die Schmerzen lindern. Trinken Sie möglichst viel Mineralwässer, Fruchtsäfte (z. B. Johannisbeersaft) und Blasentees, um die Harnwege zu spülen und den Harn zu verdünnen. Meiden Sie jedoch Alkohol, weil er die Harnwege reizen kann. Nicht viel trinken dürfen Sie allerdings, wenn Sie aufgrund von Herz- oder Nierenschwäche an Ödemen leiden.
Essen Sie salzarme, wenig gewürzte und leichtverdauliche Kost.

Tips

- **Bei bakteriellen Infektionen ist es wichtig, die verschriebenen Medikamente zu Ende zu nehmen. Ein verfrühtes Absetzen wegen Beschwerdefreiheit kann zu einem Wiederauftreten der Infektion führen.**
- **Bei wiederholtem Auftreten von Infektionen ist eine Abklärung durch einen Facharzt für Urologie und entsprechende Ultraschall- und Röntgenaufnahmen notwendig, weil manchmal anatomische Probleme oder eine Harnröhrenverengung die Ursache der Reinfektionen sein kann.**

INKONTINENZ

Beschwerden und ihre Ursachen

Wenn beim Niesen, Husten, Lachen oder körperlichen Anstrengungen ungewollt Urin oder auch Stuhl austritt, bezeichnet man das als Inkontinenz. Betroffen sind davon Frauen, deren Beckenbodenmuskulatur durch Geburten (> Gebärmutter, Seite 236), nach der Entfernung der Gebärmutter oder als Begleiterscheinung der Wechseljahre geschwächt ist.
Die Spannkraft der Beckenbodenmuskulatur läßt sich mit einer einfachen Übung testen: Bei gespreizten Beinen einen Finger in die Scheide schieben. Wird der Finger von der Muskulatur tiefer in die Vagina wie durch einen Sog hineingezogen, ist mit der Beckenbodenmuskulatur alles in Ordnung. Schaffen Sie das nicht oder bietet die Muskulatur keinen Widerstand

beim Hinausziehen des Fingers, besteht die Gefahr, daß sich eine Inkontinenz entwickelt.

Wann zum Arzt?

Wenn erste Anzeichen von Inkontinenz bei Ihnen auftreten, ansonsten möglichst bald. Inkontinenz ist leider noch immer ein Tabuthema. Viele Frauen leiden im Stillen darunter, behelfen sich notdürftig mit Binden und trauen sich nicht, über ihr Problem zu reden. Das ist falsche Scham, denn das Leiden ist weit verbreitet und es gibt einfache und bewährte Methoden zu seiner Behandlung.

Was macht der Arzt?

Der Gynäkologe wird eine Routineuntersuchung durchführen, und dabei auch den Zustand der Beckenbodenmuskulatur testen. Zur Behandlung wird er Sie wahrscheinlich an einen Physiotherapeuten oder Krankengymnasten verweisen, der Ihnen gezielte Trainingsmethoden für die Beckenbodenmuskulatur zeigen wird.
Tritt die Inkontinenz im Laufe der Wechseljahre auf, können auch bestimmte Hormonpräparate helfen. Solche Behandlungen sollten allerdings nur von darauf spezialisierten Fachärzten durchgeführt werden.
Es kann allerdings vorkommen, daß die Muskulatur so schwach ist, daß eine Operation zur Festigung der Blase notwendig ist.

Was Sie selbst tun können

Beginnen Sie rechtzeitig mit dem Training der Beckenbodenmuskulatur (> Gebärmuttererkrankungen, Seite 237). Gehen Sie beim Heben schwerer Gegenstände immer in die Knie und achten Sie darauf, daß Ihre Beckenbodenmuskulatur dabei angespannt ist.

Tips

- **Entleeren Sie häufiger Ihre Blase.**
- **Beugen Sie sich beim Urinieren vor, um die Blase kompletter zu entleeren.**
- **Reduzieren Sie den Konsum von koffeinhältigen Nahrungsmitteln und Getränken.**
- **Verwenden Sie beim Turnen Tampons.**

NIERENKOLIKEN

Beschwerden und ihre Ursachen

Nierensteine verursachen langsam anflutende, aber manchmal auch plötzlich auftretende starke, dumpfe, kolikartige Schmerzen im Bereich der Wirbelsäule unterhalb der Rippen beziehungsweise Leisten. Die Schmerzen wandern dann häufig auch nach unten ins Becken Richtung Leisten oder bis in die Hoden. Häufig sind die Schmerzen mit Übelkeit verbunden, davon betroffene Personen verspüren meistens starken Harndrang und haben manchmal Blut im Urin. Gelegentlich bleiben Nierensteine aber auch ganz ohne Schmerzen und Symptome. Diese ruhenden Steine werden dann meist nur zufällig beim Röntgen entdeckt.
Nierensteine entstehen, wenn das Gleichgewicht der Wasserausscheidung gestört ist. Der Harn ist übersättigt mit Kalzium, Harnsäure oder Cystin, diese Stoffe kristallisieren irgendwann und bilden einen Stein.

Die Ursachen dafür dürften vererbt sein. Aber auch eine Ernährung z. B. mit sehr viel Milch und Milchprodukten, viel Salz, Spinat, Rhabarber oder Tomaten kann die Bildung von Nierensteinen fördern.
Etwa 10 Prozent der Menschen leiden einmal in ihrem Leben an Nierensteinen, Männer doppelt so oft wie Frauen. Diese Fälle häufen sich ab dem 40. Lebensjahr, oft spielt eine familiäre Belastung eine Rolle. Wenn Nierensteine einmal auftreten, haben sie die Tendenz, sich zu wiederholen. Ein Großteil der Nierensteine geht allerdings durch den Harnleiter mit dem Harn ohne bedeutsame Schäden ab.

Wann zum Arzt?

Bei Blut im Harn, oder wenn die oben beschriebenen Schmerzen auftreten.

Was macht der Arzt?

Nierensteine werden beim Röntgen und Ultraschall sichtbar. Je nach Größe kann der Arzt versuchen, den spontanen Abgang des Nierensteines durch Medikamente zu erleichtern oder ihn durch sogenannte Schockwellen zu zertrümmern. In manchen Fällen kann eine Operation – meist ohne Einschnitt der Haut – nötig sein.
Informieren Sie sich bei Ihrem Arzt über eine für Sie speziell angemessene Diät.

Was Sie selbst tun können

Wenn bei Ihnen Nierensteine festgestellt werden, sollten Sie viel Flüssigkeit zu sich nehmen. Sechs bis acht Gläser Wasser pro Tag, ein Glas vor dem Schlafengehen und eventuell eines in der Nacht verdünnen den Urin. Je heller die Farbe des Urins wird, umso besser.
Bei der Durchspülung der Harnorgane können außerdem verschiedene Kräutertees helfen, z. B. Ackerschachtelhalm (> Seite 118), Brennesselkraut (> Seite 120) oder Spargelwurzelstock (> Seite 131).
Sehr wichtig ist die bewußte Ernährung. Weil je nach Art der Steine eine andere Diät erforderlich sein kann, sollten Sie in Ernährungsfragen Rücksprache mit Ihrem Arzt halten.

Tips

- **Es ist entscheidend, Komplikationen wie Harnwegsinfekte zu vermeiden, die zu einer schweren Nierenschädigung führen können.**
- **Spezielle Diäten in Absprache mit dem Arzt können bei wiederauftretenden Nierensteinen helfen.**
- **Reichlich Flüssigkeit sowie die konsequente Einnahme spezieller Medikamente bei Harnsäuresteinen oder sogenanntes Alkalinisieren des Harns mit geeigneten Präparaten sind hilfreich.**

PROSTATAENTZÜNDUNG

Beschwerden und ihre Ursachen

Die Prostata oder Vorsteherdrüse des Mannes hat etwa die Größe einer Kastanie. Sie liegt knapp unter der Harnblase und umschließt ringförmig die Harnröhre. Ihr Sekret vermischt sich beim Samenerguß mit den Samenzellen und sorgt dafür, daß diese beweglich bleiben.
Bei einer akuten, durch Darmbakterien oder Streptokokken ausgelösten Prostataentzündung (»Prostatitis«) lei-

den die davon betroffenen Männer unter Störungen und Schmerzen beim Wasserlassen und unter häufigem Stuhldrang. Der Urin kann manchmal blutig oder eitrig sein. Hohes Fieber und Schüttelfrost sind im akuten Fall keine Seltenheit.

Manche Prostataentzündungen sind nicht durch Bakterien verursacht. Über ihre Ursachen ist derzeit noch wenig bekannt. Es wird vermutet, daß sie auch durch psychische Probleme – z. B. Partnerprobleme, Streß oder Überforderung – ausgelöst werden können.

Begünstigt werden Prostataentzündungen durch Verkühlungen des Unterleibes. Sie treten deshalb häufig bei Rad- und Motorradfahrern auf. Wird eine Prostatitis nicht behandelt, kann sie leicht chronisch werden und dann zu Potenzstörungen oder Unfruchtbarkeit führen. Bei einer chronischen Erkrankung leiden die Betroffenen häufig unter Brennen beim Urinieren, Schmerzen beim Ejakulieren und ständigem Harndrang.

Wann zum Arzt?

Sobald die typischen Beschwerden wie Schmerzen oder ein Fremdkörpergefühl (»Apfelgefühl«) in der Region zwischen Hodensack und After oder Probleme beim Harnlassen auftreten.

Was macht der Arzt?

Die Untersuchung der Prostata erfolgt mittels Betasten im Enddarm (> Seite 81). Sie gibt dem Urologen Hinweise auf eine mögliche Entzündung.

Eine akute bakterielle Prostatitis wird mit Antibiotika und entzündungshemmenden Medikamenten behandelt. Eventuell vorhandene Abszesse und Fisteln können operativ entfernt werden.

Als unterstützende Behandlung gegen chronische Schmerzen wird Ihnen Ihr Urologe vielleicht eine Akupressur (> Seite 137), Akupunktur (> Seite 136) oder Reflextherapie (> Seite 145) empfehlen. Treten die Beschwerden im Zusammenhang mit Streß oder sonstiger psychischer Belastung auf, kann eine Entspannungstechnik (> Seite 147), ein Anti-Streß-Programm oder eine psychotherapeutische Behandlung (> Seite 150) sinnvoll sein.

Was Sie selbst tun können

Zur Vorbeugung und als Unterstützung bei der Behandlung kann eine Ernährung mit viel Obst und Gemüse (> Seite 23) Ihr Immunsystem unterstützen. Kohlensäurehaltige Getränke, scharfe Gewürze und Alkohol können Prostataentzündungen fördern. Zumindest während der Behandlung sollten Sie darauf verzichten.

Traditionelle Hausmittel bei Prostatitis sind Kürbiskerne (> Seite 127), Sägepalme (> Seite 131) und durchspülende Tees oder Fertigpräparate mit Ackerschachtelhalm (> Seite 118), Brennesselkraut (> Seite 120) oder Spargelwurzelstock (> Seite 131). Präparate mit Echinacea Purpurea (> Seite 130) können die körpereigenen Abwehrkräfte etwas stärken. Im nicht akut-entzündlichen Stadium bewähren sich auch Wickel (> Seite 99) und Sitzbäder (> Seite 105).

Sie sollten allerdings keine Durchspülungstherapien machen, wenn es bei Ihnen infolge einer eingeschränkten Herz- und Nierenfunktion zu Ödemen gekommen ist.

Tips

- **Meiden Sie Unterkühlungen, wie sie z. B. häufig beim Motorrad- oder Radfahren vorkommen.**
- **Meiden Sie kohlensäurehaltige Getränke oder Spirituosen, weil sie Prostataentzündungen fördern können.**
- **Bei der akuten Prostatitis ist es unbedingt notwendig, Antibiotika entweder zu schlucken oder über die Vene verabreicht zu bekommen. Diese Therapie muß konsequent durchgeführt werden, sonst wird die Infektion chronisch.**
- **Bei der chronischen Prostatitis können manchmal warme Sitzbäder die Beschwerden lindern.**
- **Fallweise können Schmerz- oder entzündungshemmende Medikamente die Beschwerden lindern.**

PROSTATAVERGRÖSSERUNG, GUTARTIGE

Beschwerden und ihre Ursachen

Die Beschwerden bei einer gutartigen – also nicht durch eine Krebsgeschwulst hervorgerufenen – Prostatavergrößerung (»benigne Hyperplasie«) zeigen sich anfangs in häufigem Harndrang. Dann wird der Harnstrahl immer dünner, das Urinieren schwieriger, und die Blase kann nicht mehr ganz geleert werden. Die Beschwerden können sich bis zur Harnverhaltung verschlimmern. Es kommt zu schmerzend Nachträufeln oder nächtlichem Bettnässen. Ständiges Harnträufeln ist ein Alarmzeichen. Der Restharn kann sich infizieren und Blasenentzündungen, Blasensteine und Nierenfunktionsstörungen auslösen.
Dieses Leiden beginnt meist zwischen dem 40. und 60. Lebensjahr, die genauen Ursachen sind derzeit aber noch nicht geklärt. Vermutet wird ein Zusammenhang mit dem männlichen Hormonstoffwechsel. Mehr als die Hälfte aller Männer über 50 und vier von fünf Männern über 80 haben eine vergrößerte Prostata.

Wann zum Arzt?

Sobald der Verdacht auftritt, daß bei Ihnen eine Prostatavergrößerung vorliegen könnte. Routinemäßig im Rahmen der Vorsorgeuntersuchung (> Seite 81).

Die Untersuchung der Prostata

Wenn es in der Familie bereits Fälle von Prostatakrebs gibt, ist eine jährliche Untersuchung schon vor dem 40. Lebensjahr empfehlenswert, ansonsten ab 45. Die jährliche Routineuntersuchungen sollten Sie von einem Urologen durchführen lassen, weil dann die Früherkennungsrate am höchsten ist.
Die Untersuchung der Prostata erfolgt mittels Betasten durch den Enddarm, dauert nur wenige Augenblicke und ist fast immer schmerzlos. Zusätzlich kann Ihr Urologe auch eine Ultraschalluntersuchung vornehmen. Damit können bei gut gefüllter Blase auch kleine Veränderungen des Gewebes und die Größe der Prostata beurteilt werden. Zusätzlich wird auch Restharn in der Blase sichtbar.
Der PSA-Bluttest (»Prostataspezifisches Antigen«) gibt bei etwa 80 Prozent der Untersuchten Hinweise auf mögliche bösartige Gewebsveränderungen. (> Tumormarker, Seite 297)
Die Testergebnisse sind allerdings

nicht immer eindeutig, weshalb die Untersuchung des PSA und seiner Untergruppe (»freies PSA«) immer mit einer Fingeruntersuchung der Prostata kombiniert werden sollte. Einerseits muß der PSA-Wert in der Frühphase eines Krebsgeschehens nicht unbedingt erhöht sein, andererseits kann er aus verschiedenen Gründen erhöht sein, auch wenn kein Prostatakrebs (> Seite 231) vorliegt. Dann muß weiter untersucht werden, bis die Ursachen gefunden werden. Manchmal wird auch eine Gewebeprobe genommen, bei deren Analyse eventuell vorhandene Krebszellen festgestellt werden können.

Was macht der Arzt?

Er wird eine Fingeruntersuchung Ihrer Prostata durchführen (> Seite 81). Zur Behandlung gutartiger Prostatavergrößerungen werden oft in der Anfangsphase der Entzündung verschiedene pflanzliche Produkte eingesetzt, z. B. Präparate aus Kürbiskernen (> Seite 127). Leider konnte bis heute ein wissenschaftlich gesicherter Nachweis ihrer Wirkung nicht erbracht werden.

Es gibt heute wirksame Medikamente, die den Harnfluß verbessern und den Harndrang dämpfen können. Sie sind nicht ohne Nebenwirkungen und können nur die Symptomatik verbessern. Die Ursache der Beschwerden, die Vergrößerung der Prostata, ist nur durch ein einziges Präparat zu beeinflussen.

Im fortgeschrittenen Stadium hilft oft nur ein chirurgischer Eingriff. Dabei wird die Innendrüse mittels einer elektrischen Schlinge oder durch Hitzeeinwirkung über die Harnröhre abgetragen.

Was Sie selbst tun können

Am wichtigsten sind die regelmäßigen Vorsorgeuntersuchungen. Kürbiskerne kauen oder Salate mit Kürbiskernöl abmachen gilt als altes Hausmittel gegen Prostatavergrößerung.

Tips

- **Wenn Ihre Beschwerden gering sind, kann bei gleichzeitiger regelmäßiger Betreuung durch den Urologen eine abwartende Haltung eingenommen werden.**
- **Neue chirurgische Techniken sind nicht so belastend wie früher angewendete. Sie sind eventuell auch ambulant durchführbar. Mögliche Folgen sind aber unbedingt mit dem betreuenden Urologen abzusprechen.**
- **Eine »transuretrale Prostataresektion«, bei der mittels einer über die Harnröhre eingeführten elektrischen Schlinge operiert wird, behebt üblicherweise alle Symptome einer vergrößerten Prostata.**

PROSTATAKREBS

Beschwerden und ihre Ursachen

Prostatakrebs ist bei Männern nach dem Lungenkrebs die zweithäufigste tödlich verlaufende Krebsform. Mit steigendem Alter nimmt das Risiko einer Erkrankung zu. Schlafende Krebszellen finden sich bei etwa jedem zweiten Mann jenseits der 70.

Die Ursachen des Prostatakrebses sind im Detail noch unklar. Als sicher gilt allerdings, daß sein Entstehen nichts mit dem Sexualverhalten zu tun hat.

In den Frühstadien der Erkrankung spüren davon betroffene Patienten kaum Beschwerden. Später zeigen sich dann ähnliche Symptome wie bei der gutartigen Vergrößerung der Prostata: häufiger Harndrang, langsame Blasenentleerung, Unterbrechungen beim Wasserlassen, Nachträufeln, unvollständige Entleerung der Blase. Später kommen oft noch Schmerzen beim Wasserlassen und Blut im Harn sowie Schmerzen in der Hüfte oder im Kreuz dazu.

Wann zum Arzt?

Sofort bei Beschwerden und routinemäßig im Rahmen der Vorsorgeuntersuchung (> Seite 81).

Was macht der Arzt?

Er wird Sie eingehend untersuchen (> Seite 231) und eine angemessene Behandlung empfehlen. Besprechen Sie mit Ihrem Urologen das Für und Wider der verschiedenen Behandlungsmöglichkeiten und nehmen Sie sich genügend Zeit, um gemeinsam mit Ihrem Urologen die für Sie beste Entscheidung zu treffen.

Wie Prostatakrebs behandelt werden kann

Grundsätzlich bieten sich bei Prostatakrebs drei Möglichkeiten der Behandlung an:

- **die operative Entfernung der krebsbefallenen Prostata**
- **eine Strahlenbehandlung**
- **eine Hormonbehandlung**
- **das »beobachtende Abwarten« unter ärztlicher Kontrolle.**

Operationen sind prinzipiell dann sinnvoll, wenn von einer Chance auf Heilung ausgegangen werden kann und ein Patient vermutlich noch eine ausreichend lange Lebensspanne vor sich hat, um auch in den Genuß der Heilung zu kommen. Strahlen- oder Hormonbehandlungen lassen in aller Regel die Krebszellen eine Zeitlang verkümmern, doch irgendwann werden überlebende Zellen wieder aktiv. Je nach den individuellen Lebensumständen kann es auch sinnvoll sein, zunächst einmal abzuwarten. Letztlich ist das die Entscheidung des Patienten, der vom Arzt vorher ausreichend informiert werden muß.

Wenn operiert wird, bevor sich die Geschwulst über die Prostata hinaus ausgedehnt hat, bleibt die Lebenserwartung so hoch wie bei gesunden, nicht-operierten Männern.

Nach einer Hormon- oder Strahlenbehandlung geht die Erektionsfähigkeit in aller Regel verloren. Bei bestimmten Operationstechniken gelingt es heute allerdings, je nach dem Ausmaß und der Lage der Geschwulst, bestimmte Nerven und damit auch die Potenz zu erhalten.

Was Sie selbst tun können

Gehen Sie routinemäßig zur Vorsorgeuntersuchung bei Ihrem Urologen (> Seite 81). Hausmittel oder Behandlungsmethoden der Alternativmedizin (> Seite 134) können nach heutigem Wissen Prostatakrebs nicht heilen, sondern verschleppen unter Umständen bloß den Beginn einer angemessenen schulmedizinischen Therapie.

Tips

- Wenn Sie älter als 45 sind (bei familiärer Belastung auch früher), gehen Sie bitte unbedingt einmal jährlich zur Vorsorgeuntersuchung durch einen Facharzt für Urologie.
- Im Frühstadium kann Prostatakrebs durch Operation oder Bestrahlung geheilt werden.
- Prostatakrebs wächst sehr langsam, sodaß man mit einer entsprechenden Behandlung noch lange bei guter Lebensqualität leben kann.

Sexualität und Sexualorgane

BRUSTBESCHWERDEN UND BRUSTSCHMERZEN

Beschwerden und ihre Ursachen

Spannungsschmerzen in der Brust (»Mastodynie«) werden meist durch hormonelle Veränderungen ausgelöst. Besonders häufig sind diese Beschwerden während der Pubertät und knapp vor der Menstruation. Die Brüste sind dann oft berührungsempfindlich und schmerzen, es können auch Schwellungen und Knötchen (»Mastopathie«) auftreten, weil sich kleine Hohlräume mit Wasser füllen. Im Laufe des Zyklus klingen sie wieder ab. Besonders anfällig für Brustbeschwerden sind auch Schwangere und Stillende.

Wann zum Arzt?

Wenn die Schmerzen schwer erträglich werden. Treten auffällige Knoten auf, sondert die Brust zudem ein wäßriges Sekret ab, muß ein Arzt den Ursachen auf den Grund gehen. Eine Entzündung der Milchdrüsen während des Stillens muß auf jeden Fall behandelt werden, weil sonst Komplikationen (z. B. Abszesse) auftreten können. Manche Ärzte raten Frauen ab dem 40. Lebensjahr, jährlich eine Mammographie (Bruströntgen) durchzuführen (> Brustkrebs, Seite 234).

Was macht der Arzt?

Bei hormonell bedingten Beschwerden kann er lokal anwendbare, hormonhaltige Gels verschreiben. Eine Besserung kann auch durch Lymphdrainagen erreicht werden. Vielleicht wird Ihr Arzt zur Linderung Ihrer Beschwerden auch eine Reflexzonenmassage, eine Akupunktur (> Seite 136) oder Akupressur (> Seite 137) empfehlen.
Treten bei Ihnen Knötchen auf, wird er eventuell bildgebenden Untersuchungsmethoden (Ultraschall, Röntgen, Kernspintomographie) durchführen.
Ist eine Milchdrüse entzündet, wird der Arzt je nach der Schwere der Entzündung entscheiden, ob eventuell für eine Antibiotika-Therapie eine Unterbrechung oder Verkürzung der Stillphase nötig ist.

Was Sie selbst tun können

Entspannungstechniken (> Seite 147) können Ihnen helfen, mit den Hochs und Tiefs des Zyklus besser zurechtzukommen (> PMS, Seite 241). Damit kann auch eine Verbesserung hormonell bedingter Brustbeschwerden einhergehen. In manchen Fällen kann eine sanfte Massage der Brust, eventuell mit Nachtkerzenöl (> Seite 128), Linderung bringen. Bei entzündeten Brustwarzen wirken spezielle Hautsalben oder Eisumschläge beruhigend.

Tips

- **Führen Sie regelmäßig eine Tastuntersuchung Ihrer Brust durch.**
- **Gehen Sie bei Auffälligkeiten zu Ihrem Gynäkologen.**
- **Bei hartnäckigen Spannungsschmerzen kann eine Akupunktur oder eine Akupressur Linderung bringen.**
- **Manchmal helfen auch Fertigpräparate mit Keuschlamm-Früchten.**

BRUSTKREBS

Beschwerden und ihre Ursachen

Brustkrebs (»Mammakarzinom«) ist die häufigste Krebserkrankung bei Frauen – jede zehnte erkrankt daran – und ist wahrscheinlich zu einem beträchtlichen Anteil genetisch bedingt. Je früher eine Krebsgeschwulst entdeckt wird, desto höher sind die Chancen zu genesen. Deshalb sollte jede Frau ihre Brust selbst untersuchen und so eine »innere Landkarte« ihrer Brust entwickeln. Damit kann sie z. B. zyklusabhängige Knötchen erkennen, etwaige Unregelmäßigkeiten fallen dadurch sofort auf. Etwa 75 Prozent der Knoten sind gutartig.
Bösartige Knoten sind meist hart und können in der Brust, aber auch unter den Achselhöhlen auftreten. Die Drüse einer erkrankten Brust kann auch wäßriges oder blutiges Sekret absondern.

Wann zum Arzt?

Tauchen plötzlich neue Knoten oder sonstige Veränderungen an der Brust auf, sollten Sie möglichst rasch zum Frauenarzt gehen. Haben mehrere Frauen in Ihrer Familie Brustkrebs oder nehmen Sie nach dem Wechsel Hormone ein, sollten Sie Ihre Brust regelmäßig vorsorglich kontrollieren lassen. (> Vorsorgeuntersuchung, Seite 81)

Was macht der Arzt?

Der Arzt wird eine Mammographie veranlassen. Dabei wird die Brust zwischen zwei Platten gepreßt und geröntgt. Bei einer sehr dichten Bruststruktur kann dieses bildgebende Verfahren nicht ausreichen. Dann wird eine Ultraschalluntersuchung und/oder eine Kernspintomographie durchgeführt. In weiterer Folge kann eine Gewebeprobe entnommen werden, die zeigt, ob eine Krebsgeschwulst vorliegt.
Sollte das der Fall sein, wird der Arzt – abhängig vom Stadium der Erkrankung – weitere Schritte veranlassen: eine chirurgische Entfernung des erkrankten Gewebes oder der gesamten Brust, wenn nötig wird anschließend mit Bestrahlung(en) und Chemotherapie(n) weiterbehandelt.
Unterstützend können Mistelextrakte (> Seite 128) gegeben werden, die das Immunsystem bei der Tumorab-

wehr unterstützen sollen. Lymphdrainagen können einen Flüssigkeitsstau im Körper (»Ödeme«) abbauen.
Heute kann in den meisten Fällen »brusterhaltend« operiert werden. Das heißt, daß nur die Geschwulst, das angrenzende Gewebe und die Brustdrüsen in den Achselhöhlen chirurgisch entfernt werden. Außerdem gibt es eine Reihe von Maßnahmen, um die operierte Brust »wiederaufzubauen«. Sie reichen von verschiedenen Implantaten bis hin zur Übertragung von eigenem Fett- und Muskelgewebe. (> Krebs, Seite 294; > Schmerzmanagement, Seite 153)

Was Sie selbst tun können

Zur frühzeitigen Diagnose ist eine regelmäßige Selbstkontrolle entscheidend: möglichst einmal im Monat immer an einem bestimmten Tag. Vor dem Wechsel am besten immer einige Tage nach der Menstruation.
Wie bei allen Krebserkrankungen bietet nur die »Schulmedizin« eine aussichtsreiche Behandlung. Verfahren der »sanften Medizin« (> Seite 135) können jedoch – vor allem, wenn eine Patientin dies wünscht – eine sinnvolle Unterstützung bieten. Die psychischen Probleme, die ein Brustkrebs häufig mit sich bringt, können im Rahmen einer Selbsthilfegruppe (> Seite 75) oder einer geeigneten Psychotherapie (> Seite 150) unterstützend aufgearbeitet werden.
Vollwertige Ernährung (> Seite 23), körperliche Aktivität und das eigene Bemühen, trotz aller Ängste nach Möglichkeit optimistisch zu bleiben – solche Faktoren können den Organismus, die Psyche und den »Lebensmut« stärken.

Tips

- **Führen Sie regelmäßig eine Tastuntersuchung Ihrer Brust durch.**
- **Gehen Sie bei Auffälligkeiten zu Ihrem Gynäkologen. Ein Richtwert für Mammographien lautet: ab 35 alle drei Jahre, ab 50 jährlich. Wenn in Ihrer Familie Brustkrebs häufig auftritt, besprechen Sie das mit Ihrem Arzt.**
- **Wenn bei Ihnen Brustkrebs festgestellt wurde: Verzagen Sie nicht. Besprechen Sie mit Ihrem Arzt, welche Heilungschancen Sie haben, wenn Sie alle Behandlungsmöglichkeiten ausschöpfen.**
- **Im Rahmen einer Selbsthilfegruppe können Sie seelische und moralische Unterstützung finden.**

ADRESSE

Frauenselbsthilfe nach Krebs – Österreichischer Dachverband
Obere Augartenstraße 26/29
1020 Wien
Tel: (01) 332 23 48
Fax: (01) 330 22 15

GEBÄRMUTTERERKRANKUNGEN

Beschwerden und ihre Ursachen

Die häufigsten Beschwerden an der Gebärmutter (»Uterus«) sind Myome, Endometriose und Zellveränderungen am Gebärmutterhals bis hin zum Gebärmutterhalskrebs sowie eine Senkung der Gebärmutter.

Myome
Myome sind gutartige Wucherungen

aus Muskelfasern und Bindegewebe, die an der inneren oder äußeren Gebärmutterwand entstehen. Sie sind an sich harmlos, treten sehr häufig – etwa bei jeder fünften Frau – und meist in der zweiten Lebenshälfte auf. Ihre Größe reicht von der einer Kirsche bis zu »Kindskopf-Dimensionen«. Beschwerden verursachen meist große Myome, weil sie die Menstruation verstärken und verlängern können. Warum sich Myome bilden, ist noch nicht restlos geklärt. Ihr Wachstum dürfte aber wesentlich von den weiblichen Hormonen, den Östrogenen, gesteuert sein.

Endometriose
Das ist eine Versprengung von Gebärmutterschleimhaut-ähnlichen Zellen im Bauchraum (Eileiter, Eierstöcke, Blase, Darm). Vermutlich ist eine Immunschwäche daran schuld, daß diese Zellen fremdes Terrain besiedeln können. Die Folge einer Endometriose können Zwischenblutungen und brennende, kneifende Schmerzen im Unterbauch sein.

Gebärmuttersenkung
Zu einer Senkung kommt es, wenn die Beckenboden-Muskulatur nicht mehr genug Halt bietet. Die Gebärmutter rutscht dann in die Scheidenwand vor und verursacht ziehende und drückende Schmerzen und Blasenschwäche (> Inkontinenz, Seite 226).

Bösartige Zellveränderungen
Bösartige Zellveränderungen am Gebärmutterhals (»Cervixkarzinom«) werden während gynäkologischer Routineuntersuchungen beim »Abstrich« (> Seite 81) festgestellt. Im Frühstadium verursacht diese Erkrankung so gut wie keine Beschwerden und läßt sich – wird der Krebs in dieser Phase erkannt – meist rechtzeitig heilen. Sogenannte Papilloma-Viren, aber auch Talgabsonderungen der männlichen Vorsteherdrüse (»Smegma«), die beim Sex in die Scheide geraten, gelten als wichtigste Ursachen.

Wann zum Arzt?

Routineuntersuchungen sind zur Früherkennungen von Gebärmuttererkrankungen unverzichtbar. Diese Leiden sind in der Anfangsphase so gut wie beschwerdefrei (wie das Cervixkarzinom) oder werden (wie bei Myomen) erst vom Experten erkannt. Deshalb gilt: Auch ohne Beschwerden sollten Sie sich einmal im Jahr vom Gynäkologen untersuchen lassen. (> Vorsorgeuntersuchung, Seite 81)
Ungewöhnliche, vor allem sehr starke Blutungen sind auf jeden Fall ein Grund für einen Arztbesuch; ebenso eine trotz Kinderwunsch und sexueller Aktivitäten ausbleibende Schwangerschaft (Myome oder Endometriose können eine Befruchtung unmöglich machen). Myome können sich, wenn auch sehr selten, in bösartige Sarkome verwandeln und sollten deshalb im Auge behalten werden.

Was macht der Arzt?

Der Arzt wird einen Abstrich vom Muttermund nehmen und diesen in ein Labor zu Auswertung schicken. Liegen Beschwerden vor, wird er mittels Ultraschallgerät »einen Blick« auf Gebärmutter, Eierstöcke und Eileiter werfen – entweder durch die Bauchdecke oder durch die Vagina. Dieses bildgebende Verfahren kann durch einen Tastbefund ergänzt werden.
Bei problematischen Abstrich-Befun-

den wird er die Patientin ins Spital einweisen, wo mittels einer Kürettage (Abschabung und Analyse der Gebärmutterschleimhaut) oder durch eine Konisation (kegelförmige Gewebeprobe) der Zustand des Gewebes genauer analysiert wird. Vereiteln große Myome oder eine Endometriose einen Kinderwunsch, besteht die Möglichkeit einer hormonellen oder chirurgischen Behandlung dieser Krankheiten. Bei einer Endometriose können außerdem mit Hilfe einer Bauchspiegelung (»Laparoskopie«) die Schleimhaut-Herde »verschweißt« werden.
Eine Entfernung der Gebärmutter sollte nie das erste Mittel der Wahl sein, sondern nur dann vorgenommen werden, wenn es auch wirklich notwendig erscheint: z. B. bei fortgeschrittenem Krebs am Gebärmutterhals, bei großen Myomen, die andere Organe quetschen oder wegen zu starker Menstruation zu Blutarmut führen, oder bei einer weit ausgedehnten Endometriose. Es gibt zwei Varianten dieses Eingriffes: über die Vagina oder mittels eines Bauchschnittes.

Was Sie selbst tun können

Krebs am Muttermund oder Gebärmutterhals läßt sich vorbeugen, indem man seine/n Partner zu sorgfältiger Hygiene im Genitalbereich anhält. So wird Kontakt mit dem krebserregenden Smegma verhindert.
Bei einer Senkung der Gebärmutter hilft vorbeugend – aber auch nach einer Operation – gezielte Bewegung: Sie verhindert eine Blasenschwäche. Die Muskulatur des Beckenbodens wird aber auch von sportlich aktiven Frauen häufig vernachlässigt.
Sehr einfach ist folgende Übung, die Sie am besten mehrmals täglich durchführen: Anspannen der Beckenbodenmuskulatur, als würden Sie Harn zurückhalten, loslassen, anspannen, loslassen – bis zu 20mal. Sehr wichtig ist dieses Training auch nach einer Geburt. Die ideale Sportart zur Festigung des Beckenbodens ist Reiten.

Tips

- **Gehen Sie regelmäßig zu Vorsorgeuntersuchungen.**
- **Halten Sie Ihre/n Partner zu einer sorgfältigen Genitalhygiene an, um nicht mit dem krebserregenden Smegma in Berührung zu kommen.**
- **Machen Sie regelmäßig Beckenboden-Übungen.**

IMPOTENZ BEIM MANN

Beschwerden und ihre Ursachen

Impotenz bedeutet, daß trotz sexueller Stimulation keine ausreichende Erektion erreicht wird, die sexuellen Verkehr ermöglicht. Impotenz hat nichts mit Sterilität (> Unfruchtbarkeit, Seite 245) zu tun: Denn eine Befruchtung kann trotzdem stattfinden. Fast ein Drittel der Fälle dieser sexuellen Störung haben psychische Ursachen. Doch auch Durchblutungsstörungen, chronische Krankheiten wie Diabetes oder Infektionen der Geschlechtsorgane können zu Impotenz führen. Weiters wirken bestimmte Medikamente hemmend auf die Potenz.

Wann zum Arzt?

Wenn man an mangelnder Lust auf Sexualität oder dem Unvermögen dazu leidet. Der Körper sollte zwar Zeit für völlig normale Phasen sexueller

Unlust zugestanden bekommen, doch es gibt hier kein allgemeingültiges »zu früh«. Denn sexuelle Störungen können auch schwerwiegende psychische oder physische Krankheiten anzeigen.

Was macht der Arzt?

Er wird durch Untersuchungen etwaige organische Ursachen für die Störung suchen und behandeln. Ist der Betroffene körperlich völlig gesund, kann der Arzt eine Verhaltens- oder Psychotherapie – möglicherweise auch eine Paar-Beratung – empfehlen (> Seite 151). Weiters informiert er über Penisimplantate oder andere Erektionshilfen wie Selbstinjektionen, Vakuumpumpe, über die sogenannte Potenzpille »Viagra« und Hormonpräparate, die dem Mann im Wechsel helfen können.

Was Sie selbst tun können

Entspannungstechniken (> Seite 147) oder Atemtherapien (> Seite 149) können dabei helfen, allgemeinen Streß, aber auch den lusthemmenden Druck des »Können-und-funktionieren-Müssens« abzubauen.

Es kann auch hilfreich sein, sich bewußt mit sich selbst zu beschäftigen, die Sensibilität für die eigenen Wünsche und Gefühle in jeder Hinsicht zu schärfen. Achten Sie darauf, was Ihnen gut tut, bewegen Sie sich ausreichend, und essen Sie möglichst keine zu schweren oder individuell unverträglichen Speisen. Auch zuviel Alkohol oder Nikotin kann die Lust »töten« – besonders beim älter werdenden Mann.

Entschließt man sich bei hartnäckigen sexuellen Problemen, die Unterstützung eines Psychotherapeuten (> Seite 150) zu suchen, gibt es bei Beratungszentren Listen mit geeigneten Sexualtherapeuten. Treten die sexuellen Probleme besonders mit einer bestimmten Partnerin auf, so kann es sinnvoll sein, diese in die Psychotherapie mit einzubeziehen.

Tips

- **Orgasmus kommt nicht von »müssen« – versuchen Sie, Leistungsdenken zu vermeiden.**
- **Entdecken Sie Ihre Gefühle, Ihre Lust und Ihren Körper. Tun Sie sich Gutes.**
- **Entdecken Sie Ihre erotischen Phantasien, und lassen Sie diese zu.**
- **Informieren Sie sich nötigenfalls bei Ihrem Urologen über die Möglichkeiten potenzsteigernder Präparate.**
- **Suchen Sie bei länger dauernden Potenzproblemen einen Urlogen auf, um etwaige körperliche Ursachen auszuschließen.**
- **Konsultieren Sie einen Sexualtherapeuten – gegebenenfalls gemeinsam mit Ihrer Partnerin.**

FRIGIDITÄT BEI DER FRAU

Beschwerden und ihre Ursachen

Sexuelle Störungen von Frauen, die eine vollständig erlebbare Sexualität verhindern, werden meist mit dem Überbegriff »Frigidität« (Gefühlskälte) zusammengefaßt: Chronische Krankheiten, etwa Entzündungen im Unterleib, können die Lust auf Sexualität stark beeinträchtigen. Diffuse Unterbauchschmerzen oder Schmerzen beim Eindringen in die Vagina können Ausdruck einer Krankheit, aber

auch eines tiefen Widerwillens gegen Sexualität oder gegen einen bestimmten Partner sein.
Die Ursachen sind nicht immer körperlicher Natur: Lust- und sinnesfeindliche Erziehungsmethoden, Gewalterlebnisse, Demütigungen und Mißbrauch in Zusammenhang mit Sexualität können die Libido einer Frau bremsen oder zerstören. Mögliche Folgen sind – unter anderem – Vaginismus: Das sind vaginale Krämpfe, die ein Eindringen unmöglich machen. Oder »Anorgasmie«: Trotz Lust erreicht die Frau beim Sex keinen Höhepunkt.

Wann zum Arzt?

Wenn es Ihnen aus körperlichen oder seelischen Gründen über einen längeren Zeitraum unmöglich ist, mit Ihrem Partner eine sexuelle Beziehung aufrechtzuerhalten. Zögern Sie nicht aus falsch verstandener Scham, ihm Ihre Probleme zu schildern. Denn hinter Ihrer Unlust kann sich eine Krankheit verbergen, die behandelt werden muß.

Was macht der Arzt?

Mittels einer umfassenden Untersuchung wird der Frauenarzt versuchen, mögliche Krankheiten, die Frigidität auslösen können, aufzuspüren. Ist das nicht der Fall, wird er Ihnen wahrscheinlich dazu raten, mit Hilfe einer entsprechenden psychologischen Beratung oder Behandlung Ihre Lust am Sex wieder aufkeimen zu lassen.

Was Sie selbst tun können

Außer bei Ihrem Arzt können Sie in Frauenzentren oder Familienberatungsstellen kompetente Ansprechpartner finden. Wenn Ihre Unlust eine Folge von negativen Erfahrungen, schweren seelischen Konflikten oder Beziehungsschwierigkeiten ist, ist die Konsultation eines Sexualtherapeuten (> Psychotherapie, Seite 150) sinnvoll.
Besonders wichtig ist in diesem Zusammenhang, daß Sie zu Ihrem Partner jenes Vertrauen aufbauen, das es Ihnen ermöglicht, über Ihr Ängste frei zu sprechen. Sie können auch – eventuell unterstützend zur therapeutischen oder medizinischen Behandlung – versuchen, Ihre Lust durch Entspannungstechniken (> Seite 147) oder durch gezielte Masturbation wieder zu finden – allein oder im Beisein Ihres Partners.

Tips

- **Entdecken Sie Ihre Gefühle, Ihre Lust und Ihren Körper. Tun Sie sich Gutes.**
- **Entdecken Sie Ihre erotischen Phantasien, und lassen Sie diese zu. Vielleicht macht es Ihnen Spaß, diese – ganz oder in Annäherungen – auszuleben, vielleicht genießen Sie lieber in der Vorstellung. Nicht alles, was die sexuelle Phantasie anregt, will man auch praktisch durchführen.**
- **Teilen Sie Ihrem Partner Ihre sexuellen Wünsche mit. Tun Sie nichts, was Ihnen keinen Spaß macht.**
- **Konsultieren Sie einen Sexualtherapeuten – gegebenenfalls gemeinsam mit Ihrem Partner.**

MENSTRUATIONSPROBLEME

Beschwerden und ihre Ursachen

Meistens sind es drei mögliche Probleme, die die monatliche Blutung zur besonderen Belastung machen kön-

nen: Schmerzen, starke Unregelmäßigkeiten und Stimmungsschwankungen (> PMS, Seite 241), die es schwer machen, sich auf »die Tage« rechtzeitig einzustellen. Die meist krampfartigen, ziehenden Schmerzen können hormonell bedingt, von einer ungünstigen Lage der Gebärmutter, einer Unverträglichkeit der Spirale, von Entzündungen oder schwerwiegenden Erkrankungen der Gebärmutter (> Seite 235) oder auch von psychischen Störungen ausgelöst werden.
Unregelmäßigkeiten des Zyklus – länger als sieben Tage – haben meist hormonelle und/oder psychische Gründe, z. B. starken emotionalen Streß.

Wann zum Arzt?

Wenn die Beschwerden schwer erträglich sind oder wenn der Zyklus unauffällig oder problemlos funktioniert hat und plötzlich Unregelmäßigkeiten auftauchen. Und bei unregelmäßigen Zyklen zur Ermöglichung einer gewünschten oder zur Verhinderung einer unerwünschten Schwangerschaft.
Probleme mit der Menstruation können auch der Ausdruck einer Unterleibserkrankung sein, weshalb bei länger dauernden Problemen nach etwaigen organischen Ursachen gesucht werden sollte. Ist die Blutung über längere Zeit hinweg sehr stark, sollte auf jeden Fall ein Arzt konsultiert werden, weil die Gefahr einer Blutarmut besteht.

Was macht der Arzt?

Mittels Tastbefund, Ultraschall und Abstrich können etwaige organische Veränderungen aufgespürt werden. Oft wird der Arzt eine Urinprobe analysieren, weil auch eine Blasenentzündung die Ursache für Schmerzen sein kann. Bei Beschwerden vor der Regel oder bei der Regel wie Brustspannen, Migräne, Ödemneigung oder Unterbauchbeschwerden sowie bei unregelmäßiger Regel sollte auch eine Kontrolle des Hormonstatus durchgeführt werden.
Vielleicht empfiehlt Ihr Arzt auch Akupunktur (> Seite 136) oder eine Fußreflexzonenmassage. Gegen Zyklusstörungen und Menstruationsschmerzen werden mitunter auch Hormone, Schmerzmittel, Antidepressiva oder homoöpathische Mittel eingesetzt.

Was Sie selbst tun können

Bei Schmerzen sollten Sie sich etwas Ruhe gönnen. Leichte Bewegung kann entkrampfend und schmerzlindernd wirken. Falls nötig, können Sie mit leichten Schmerzmitteln – am besten keine mit dem Wirkstoff Acetylsalicylsäure (ASS), weil der die Blutgerinnung hemmt – Ihre Schmerzen lindern.
Wohltuend und beschwerdenlindernd können auch Tees mit Melissenblättern (> Seite 128), Bäder mit Lavendelblüten oder Fertigpräparate mit Nachtkerzenöl zum Einnehmen (> Seite 129) sein. Mit Präparaten mit Johanniskraut (> Seite 125) oder Kava-Kava (> Seite 126) können Sie eine stimmungsaufhellende Wirkung erzielen
Bei Zyklusstörungen können Sie mit Hilfe der Temperaturmethode (> Verhütung, Seite 242) versuchen, den Eisprung festzumachen.

Tips

- **Konsultieren Sie einen Gynäkologen, damit die Ursachen Ihrer Menstruationsprobleme abgeklärt werden.**
- **Vermeiden Sie während der monatlichen Blutung nach Möglichkeit Streß und wichtige berufliche oder private Termine.**
- **Probieren Sie Hausmittel wie warme Bäder oder pflanzliche Medikamente mit Nachtkerzenöl.**
- **Wenn das nicht ausreichend wirkt, sprechen Sie mit Ihrem Frauenarzt über sinnvolle Kombinationen von Hormonen, stimmungsaufhellenden Medikamenten und Schmerzmitteln.**

PRÄMENSTRUELLES SYNDROM (PMS)

Beschwerden und ihre Ursachen

Rund ein Drittel aller Frauen leiden an den Tagen vor dem Einsetzen der Regel an einer Fülle von Beschwerden, die unter dem Begriff Prämenstruelles Syndrom (PMS) zusammengefaßt werden: Spannungsgefühle in der Brust, Bauchschmerzen, Blähungen und Verstopfung, Hautunreinheiten, Aufgedunsenheit, Heißhungerattacken oder Kreislaufprobleme. Aber auch psychische Probleme wie Reizbarkeit, Nervosität, Schlafstörungen, depressive Verstimmung, Lustlosigkeit und schlechte Laune. Über die genauen Ursachen dieser Beschwerden herrscht Unklarheit, zumindest für einen Teil der Symptome dürften aber zyklusbedingte Hormonschwankungen verantwortlich sein. Doch auch Vitaminmangel, Störungen des Fettstoffwechsels oder psychische Probleme dürften PMS auslösen.

Wann zum Arzt?

Wenn PMS zum Problem für Sie wird.

Was macht der Arzt?

Er wird im Rahmen einer Routineuntersuchung etwaige körperliche Ursachen Ihrer Beschwerden – wie z. B. ein Ungleichgewicht im Hormonhaushalt – herausfinden.

Was Sie selbst tun können

Oft hilft es, wenn Sie sich ein heißes Bad mit entspannenden Zusätzen wie Melisse oder Lavendel gönnen. Bei Schlafstörungen können Sie Baldrian-, Hopfen- oder Lavendelblütentees ausprobieren. Wenn Sie unter depressiver Verstimmung leiden, hat sich Johanniskraut (> Seite 125) bewährt. Bei Ziehen und Schmerzen im Unterleib kann die klassische Wärmeflasche oder ein Heublumenkissen (> Seite 124) helfen. Gegen Wasseransammlungen hilft salzarme Ernährung. Insgesamt sollten Sie versuchen, den Körper mit leichter Kost zu entlasten.

Tips

- **Klären Sie Ihren Partner über Ihre Stimmungsschwankungen auf, damit er Ihr Verhalten besser versteht.**
- **Vermeiden Sie, wenn Sie unter PMS leiden, während der »heiklen« Tage nach Möglichkeit Streß und wichtige berufliche oder private Termine.**

- **Probieren Sie entspannende Hausmittel und stimmungsaufhellende pflanzliche Präparate wie Johanniskraut.**
- **Bei plötzlichem Heißhunger sind Obst und Gemüse besser als Süßigkeiten – sowohl für Ihre Verdauung als auch für Ihre Figur. Trinken Sie ausreichend, am besten Wasser oder Kräutertees.**

EMPFÄNGNISVERHÜTUNG

Die verschiedenen Möglichkeiten

Die ständige »Gefahr« einer ungewollten Schwangerschaft kann das Wohlbefinden stark beeinträchtigen und die Freude am Sex unnötig belasten. Wer sich außerdem vor Infektionen schützen will, sollte Kondome benützen.

Heute stehen im wesentlichen vier Gruppen von Möglichkeiten der Empfängnisverhütung zur Verfügung:

- Natürliche, wie die Kalendermethode nach Knaus-Ogino, die Temperaturmethode, Coitus Interruptus.
- »Technische« Methoden, wie Kondome, Femidome (»Kondome für Frauen«), Diaphragma und die Spirale.
- Chemische (spermienabtötende Gels und Schaumzäpfchen) und pharmazeutische Mittel wie die »Pille«.
- Chirurgische Eingriffe (Sterilisation), um die Zeugungsfähigkeit des Mannes bzw. die Fruchtbarkeit der Frau dauerhaft zu unterbinden.

Wann zum Arzt?

- Bei einer geplanten Sterilisation oder Unterbrechung der Eileiter;
- zur Verschreibung der »Pille«;
- zur Anpassung eines Diaphragmas;
- zum Einsetzen einer Spirale;
- zur Erstberatung (First Love).

Was macht der Arzt?

In einem Beratungsgespräch wird er über die Vor- und Nachteile der einzelnen Methoden informieren und auch ihre Anwendung genau erklären. Zudem kann er durch eine Untersuchung feststellen, welche Verhütungsmöglichkeiten individuell nicht zielführend sind – z. B. kann eine Neigung zu Unterleibsinfektionen durch eine Spirale erhöht werden.

Was Sie selbst tun können

Ein Kondom schützt nicht nur vor ungewollter Befruchtung, sondern auch vor Geschlechtskrankheiten bis hin zum HI-Virus. Wer häufig den Sexualpartnern wechselt, sollte immer eines mit dabei haben. Kondome sind praktisch, stets verfügbar und weitestgehend sicher.

Auch die Kalendermethode nach Knaus-Ogino läßt sich selbstständig durchführen, sie gilt allerdings als äußerst unsicher: Dabei werden die Zyklustage gezählt. Jene Tage, die genau in der Mitte zwischen den Monatsblutungen liegen, gelten als »fruchtbar«. Um ihre Sicherheit zu erhöhen, sollte sie aber mit der Temperaturmethode (an fruchtbaren Tagen steigt die Temperatur leicht an, am besten immer morgens messen) kombiniert werden. Zudem kann die Selbstbeobachtung der Schleimkonsistenz der Vagina weitere Hinweise auf fruchtbare Tage bieten – zu diesem Zeitpunkt zieht der Schleim lange Fäden.

Tips

- **Eine sichere Methode der Empfängnisverhütung ist das Kondom. Es hat außerdem den Vorteil, daß es vor Infektionen schützt.**
- **Frauen sollten, bevor sie sich für eine bestimmte Methode der Empfängnisverhütung entscheiden, Rücksprache mit dem Gynäkologen halten. Nicht jede Methode ist für jede Frau gleich gut geeignet.**
- **Methoden wie »Aufpassen« oder die »Kalendermethode« sind unsicher.**

INFEKTION UND AUSFLUSS

Beschwerden und ihre Ursachen

Leichter, geruchsneutraler Ausfluß ist normal und gehört zum Scheidenmilieu. Ändert sich die Farbe oder die Konsistenz, ist es ein Hinweis auf eine Infektion der Scheide: Bakterien, Viren, Pilze können die Ursache sein, die in Schwimmbädern, Toiletten u.ä. lauern. Bei Pilzinfektionen wird der Ausfluß topfenartig, die Scheide juckt und brennt, ist stellenweise geschwollen. Streß oder sehr zuckerhältige Nahrung erhöht die Anfälligkeit dafür. Grünlich-gelblicher Ausfluß kann auf eine Trichomonadeninfektion hinweisen. Auch dabei verändert sich die Scheide entzündlich. Chlamydieninfektionen bemerkt man kaum, spürt aber verstärkten Harndrang. Weiters kann eine Infektion mit Papillom-Viren Feigwarzen hervorrufen, und intensive Rötungen, begleitet von zahlreichen Bläschen, deuten auf Herpes genitalis hin. Meist sind beide Partner infiziert, doch bei Männern werden – vor allem bei Chlamydieninfektionen – seltener Krankheitssymptome beobachtet.

Wann zum Arzt?

Leiden Frauen unter einer dieser Beschwerden, ist eine Behandlung notwendig. Die Entzündungen können sonst in Eileiter und Gebärmutter aufsteigen. Zudem stehen Chlamydien und Papillom-Viren im Verdacht, schwere Krankheiten mitauslösen zu können.

Was macht der Arzt?

Bei Frauen gibt der Abstrich am Muttermund Aufschluß darüber, um welche Infektion es sich handelt. Danach wird er eine medikamentöse Therapie verschreiben. In allen Fällen müssen auch die Partner mit behandelt werden.

Was Sie selbst tun können

Beachtet man einige Hygienemaßnahmen, lassen sich viele lästige Infektionen gleich verhindern: den Vaginalbereich gründlich mit sanften Lotionen, aber nicht übertrieben waschen; bei der Reinigung nach dem Stuhlgang immer von vorne nach hinten wischen; Kondome beim Sex verhindern die Übertragung von Krankheitserregern auf diesem Weg.
Homoöpathische Mittel (> Seite 142) können – ergänzend zu einer schulmedizinischen Behandlung – bei chronischen Infektionen hilfreich sein. Auch heiße Moorbäder (> Seite 106), Bäder mit Kamillenblüten (> Seite

126) oder Hamamelis (> Seite 124) können die Beschwerden lindern.

Tips

- **Kondome verhindern die sexuelle Übertragung von Keimen.**
- **Frauen können die Widerstandsfähigkeit der Scheidenflora stärken, wenn sie über Nacht ein in Joghurt getauchtes Tampon tragen: So wird die Bildung von Milchsäurebakterien erleichtert.**
- **Es sollte eine Selbstverständlichkeit sein, den/die Sexualpartner zu informieren, wenn Sie eine Infektion haben.**
- **Bei Infektionen müssen beide Partner behandelt werden, um dem Ping-Pong-Effekt vorzubeugen.**

SEXUELL ÜBERTRAGBARE KRANKHEITEN (STD)

Beschwerden und ihre Ursachen

Die von den HI-Viren ausgelöste Immunschwäche Aids wird über Blutkontakte (etwa durch das gemeinsame Benützen von Spritzen), Samen- oder Scheidenflüssigkeit und während der Schwangerschaft von Mutter zu Kind übertragen. Das Risiko für Frauen, sich durch Sexualkontakte mit Männern anzustecken, liegt deutlich höher als umgekehrt. In den vergangenen Jahren breitet sich die Virusinfektion in alle Bevölkerungsschichten aus. Die große Wandlungsfähigkeit des Erregers stellt bis dato ein fast unlösbares Problem bei der Behandlung einer HIV-Infektion dar.

Die bakteriell verursachten Tripper (»Gonorrhöe«) und Syphilis sowie nicht gonorrhöische Harnröhrenentzündungen sind sexuell übertragbare Krankheiten (Sexually Transmitted Deseases, STD), die trotz der guten Behandlungsmöglichkeiten mit Penicillin und neueren Antibiotika eine ernst zu nehmende Gefahr für die Gesundheit darstellen. Im Frühstadium rufen sie diffuse Beschwerden hervor. Etwa neun Wochen nach der Infektion mit dem Syphilis-Erreger leidet man unter einem bräunlich-rötlichen Ausschlag, die Lymphknoten schwellen an. Ein typisches Symptom für Tripper ist – bei Männern und Frauen – eitriger Ausfluß aus der Harnröhre. Beide Krankheiten können unbehandelt zu schweren, lebensbedrohlichen Komplikationen führen.

Wann zum Arzt?

Eine Infektion mit dem Aids-Erreger HIV verläuft nahezu symptomfrei. Mit zunehmender Schwächung des Immunsystems bricht Aids (Acquired immune deficiency syndrome) aus – meist sind hartnäckige Lungenentzündungen ein erstes Warnsignal dafür. Trotzdem sollte man bei »riskanten« Sexualkontakten – ohne Kondom und/oder mit wechselnden Partnern – regelmäßig HIV-Tests durchführen lassen. Denn je früher die Behandlung beginnt, desto länger läßt sich der Ausbruch von Aids hinauszögern. Sie können sich bei Verdacht auf eine HIV-Infektion auch an den Verein »Aids-Hilfe« wenden, wo Tests anonym und gekoppelt an psychologische Beratung durchgeführt werden.

Die oben erwähnten Symptome für Tripper und Syphilis sind Warnzeichen und sollten – vor allem aus Verantwortung den Geschlechtspartnern gegenüber – sofort bei einem Arzt abgeklärt werden. Syphilis ist zudem eine meldepflichtige Krankheit.

Was macht der Arzt?

Er wird mit Blut- beziehungsweise Sekret-Tests den Ursachen der Beschwerden auf den Grund gehen und – bei Tripper und Syphilis – eine entsprechende Antibiotika-Therapie verordnen.
Wird eine HIV-Infektion festgestellt, wird er Sie an Spezialisten überweisen, die den Grad der Schwächung Ihres Immunsystems feststellen. Mit modernen Kombinationsbehandlungen kann der Ausbruch von Aids heute sehr stark verzögert werden.

Was Sie selbst tun können

Bei sexuell übertragbaren Krankheiten ist Vorbeugung das Um und Auf: Noch dazu ist es einfach ein Muß, bei Sexualkontakten – vor allem mit häufig wechselnden Partnern – ein Kondom zu benutzen.

Tips

- **Verwenden Sie beim Sex ein Kondom.**
- **Es sollte eine Selbstverständlichkeit sein, daß Sie Ihre/Ihren Partner informieren, wenn Sie eine STD haben. Anschließend müssen sämtliche Beteiligten behandelt werden, um Neuinfektionen vorzubeugen.**
- **Bei Syphilis und Tripper gibt es keine Alternativen zur Behandlung mit Antibiotika.**
- **Im Falle einer HIV-Infektion ist es ratsam, sich bei der Aids-Hilfe oder ähnlichen Selbsthilfegruppen die entsprechende psychologische und fachmännische Hilfe zu holen.**
- **Sämtliche »Wunderheilungen« von Aids gehören ins Reich der Fabeln und Legenden.**
- **Doch vor allem mit modernen Kombinationsbehandlungen und gezielten Ernährungstherapien kann ein Maximum an Lebensqualität erreicht werden.**

ADRESSE
AIDS-Informations-Zentrale Austria
Lenaugasse 17/2/3/27
1080 Wien
Tel: (01) 402 23 53
Fax: (01) 402 23 53

UNFRUCHTBARKEIT

Beschwerden und ihre Ursachen

Die Weltgesundheitsorganisation WHO geht davon aus, daß 8 bis 10 Prozent aller Paare ungewollt kinderlos bleiben. In Industriestaaten liegt der Anteil höher – vor allem in den vergangenen Jahrzehnten hat das Problem hier deutlich zugenommen. In Österreich ist fast jedes 15. Paar wenigstens phasenweise mit Unfruchtbarkeit konfrontiert. Das bedeutet, daß trotz sexueller Aktivität über ein bis zwei Jahre hinweg kein Kind gezeugt wird.
Die Ursachen können bei beiden Partnern liegen – wenn auch tendenziell etwas häufiger bei Frauen. Neben Erkrankungen mindern bei beiden Geschlechtern hauptsächlich Streß, Partnerschaftsprobleme, Umweltgifte sowie Genußmittel wie Zigaretten und auch bestimmte Medikamente die Fruchtbarkeit.

Unfruchtbarkeit bei Frauen

Bei fast zwei Drittel der Fälle weiblicher Sterilität klappt das Hormonzusammenspiel der Eierstöcke nicht, wodurch die Ei-Reifung gehemmt wird. Daran können verschiedene Erkankungen (an Leber, Niere, Nebenniere), aber auch Über- oder Untergewicht schuld sein. Weiters blockieren häufig verklebte Eileiter (aufgrund von chronischen Entzündungen) die Befruchtung. Endometriose und Myome (> Gebärmuttererkrankungen, Seite 235) können ebenso schuld sein wie eine Übersäuerung der Scheidenflora oder Antikörper, die den Samen des Partners abtöten.

Unfruchtbarkeit bei Männern

Störungen der Spermabildung, die Qualität und/oder Quantität der Keimzellen beeinträchtigen, werden häufig durch Erkrankungen des Urogenital-Traktes (Entzündung) verursacht. Weitere Ursachen sind: Krampfaderbruch in den Hoden, chronische Blutarmut, häufiger Aufenthalt in Tiefen und Höhen (Tauchen und Fliegen), Antikörper gegen eigenen Samen (bei jedem dritten sterilen Mann).

Wann zum Arzt?

Unfruchtbarkeit ist »behandlungswürdig«, sobald ein betroffenes Paar unter unerfülltem Kinderwunsch leidet. Da es an beiden Partnern scheitern kann, ist es sinnvoll, wenn sich von Anfang an beide untersuchen lassen. Allerdings muß man sich auf langwierige Prozeduren gefaßt machen, die in einigen Fällen die Lust am Sexualleben beeinträchtigen und die Beziehung belasten – und so erst recht eine Schwangerschaft verzögern können.

Was macht der Arzt?

Er wird die Partner auf mögliche organische Erkrankungen untersuchen und diese behandeln. Verklebte Ei- bzw. Samenleiter können durch mikrochirurgische Eingriffe geöffnet werden. Weiters wird er die Aktivität der Spermien untersuchen und den Hormonhaushalt überprüfen und bei Unregelmäßigkeiten durch entsprechende Medikamente regulieren. Bringen diese Maßnahmen keine Erfolge bzw. ist eine Schwangerschaft auf natürlichem Wege unmöglich, wird Sie der Arzt über die Varianten künstlicher Befruchtung beraten, diese selbst durchführen oder Sie an einen Kollegen, eine Klinik oder ein Ambulatorium verweisen.

Entschließt sich das Paar für eine künstliche Befruchtung, gibt es zwei Möglichkeiten: Entweder wird die Frau mit dem Samen ihres Partners befruchtet, wobei die Beweglichkeit der Samenfäden durch spezielle Substanzen erhöht werden kann. Reicht diese Stimulierung nicht aus, kann eine Samenspende zur Befruchtung verwendet werden. Allerdings ist dazu in Österreich ein Notariatsakt notwendig.

Liegt die Ursache der Kinderlosigkeit an der Frau (etwa verklebte Eileiter), hilft in einigen Fällen eine In-vitro-Fertilisation. Dabei wird ihr eine Eizelle entnommen, diese im Labor befruchtet (mittlerweile reicht ein einziges lebensfähiges Spermium) und dann wieder eingesetzt. Allerdings ist bei dieser kostspieligen Methode die Gefahr einer Fehlgeburt sehr hoch. Bei einer In-vitro-Fertilisation müssen in Österreich die Eizellen und Spermien des betroffenen Paares verwendet werden; Spenden sind verboten.

Leihmutterschaft (eine andere Frau trägt die befruchtete Eizelle aus) ist in Österreich ebenfalls verboten.

Was Sie selbst tun können

Will ein Paar unbedingt ein Baby und es klappt nicht, kann man erst einmal versuchen, die fruchtbaren Tage festzustellen: zu diesem Zwecke wird die natürliche Verhütungsmethode Knaus-Ogino (> Temperaturmethode, Seite 242) einfach umfunktioniert.

Männer können ihre Samenqualität verbessern, wenn sie auf enge Hosen und allzu warme Bettdecken verzichten. Zusätzlich erhöht der Verzicht auf Zigaretten und Alkohol – durch sie und ihn – die Wahrscheinlichkeit einer Schwangerschaft.

Tips

- **Halten Sie Ihren Alkohol- und Nikotinkonsum in Grenzen.**
- **Nehmen Sie sich Zeit für einander und tun Sie Dinge, die Ihnen Freude machen. Bei einem gemeinsamen Urlaub ohne Streß läßt sich gut abschalten.**
- **In vielen Fällen stecken hinter dem versagten Kinderwunsch Probleme in der Beziehung. Auch das Problem Unfruchtbarkeit kann eine Partnerschaft belasten. Deshalb kann es sinnvoll sein, die medizinische Behandlung mit entsprechenden Psychotherapien zu ergänzen.**
- **Ein Detail am Rande: In einigen Fällen von unfruchtbaren Paaren, wo die Ursache medizinisch nicht geklärt werden konnte, kam es nach Adoptionen spontan zu Schwangerschaften.**

Herz und Kreislauf

BLUTDRUCK, NIEDRIGER

Was ist »Blutdruck«?

Der in den Blutgefäßen (Schlagadern) herrschende Druck wird durch Auswurf des Blutes aus der linken Herzkammer erzeugt und kann in zwei Werten angegeben werden. Der erste, höhere Wert (systolischer Blutdruck) ist der Druck während der Pumpphase des Herzens. Der zweite Wert (diastolischer Blutdruck) ist der Druck während der Erschlaffungsphase.

Der normale Blutdruck beträgt nach den Richtlinien der Weltgesundheitsorganisation WHO beim Erwachsenen im Durchschnitt 120 zu 80 mm Hg (Millimeter Quecksilbersäule – das ist die Meßeinheit für den Blutdruck). Bei Kindern liegt er entsprechend niedriger.

Beschwerden und ihre Ursachen

Der Blutdruck gilt als zu niedrig, wenn der obere – der systolische – Wert bei Frauen unter 100 mm Hg, bei Männern unter 110 liegt. Davon betroffe-

ne Personen leiden häufig unter Müdigkeit, Schwindelgefühl mit Neigung zu Kollaps und Ohnmachtsanfällen. Dazu kommen oft Benommenheit nach dem Aufstehen, kalte Füße und Hände, Schweißausbrüche und Konzentrationsstörungen.
Große, schlanke Menschen leiden häufiger unter niedrigem Blutdruck (»Hypotonie«). Er kann auch eine Folge von Herzerkrankungen, Medikamenten, Schwangerschaft oder von Infektionen sein.

Wann zum Arzt?

Wenn sich die Beschwerden trotz Selbsthilfemaßnahmen nicht bessern oder Ihre Leistungsfähigkeit einschränken.

Was macht der Arzt?

Der Arzt kontrolliert mit mehrfachen Blutdruckmessungen Ihre Werte. Mit einem Herz-Ultraschall und einem Belastungs-EKG läßt sich klären, ob Herzerkrankungen für den niedrigen Blutdruck verantwortlich sind, die dann ursächlich behandelt werden müssen. Gegen den niedrigen Blutdruck selbst kann der Arzt Medikamente verschreiben. Vielleicht wird Ihr Arzt auch eine Akupressur (> Seite 137), Akupunktur (> Seite 136) oder homöopathische Präparate (> Seite 142) empfehlen, die sich in manchen Fällen bewähren können.

Was Sie selbst tun können

Kreislauftraining mit Ausdauersportarten kann die Symptome niedrigen Blutdrucks beheben. Lassen Sie sich Zeit beim Aufstehen, machen Sie ein wenig Gymnastik auf der Bettkante. Sehr wirksam sind auch Kneipp-Güsse (> Seite 107), Wassertreten (> Seite 105) und kalte Duschen sowie Abreibungen mit der Bürste oder einem Luffahandschuh vor dem Duschen.
Kaffee wirkt meistens nur sehr kurzfristig. Tees aus Rosmarinblättern (> Seite 130) oder Weißdornblättern oder -blüten (> Seite 133), aber auch Präparate mit Weißdorn können blutdrucksteigernd wirken. Auch Bäder mit Badezusätzen aus Lavendelblüten oder Rosmarinblättern wirken belebend.

Tips

- **Das mit Laufen, Schwimmen oder Radfahren erzielte Kreislauftraining ist das beste Mittel gegen niedrigen Blutdruck.**
- **Probieren Sie, ob es Ihnen besser geht und Sie sich vitaler fühlen, wenn Sie Weißdorntee oder -präparate einnehmen.**
- **Gehen Sie beim Bücken in die Knie, anstatt den Kopf nach unten zu beugen. Stehen Sie aus einer sitzenden oder liegenden Position nicht abrupt auf, sondern langsam.**

BLUTDRUCK, ÜBERHÖHTER

Beschwerden und ihre Ursachen

Bluthochdruck (mehr als 140/90 mm Hg) verursacht in den meisten Fällen keine Beschwerden und bleibt daher oft unerkannt. Es können aber unbemerkt schwere Schäden am Herzen und an den Blutgefäßen entstehen. Zu hoher Blutdruck ist eine der häufigsten Ursachen für Schlaganfälle, Herzinfarkte, Herzversagen oder Nierenver-

sagen und damit eine weit verbreitete Todesursache – und eine typische Folge unseres modernen Lebensstils.
Denn in nur etwa 5 Prozent der Fälle wird hoher Blutdruck durch eine Krankheit ausgelöst, etwa durch eine Überfunktion der Nebenniere oder eine Schädigung der Nierenarterie. Ärzte bezeichnen diese Form als sekundären Bluthochdruck.
In den anderen Fällen – dem primären oder essentiellen Bluthochdruck – kennt man die genauen Ursachen nicht, wohl aber verschiedene Risikofaktoren. Neben Erbfaktoren und Krankheiten wie Diabetes (> Seite 258) spielt dabei das Alter eine große Rolle: Ab 35 steigt das Risiko für hohen Blutdruck. Ein Lebensstil mit wenig Bewegung, Übergewicht, starkem Alkoholkonsum, Rauchen, salzreicher Ernährung oder zu hohen Blutfettwerten geht sehr häufig mit Bluthochdruck einher. (> Gesunder Lebensstil, Seite 15)

Wann zum Arzt?

Nur manchmal äußert sich hoher Blutdruck in Schwindel, Kopfschmerzen, Herzklopfen, Ohrensausen oder Sehstörungen. Weil Bluthochdruck meist keine Symptome zeigt, sind regelmäßige Blutdruckmessungen beim Arzt oder in der Apotheke sehr wichtig. Eine Behandlung ist notwendig, wenn der obere Wert ständig über 140 und/oder der untere Wert ständig über 90 liegt.
Erhöhter Blutdruck bei einmaliger Messung ist noch kein Grund zur Beunruhigung. Dabei kann es sich auch um Nervosität beim Messen handeln.

Was macht der Arzt?

Wenn die Änderung des Lebensstils keinen ausreichenden Erfolg hatte, wird der Arzt blutdrucksenkende Medikamente verschreiben. Vielleicht wird er Ihnen auch eine Akupressur (> Seite 137) oder Akupunktur (> Seite 136) empfehlen.

Was Sie selbst tun können

Sehr wichtig sind Streßabbau, Entspannung (> Entspannungstechniken, Seite 147) und ausreichend Schlaf. Außerdem eine gesunde Ernährung mit wenig Fett und wenig Salz, dafür mit reichlich Obst und Gemüse. Bauen Sie Übergewicht ab (> Seite 28), reduzieren Sie das Rauchen – besser: hören Sie auf damit.
Knoblauch in der Nahrung oder als Dragees, Tee aus Weißdornblättern und -blüten sowie Weißdorn-Extrakt (> Seite 133) können ebenfalls gegen Bluthochdruck helfen.

Tips

- **Lassen Sie Ihre Blutdruck-Werte regelmäßig überprüfen.**
- **Machen Sie möglichst viel Bewegung, etwa zwei- bis dreimal pro Woche jeweils 30 Minuten.**
- **Nehmen Sie ab, das normalisiert Ihren Blutdruck.**
- **Ernähren Sie sich salzarm, reduzieren Sie möglichst weitgehend das Rauchen und trinken Sie nur maßvoll alkoholische Getränke.**
- **Läßt sich Ihr Blutdruck damit nicht normalisieren, sind blutdrucksenkende Medikamente sinnvoll.**

DURCHBLUTUNGSSTÖRUNGEN (PAVK)

Beschwerden und ihre Ursachen

Durchblutungsstörungen der Beine – sogenannte periphere arterielle Verschlußkrankheiten oder pAVK – zeigen sich in gelegentlichem Hinken, Krämpfen und Schmerzen in den Waden, die schon nach Gehstrecken von wenigen hundert Metern auftreten, vor allem bei Steigungen und wenn kaltes Wetter herrscht. Vergleichsweise selten treten pAVK auch in den Armen auf. Später treten die Schmerzen auch im Sitzen oder Liegen auf, die Füße werden eiskalt und weiß. Es bilden sich manchmal Geschwüre, die schlecht heilen.
Der Grund für die mangelhafte Durchblutung sind Ablagerungen an den Innenwänden der Blutgefäße, die Arteriosklerose. In der Folge können Blutgerinnsel die Gefäße blockieren. Betroffene Gewebeteile werden dann nicht mehr durchblutet und sterben ab.
Ursachen für Durchblutungsstörungen sind der natürliche Alterungsprozeß, aber auch eine zu fette Ernährung, ein hoher Cholesterinspiegel (> Seite 262), Bluthochdruck (> Seite 248) oder das Rauchen. Auch Diabetes (> Seite 258) oder Nierenschwäche können dafür verantwortlich sein.

Wann zum Arzt?

Bei allen unklaren, länger andauernden Beschwerden der Beine. Wenn der Verdacht auf Durchblutungsstörungen auftritt.

Was macht der Arzt?

Er stellt mit einer speziellen Untersuchungsmethode (»Doppler-Ultraschall«) und, falls erforderlich, einer Angiographie (einem bildgebenden Verfahren, wo die Gefäße mittels Kontrastmittel dargestellt werden) fest, wie weit fortgeschritten die Durchblutungsstörungen bereits sind.
Er kann Schmerzmittel verschreiben, aber auch gefäßerweiternde Medikamente. Unterstützend können eine Akupunktur (> Seite 136) oder Akupressur (> Seite 137), physikalische Therapien, Gingko-Präparate (> Seite 123), manchmal auch Entspannungstechniken (> Seite 147) wirksam sein.
In schweren Fällen können die Arterien mittels Ballon ohne Operation erweitert werden. Im Rahmen einer derartigen Ballondehnung können auch kleine röhrenförmige Gefäßstützen (»Stents«) in die Gefäße eingebracht werden, wobei diese Stents zum Offenhalten des Gefäßes dienen. Eine andere Lösung ist ein Bypass, also eine Umgehung der blockierten Stelle durch eine Gefäßbrücke. Im Extremfall, beim Raucherbein, muß durch eine Amputation eine Ausbreitung der Geschwüre verhindert werden.

Was Sie selbst tun können

Die wichtigsten vorbeugenden Maßnahmen sind die Überwachung und Kontrolle des Blutdrucks (> Seite 248), Gewichtsverringerung (> Seite 28), mit dem Rauchen aufzuhören, eine fettarme Ernährung mit viel Obst und Gemüse sowie viel Bewegung oder sportliche Betätigung.
Diabetiker (> Seite 258) sollen sich genau an ihren Therapie- und Diätplan halten und beim Auftreten von Druckstellen an den Beinen möglichst bald den Arzt aufsuchen.

Tips

- **Beugen Sie Duchblutungsstörungen durch Gewichtsreduktion, den Verzicht auf das Rauchen und eine fettarme Ernährung vor.**
- **Machen Sie nach Möglichkeit Bewegung – das fördert die Durchblutung.**
- **Gehen Sie beim Verdacht auf Durchblutungsstörungen zum Arzt.**

HERZINFARKT

Beschwerden und ihre Ursachen

Ein Herzinfarkt kann in jeder Situation auftreten: zu Hause, beim Sport, im Büro. Herzinfarkte sind in Österreich und Deutschland die zweithäufigste Todesursache. Anzeichen für eine Herzattacke sind unter anderem plötzlich auftretende linksseitige Schmerzen in Brust und Schulter sowie Atemnot. Es lastet ein bleierner Druck auf der Brust, der Puls rast, der Blutdruck fällt, kalter Schweiß bricht aus. Auch plötzlich auftretende Kieferschmerzen, unerklärliche Schmerzen vom Oberbauch bis in den Rücken, in einen Arm oder im Kiefer ausstrahlend, können auf einen Herzinfarkt hindeuten. Dazu können Angst, Beklemmungsgefühle, Unruhe, Übelkeit oder Erbrechen kommen.

Unmittelbare Ursache des Herzinfarkts ist der plötzliche Verschluß eines Herzkranzgefäßes durch einen Blutpfropfen. Doch zuvor muß sich das Gefäß schon längere Zeit durch Arteriosklerose (»Arterienverkalkung«) verengt haben. Durch die Verstopfung der Arterie werden gewisse Teile des Herzens nicht mehr mit Blut und Sauerstoff versorgt und sterben ab, wenn das Gefäß nicht innerhalb weniger Stunden wieder geöffnet werden kann.

Die Gründe für die fortschreitende Verengung der Blutgefäße sind heute weitgehend bekannt: vererbte Veranlagung, Bluthochdruck (> Seite 248), Übergewicht (> Seite 28), Diabetes (> Seite 258), eine zu erhöhten Blutzucker- und Blutfettwerten führende Ernährung, Zigarettenrauch, Streß (> Seite 17) und zu wenig Bewegung (> Seite 22).

Nikotin wirkt unmittelbar gefäßverengend. Weil ein Großteil der Herzinfarkte in den ersten drei Stunden nach dem Aufstehen auftritt – die Blutgefäße sind nach der Nachtruhe besonders stark damit beschäftigt, das Blut wieder durch den Organismus zu pumpen –, kann die Morgenzigarette besonders gefährlich sein.

Etwa ein Viertel der Infarkt-Patienten sterben, bevor sie das Krankenhaus erreichen, etwas mehr als die Hälfte überlebt das erste Jahr. Welche Beschwerden und Einschränkungen als Folge des Herzinfarktes auftreten, hängt davon ab, welche Teile des Herzmuskelgewebes wie stark geschädigt wurden.

Angina pectoris

Sie tritt als Druck- und Engegefühl, Atembeklemmung und Schmerzen in der Brustmitte auf – letztere können sich zu Hals, Kinn, Rücken und auf die Arme ausbreiten – und ist auf eine Verengung der Arterien zurückzuführen, die den Herzmuskel mit Blut versorgen. Das Risiko, an Angina pectoris zu erkranken, steigt durch zunehmendes Alter, bei Rauchern, bei Blut-

hochdruck, bei Übergewicht, bei Diabetes, bei ungünstigen Cholesterinwerten und bei Gicht. Bei Patienten mit Angina pectoris ist die Gefahr eines Herzinfarktes oder eines plötzlichen Herztodes erhöht. Einen Anfall können Sie mit Kapseln oder Sprays mit Nitroglyzerin unterbrechen; damit läßt sich Anfällen auch für 20 bis 30 Minuten vorbeugen. Manche Patienten bereiten sich damit z. B. auf Sex vor. Langfristig kann Anfällen mit Nitraten, Betablockern oder Kalziumantagonisten vorgebeugt werden.
Es gibt drei Behandlungsmöglichkeiten der Angina pectoris:

- Als medikamentöse Maßnahmen stehen im wesentlichen Betablocker (β-Blocker), Kalziumantagonisten, Nitrate und Aspirin zur Verfügung.
- Die Angioplastie (> Seite 253).
- Die Bypassoperation (> Seite 250).

Rhythmusstörungen, Herzrasen

Die häufigste Form von Herzrhythmusstörungen sind sogenannte Extraschläge, die als Unregelmäßigkeit des Herzens (Herzstolpern) oder auch als Herzaussetzer empfunden werden können. Gelegentliches Auftreten derartiger Extraschläge ist beim Gesunden unbedenklich. Kommt es jedoch häufig oder regelmäßig zum Auftreten derartiger Erscheinungen, ist ein Aufsuchen des Arztes unbedingt erforderlich. Bei den Rhythmusstörungen können solche mit zu langsamem oder zu schnellem Herzschlag unterschieden werden, wobei eine Herzfrequenz unter 50/min. und eine Herzfrequenz von über 100/min. ohne Anstrengung ebenfalls einer Abklärung durch den Arzt erfordern.

Kommt es zum regelmäßigen Auftreten von Herzrasen (ohne Belastung), wobei es meistens zu plötzlichem Anstieg der Herzfrequenz kommt, muß eine Untersuchung durchgeführt werden: Es können auch lebensbedrohliche Herzrhythmusstörungen, vor allem nach einem Herzinfarkt, derartig in Erscheinung treten. Bei Bewußtseinsverlust in Zusammenhang mit Herzrasen ist sofort ein Krankenhaus aufzusuchen. Generell sollten alle Anfälle von Bewußtlosigkeit (»Synkopen«) einer weiteren Abklärung zugeführt werden.

Wann zum Arzt?

Gehen Sie bitte bei den ersten Beschwerden, die auf eine Angina pectoris hinweisen können, zum Arzt. Rufen Sie bei jeder Art von Brustkorbschmerzen oder bei Verdacht auf Herzinfarkt sofort die Rettung, jede Verzögerung kann tödlich sein. Je eher die Behandlung beginnt, desto größer sind die Überlebenschancen.

Was macht der Arzt?

Die Untersuchung

Er wird untersuchen, ob tatsächlich ein Herzinfarkt vorliegt. Neben Aufzeichnungen des Elektrokardiogramms (EKG) – es zeigt die Arbeit des Herzmuskels, gibt aber nicht immer Aufschluß über einen Infarkt – kann ein Herz-Ultraschall (»Echokardiographie«) die Funktion der Herzkammer sichtbar machen. Die Blutgefäße kann der Arzt mit Hilfe der Angiographie – das ist eine Röntgenuntersuchung während der Injektion ei-

nes Kontrastmittels – nach krankhaften Veränderungen absuchen. Außerdem können Labortests durchgeführt werden, bei denen das Blut auf ein bestimmtes Enzym oder einen bestimmten Eiweißstoff (»Troponin«) hin untersucht wird, die bei einem Herzinfarkt freigesetzt werden und deshalb eine frühe Diagnose ermöglichen.
Rund 20 Prozent der Fälle sind versteckte Herzinfarkte, die erst durch ein EKG oder ein Ultraschallbild ans Licht kommen. Auch verschiedene Bluttests können bei der Diagnose in der Akutphase helfen.

Verwendete Medikamente
Auf der Intensivstation bekommt der Patient Medikamente, die das Blut verdünnen, die Gefäße erweitern und die Herztätigkeit unterstützen, sowie Schmerzmittel. In den ersten Stunden nach dem Infarkt wird meistens versucht, den Blutpfropfen durch ein Enzym aufzulösen (»Trombolyse«). Zur Verringerung des Risikos weiterer Infarkte werden häufig Aspirin, gerinnungshemmende Mittel, wie z. B. Coumarin oder Marcumar, oder Betablocker eingesetzt. Um bei längerer Bettlägrigkeit das Risiko einer Lungenembolie zu senken, wird der Gerinnungshemmer Heparin gespritzt.

Operationen
Die Herzgefäße können operativ gedehnt werden. Bei der sogenannten Angioplastie wird von einer Stelle am Arm oder Bein aus ein Katheter bis zur verengten Stelle am Herzen vorgeschoben. Dort wird ein am Katheter angebrachter Ballon aufgeblasen, wodurch sich die verengte Stelle dehnt und das Blut wieder ungehindert fließen kann.
Bei der Dilatation können die Arterien auch aufgefräst und anschließend ein kleines röhrenförmiges Metallgitter (Gefäßprothesen) eingeschoben werden.
Bei der sogenannten Bypass-Operation wird z. B. ein Stück Vene aus dem Unterschenkel entnommen und als »Umgehung« – das deutsche Wort für Bypass – zwischen Herzkranzgefäß und der Schlagader (»Aorta«) eingepflanzt. Damit kann das Blut wieder ungehindert fließen. Operierte Patienten müssen etwa zwei Wochen im Krankenhaus bleiben.

Nach der Akutbehandlung
Der Krankenhausaufenthalt nach einem Infarkt dauert meistens zwei bis drei Wochen. Nach der Akutbehandlung eines Herzinfarktes ist eine mehrwöchige Rehabilitationsphase notwendig, damit sich ein Patient nach und nach wieder an die Belastungen des Alltagslebens gewöhnt. Das gewählte Programm hängt vom Ausmaß der Schädigung, vom Alter, von einer vielleicht bestehenden Herzschwäche oder Herzmuskelstörung, aber auch von verschiedenen anderen individuellen Faktoren wie der beruflichen Situation eines Patienten ab.
Beachten Sie bitte zur Vorbeugung eines weiteren Infarktes alle von Ihrem Arzt empfohlenen vorbeugenden Maßnahmen und vermeiden Sie etwa vier Wochen nach einem Infarkt sexuelle Aktivitäten.

Was Sie selbst tun können

Zur Vorbeugung sollten Sie das Rauchen reduzieren oder besser noch überhaupt damit aufhören, Übergewicht vermeiden (> Seite 28) sowie Ihren Blutdruck (> Seite 248) und Ihren Cholesterinspiegel (> Seite 262) im

Auge behalten und notfalls behandeln lassen. Gehen Sie regelmäßig zu Vorsorgeuntersuchungen (> Seite 80).
Knoblauch kann die Fließeigenschaften des Blutes verbessern, Tee oder Präparate mit Weißdorn (> Seite 133) fördern die Durchblutung des Herzmuskels.

Tips

- **Wenn Sie vermuten, daß Sie einen Herzinfarkt haben, legen Sie sich bitte sofort hin und vermeiden Sie jede Anstrengung und Aufregung. Nehmen Sie eine Tablette Acetylsalicylsäure (»Aspirin«) und rufen Sie sofort einen Arzt oder die Rettung.**
- **Machen Sie zur Vorbeugung eines Herzinfarktes viel Bewegung, aber vermeiden Sie plötzliche Anstrengungen.**
- **Versuchen Sie, Streß und Anspannung besser zu bewältigen, z. B. mit Hilfe von Entspannungstechniken.**
- **Auch Blutgerinnung-hemmende Medikamente mit Acetylsalicylsäure können eine vorbeugende Wirkung haben, wenn Sie z. B. mehrmals pro Woche eine 100-Milligramm-Tablette davon nehmen – also viel weniger, als zur Schmerzbehandlung erforderlich ist.**

HERZSCHWÄCHE, HERZINSUFFIZIENZ

Beschwerden und ihre Ursachen

Eine Herzschwäche liegt vor, wenn das Herz nicht kräftig genug ist, um Blut in ausreichender Menge durch den Körper zu pumpen. Dadurch kommt es auch beim Rückfluß des Blutes zum Herzen zu Stauungen. Das Blut bleibt in den Venen, und durch diesen Stau wird Flüssigkeit ins umgebende Gewebe gedrückt. Es bilden sich Wasseransammlungen im Gewebe, sogenannte Ödeme.
Herzschwäche kann lange Zeit ohne Beschwerden bleiben. Erst allmählich führt sie bei Anstrengungen zu Kurzatmigkeit. Zuletzt kommt es sogar im Ruhezustand zu Atemnot, die Situation kann lebensbedrohend werden. Weitere Symptome sind Müdigkeit, Schwächegefühl, Leistungsabfall, Schwellung der Beine, der Knöchel, des Bauchs oder der Halsschlagadern und relativ rasche Gewichtszunahme.

Wann zum Arzt?

Bei zunehmender Atemnot und/oder bei Wasser in den Beinen.

Was macht der Arzt?

Er wird zuerst mit einfachen Untersuchungen (EKG, Röntgen, Herzultraschall) versuchen, die Ursachen der Herzschwäche abzuklären, und dann gegebenenfalls diese Ursache behandeln.
Gegen Herzschwäche werden meist gefäßerweiternde und herzstärkende Mittel (ACE-Hemmer und Digitalis) verschrieben. Dazu gibt es harntreibende, entwässernde Medikamente, welche die Flüssigkeitsansammlungen bekämpfen und damit das Herz entlasten. Auch gefäßerweiternde Mittel können die Arbeit des Herzens erleichtern.
Wenn die medikamentöse Behandlung versagt, hilft oft nur noch eine Herztransplantation.

Was Sie selbst tun können

Bei Herzschwäche sollte man möglichst auf Salz verzichten und wenig Flüssigkeit aufnehmen. Leichte sportliche Betätigung sollte vorher mit dem Arzt abgesprochen werden. Unterstützend zu einer Behandlung können physikalische Therapien gemacht werden.
Weißdorn-Präparate oder -Tee (> Seite 133) können ebenfalls helfen, allerdings dürfen sie nicht zusammen mit Digitalis-haltigen Mitteln eingenommen werden.

Tips

- **Gehen Sie, wenn der Verdacht einer Herzschwäche besteht, möglichst bald zum Arzt.**
- **Probieren Sie es nach Rücksprache mit Ihrem Arzt mit salzloser und flüssigkeitsarmer Kost und leichter körperlicher Betätigung.**
- **Bei milden Formen von Herzschwäche können Sie nach Rücksprache mit Ihrem Arzt versuchen, mit Weißdorn-Präparaten eine Besserung zu erzielen.**

KRAMPFADERN

Beschwerden und ihre Ursachen

Krampfadern sind krankhaft erweiterte Venen, die vor allem an den Unterschenkeln und in den Kniekehlen auftreten. Wegen defekter Venenklappen kann das Blut nicht zurück zum Herzen fließen und staut sich in den Blutgefäßen.
Davon betroffene Personen leiden schon nach relativ kurzem Stehen unter Schmerzen in der Wade, die von Krämpfen und Schwellungen begleitet sein können. Von kosmetischen Problemen abgesehen, kann es durch Krampfadern zu Hautausschlägen, Ekzemen, Hautgeschwüren und Ödemen kommen. Gefährlichste Folgen können Venenthrombosen sein, also Blutgerinnsel, die dann z. B. in der Lunge lebensgefährliche Gefäßverschlüsse (»Lungeninfarkt«) auslösen können.
Die Neigung zu Krampfadern wird vererbt. Aber auch Übergewicht und Darmträgheit, eine lokale Bindegewebsschwäche (»Lymphödem«), Bewegungsmangel, stehende oder sitzende Tätigkeiten können Krampfadern verursachen.
Fast 50 Prozent der Erwachsenen entwickeln im Laufe ihres Lebens Krampfadern. Jede dritte Frau bekommt sie während der ersten Schwangerschaft.

Wann zum Arzt?

So früh wie möglich. Treten Schmerzen auf, gibt es bereits die ersten bleibenden Gewebsschäden.

Was macht der Arzt?

Er kann mit einer Ultraschall-Untersuchung die schadhaften Venenklappen aufspüren. In schweren Fällen können die Krampfadern durch Injektionen verödet oder auch operativ entfernt werden (»Stripping«).
Eventuell wird der Arzt Medikamente zum Abtransport der Flüssigkeiten in Ödemen verschreiben. Auch Lymphdrainagen können helfen.

Was Sie selbst tun können

Die beste vorbeugende Maßnahme ist regelmäßige Bewegung. Schlagen Sie

beim Sitzen möglichst nicht die Beine übereinander. Einfache Zehenstandübungen fördern die Pumparbeit der Wadenmuskulatur.
Lagen Sie tagsüber zwischendurch die Beine hoch und schlafen Sie nachts mit hochgestelltem Fußteil des Bettes. Meiden Sie Stöckelschuhe, enge Socken und Schuhe.
Roßkastaniensamen-Extrakt (> Seite 130) kann, innerlich angewendet, bei chronischer Venenschwäche helfen.

Tips

- **Gehen Sie, wenn bei Ihnen der erste Verdacht auf Krampfadern auftaucht, möglichst bald zum Arzt.**
- **Meiden Sie alles, was die Blutzirkulation in Ihren Beinen beeinträchtigt: enge Kleidungsstücke und ungünstige Körperhaltungen wie Beine-übereinander-Schlagen. Lagern Sie Ihre Beine möglichst oft hoch.**
- **Am besten bewährt haben sich Stütz- oder Kompressionsstrümpfe, sofern sie konsequent getragen werden.**

SCHLAGANFALL

Beschwerden und ihre Ursachen

Die ersten Symptome eines Schlaganfalls sind Taubheit, Schwäche oder Lähmung eines Armes, Beines oder einer ganzen Körperhälfte. Die Mundwinkel hängen dann oft herab, betroffene Personen leiden unter Seh- und Sprechstörungen, Schwindel, Schluckstörungen, plötzlichen heftigen Kopfschmerzen oder werden bewußtlos.

Alarmsignale – sie können von Minuten bis 24 Stunden dauern –, die oft schon Stunden oder Tage vorher auftreten, sind: ein taubes Gefühl in den Gliedmaßen, vorübergehende Lähmungserscheinungen, Koordinationsschwierigkeiten und Unsicherheit beim Gehen, starke Kopfschmerzen, Schwindelanfälle, Seh-, Hör- und Sprechstörungen, Gedächtnisausfälle oder unvermittelte Stürze.
Ursache des Schlaganfalls ist in 80 Prozent der Fälle die plötzliche Verstopfung einer Gehirnarterie durch ein Blutgerinnsel. Dadurch kann eine Region des Gehirns nicht mehr mit Sauerstoff versorgt werden. Der Rest der Fälle wird durch Gehirnblutungen verursacht: wenn eine Gehirnarterie platzt, Blut ins Gehirn strömt und auf Nervenzellen drückt.
Die Tendenz zum Schlaganfall ist zum Teil vererbt, aber auch Rauchen, Bluthochdruck (> Seite 248), Diabetes (> Seite 258) – die wesentlichen Risikofaktoren der Arteriosklerose – und Arteriosklerose (> Seite 251) erhöhen das Risiko.

Wann zum Arzt?

Sofort, wenn erste Anzeichen auftauchen. Je früher die Behandlung einsetzt, desto besser sind die Heilungschancen.

Was macht der Arzt?

Er kann mit Hilfe einer Computertomographie Querschnittbilder vom Gehirn machen. Ultraschall- und Blutuntersuchungen zeigen Blutgerinnungsstörungen auf.
Um die Durchblutung des Gehirns wiederherzustellen, bekommt der Patient Sauerstoff und Medikamenten-Infusionen. In speziellen Fällen ist es be-

reits möglich, in der Akutphase Substanzen zu geben, die die Blutgerinnsel auflösen (»Lyse«). Nach der Akutbehandlung folgt eine Rehabilitationsphase, in der Patienten versuchen müssen, die verlorenen Fähigkeiten wieder schrittweise neu zu erlernen.

Was Sie selbst tun können

Zur Vorbeugung sollten Sie die Risikofaktoren verringern, also das Rauchen aufgeben oder zumindest stark einschränken, sich salz- und fettarm ernähren, möglichst viel Obst und Gemüse essen und sich regelmäßig bewegen.
Präparate mit Knoblauch oder Ginkgo-Spezialextrakte (> Seite 123) können die Fließeigenschaften des Blutes und damit die Durchblutung verbessern. Eine vorbeugende Einnahme von Acetylsalicylsäure-Tabletten (»Aspirin«) sollten Sie mit Ihrem Arzt absprechen.

Tips

- **Nehmen Sie die Warnzeichen, durch die sich ein Schlaganfall ankündigen kann, ernst und gehen Sie möglichst bald zum Arzt.**
- **Halten Sie sich fit und achten Sie auf normale Blutdruck- und Cholesterinwerte.**
- **Verlieren Sie keine Zeit, wenn Sie bei einer Person in Ihrer Umgebung einen Schlaganfall vermuten. Bringen Sie sie sofort ins Krankenhaus oder rufen Sie die Rettung – je früher die Behandlung beginnt, desto besser sind die Aussichten auf Heilung.**

SCHWINDEL

Beschwerden und ihre Ursachen

Schwindelzustände äußern sich auf recht unterschiedliche Art und Weise. Beim Dreh- und beim Schwankschwindel haben die Betroffenen ein Gefühl, als ob sich alles um sie herum dreht oder bewegt. Beim sogenannten Liftgefühl verschwindet scheinbar der Boden unter den Füßen.
Schwindelzustände können sich aber auch in allgemeiner Unsicherheit und Angst äußern, davon betroffenen Personen wird schwarz vor den Augen und übel, sie können Bewußtseinstrübung erleben und manchmal auch in Ohnmacht fallen. Die Anfälle können nur ein paar Sekunden dauern, aber auch länger anhalten oder chronisch auftreten.
Die Ursachen können sehr unterschiedlich sein:

- Wenn der Blutdruck zu hoch oder zu niedrig ist und Sauerstoffmangel im Gehirn auftritt;
- Erkrankungen und Schädigungen des Innenohrs, schlechte Durchblutung; Ménière-Krankheit;
- Augenprobleme bei neuen oder schlechten Brillen. Auch ein Glaukom (zu hoher Druck im Augapfel) kann Schwindel auslösen;
- Funktionsstörungen der Halswirbelsäule: Peitschenschlagsyndrom, Fehlhaltungen, Verspannungen;
- Reisekrankheit;
- Schwindel kann auch ein erstes Anzeichen eines Schlaganfalles (> Seite 256), einer Gehirnblutung oder eines Gehirntumors sein.

Wann zum Arzt?

Wenn Sie sich beeinträchtigt fühlen. Wenn Schwindelanfälle lange dauern oder häufig vorkommen. Gehen Sie bitte sofort zum Arzt, wenn gleichzeitig heftige Kopfschmerzen, Hörstörungen oder Lähmungserscheinungen auftreten.

Was macht der Arzt?

Er wird zunächst die genaue Ursache der Anfälle ermitteln. Bei Kreislaufproblemen, bei Übelkeit und Erbrechen können Medikamente helfen. Gegen Verspannungen helfen Massagen, Heilgymnastik oder Akupunktur (> Seite 136).

Was Sie selbst tun können

Gymnastik und Übungen für den Kreislauf können Schwindelanfällen vorbeugen. Trinken Sie ausreichend Flüssigkeit. In manchen Fällen können Präparate mit Weißdorn (> Seite 133) oder Ginkgo-Spezialextrakte (> Seite 123) helfen, weil sie die Durchblutung verbessern können.

Tips

- **Mit regelmäßigem Kreislauftraining können Sie Schwindelanfällen vorbeugen.**
- **Legen Sie sich bei einem Anfall hin und lagern Sie die Beine hoch – das verbessert die Durchblutung.**
- **Bitte gehen Sie möglichst bald zum Arzt, wenn das Schwindelgefühl gleichzeitig mit heftigen Kopfschmerzen, Hörstörungen oder Lähmungserscheinungen auftritt.**

Stoffwechselkrankheiten

DIABETES

Beschwerden und ihre Ursachen

Die Zuckerkrankheit (»Diabetes mellitus«) kann in zwei verschiedenen Formen auftreten, die einander zwar in den Beschwerden und Folgeerkrankungen durchaus ähneln, aber höchst unterschiedliche Ursachen haben. Der sogenannte Typ-I-Diabetes oder insulinabhängige Diabetes ist eine Autoimmunerkrankung, die sich meist schon in der Kindheit oder Jugend durch eine gestörte Funktion der Bauchspeicheldrüse zeigt.

Der in den Industrieländern ständig zunehmende Diabetes vom Typ II, der früher oft auch als »Alterszucker« bezeichnet wurde und von dem heute mindestens 5 Prozent der Bevölkerung betroffen sind, wird in vielen Fällen durch Übergewicht verursacht.

Bei der Zuckererkrankung ist der Körper nicht in der Lage, das für den Zuckerstoffwechsel notwendige Insulin selbst ausreichend zu produzieren, oder aber das produzierte Insulin bleibt wirkungslos. Weil die Körperzellen dann den vorhandenen Zucker nicht aufnehmen und verwerten können, ist ein stark erhöhter Blutzuckerspiegel die Folge. Neben dem akuten Risiko eines lebensgefährlichen diabetischen Komas sind ständig überhöhte Blutzuckerwerte gefährlich für die Blutgefäße: Wunden können schlechter heilen, die Arterienverkalkung wird beschleunigt, und damit steigt auch das Risiko von Herz-Kreislauf-Erkrankungen (> Seite 247) und Nierenerkrankungen erheblich. Andere Folgeschäden, die bei beiden Formen des Diabetes häufig auftreten, sind Netzhauterkrankungen bis hin zur Erblindung, Gallen- und Nervenerkrankungen und Amputationen.

Hinweise für eine bestehende Zuckerkrankheit können Durst, große Harnmengen oder ein Gewichtsverlust trotz anhaltendem Heißhunger sein. Aber auch Konzentrationsschwäche, Antriebslosigkeit, trockene Haut und Juckreiz, eine erhöhte Anfälligkeit für Infektionen der Haut und der Geschlechtsorgane, Müdigkeit oder Übelkeit und Erbrechen könnten Hinweise auf eine Diabeteserkrankung sein.

Wann zum Arzt?

Wenn bei Ihnen die typischen Hinweise auf eine Zuckererkrankung auftreten, und besonders, wenn Sie in der Familie bereits Fälle von Diabetes haben, können Sie zunächst Ihren Blutzuckerspiegel mit einem einfachen Teststreifen aus der Apotheke messen. Ist er erhöht, sollten Sie beim Arzt entsprechende Labortests machen, um dann mit ihm gemeinsam die notwendigen Maßnahmen abklären zu können.

Was macht der Arzt?

Der Arzt wird einen Glukosetoleranztest machen, bei dem gemessen wird, wie sehr der Blutzuckerspiegel nach der Zugabe von Zucker ansteigt.

Für eine erfolgreiche Behandlung muß eine genaue Diät eingehalten werden. Ganz verzichten sollten Diabetiker auf weißen Zucker, Süßspeisen und gezuckerte Limonaden. Wieviel von welcher Speise gegessen werden kann, wird mit den sogenannten Broteinheiten (BE) errechnet. Um die Umstellung zur Diät zu erleichtern, werden Diabetikerschulungen angeboten, die bei der Berechnung der Broteinheiten helfen und dafür sorgen, daß das Einhalten der Diät schon bald zur Routine wird.

Erzielt die Diät nicht die erwünschte Wirkung, so helfen Tabletten, die Bauchspeicheldrüse zu einer vermehrten Insulinproduktion anzuregen. Typ-I-Diabetiker, bei denen die körpereigene Insulinproduktion nicht funktioniert, müssen sich das Hormon regelmäßig mit Injektionen zuführen, wobei je nach Wirkungsdauer und Wirkungseintritt verschiedene Insulinkombinationen verwendet werden. Die Anwendung der heute oft gentechnisch hergestellten Präparate wurde durch die Entwicklung der sogenannten Insulin-Pen und die immer bessere Kombination verschiedener Insulintypen erleichtert. In jedem Fall ist es wichtig, daß Betroffene sich streng an die Behandlungs- und Essensvorschriften halten, regelmäßig ihre Blutzuckerwerte selbst überprüfen und unter ständiger ärztlicher Kontrolle bleiben.

Was Sie selbst tun können

Als Diabetiker können Sie durch regelmäßige Kontrollen beim Arzt und

durch ein strenges Einhalten des Behandlungsplanes mögliche Folgeerkrankungen hinauszögern oder verhindern.
Weil Übergewicht eine der wichtigsten Ursachen für Typ-II-Diabetes ist, können Sie der Krankheit vorbeugen, indem Sie auf Ihr Gewicht achten (> Seite 28), wenig Alkohol trinken und rauchen und in jedem Alter Ihren Körper fit halten (> Seite 22). Hat der Arzt Diabetes II diagnostiziert, so ist es auch wichtig, den Herz-Kreislauf in Schwung zu halten. Empfohlen wird, mindestens dreimal in der Woche Bewegung und Sport zu machen. Ein solches Training bewirkt einen Abbau von Traubenzucker im Blut, da ihn die Muskeln benötigen. Eine halbe Stunde vor dem Training sollte man aber unbedingt eine kleine Mahlzeit zu sich nehmen, um Unterzuckerung zu vermeiden.
Das Management der Zuckerkrankheit ist immer ein Balanceakt: Krankheit, zuviel oder zuwenig Essen, eine Veränderung in der Körperaktivität, Reisen oder Streß beeinflussen den Blutzuckerspiegel.

Tips

- **Halten Sie beim Essen einen Fahrplan ein. Essen Sie mindestens dreimal täglich – am besten öfter kleinere Mahlzeiten, verteilt über den Tag. Bleiben Sie konstant in der Nahrungsmenge und der Zeit der Nahrungsaufnahme.**
- **Wenn Sie Insulin oder ein orales Antidiabetikum nehmen, sollten Sie vor dem Schlafengehen noch einen kleine Snack zu sich nehmen.**
- **Konzentrieren Sie sich auf Ballaststoffe. Essen Sie frisches Obst und Gemüse.**
- **Beschränken Sie Nahrungsmittel, die reich an Fett oder Cholesterin sind, auf weniger als 30 Prozent Ihrer täglichen Gesamtkalorienaufnahme.**
- **Zuviel Eiweiß kann Ihre Nieren belasten. Essen Sie lieber nur kleinere Portionen Fleisch, Geflügel oder Fisch.**
- **Vermeiden Sie »leere« Kalorien. Süßigkeiten, Kekse oder Zuckerln sind nicht ganz verboten. Sie haben allerdings nur einen geringen Nährwert und viele Kohlenhydrate.**
- **Trinken Sie Alkohol moderat, am besten leichtes Bier oder trockene Weine, und vergessen Sie nicht, die Broteinheiten zu zählen.**

SCHILDDRÜSENERKRANKUNGEN

Beschwerden und ihre Ursachen

Unter dem Begriff Schilddrüsenerkrankungen wird eine Reihe sehr unterschiedlicher Erkrankungen zusammengefaßt. Sie können durch eine Über- oder Unterfunktion der Schilddrüse bedingt sein, aber auch bei normaler Funktion des Organs auftreten.
Nervosität, innere Unruhe, Herzrasen oder Herzrhythmusstörungen können ebenso ein Hinweise auf eine Überfunktion der Schilddrüse sein wie Gewichtsverlust, Schwäche, Müdigkeit, hervortretende Augen oder feuchte Haut. Wer unter Antriebsschwäche, depressiven Verstimmungen oder einer ausgeprägten Kälteempfindlichkeit

leidet, könnte es mit einer Unterfunktion der Schilddrüse zu tun haben. Besonders bei älteren Menschen ist für Müdigkeit und Abgeschlagenheit häufig eine zu geringe Hormonproduktion der Schilddrüse verantwortlich.
Zu den häufigen Schilddrüsenerkrankungen zählen Knoten. Während »kalte« Knoten gelegentlich auch bösartige Zellen enthalten können, produzieren »heiße« Knoten unkontrolliert Schilddrüsenhormone.
Eine Vergrößerung der Schilddrüse, der sogenannte Kropf, entsteht vor allem durch Jodmangel. Durch die Zugabe von Jod ins Kochsalz tritt der Kropf heute seltener auf als früher. Jugendliche während der Pubertät oder Frauen in der Schwangerschaft sind für eine Vergrößerung der Schilddrüse besonders anfällig.

Wann zum Arzt?

Bei Auftreten der typischen Symptome, die auf eine Fehlfunktion oder Vergrößerung der Schilddrüse hinweisen. Wenn eine Über- oder Unterfunktion der Schilddrüse rechtzeitig behandelt wird, besteht die Chance auf eine Heilung durch Medikamente, ohne daß unbedingt eine Operation erforderlich wird.

Was macht der Arzt?

Der Arzt wird üblicherweise eine Blutuntersuchung und eine Ultraschallaufnahme machen, um die Funktion der Schilddrüse zu überprüfen. Stellt er eine Überfunktion der Schilddrüse fest, so wird er zunächst geeignete Medikamente oder eine Radiojodtherapie empfehlen. Zeigt sich keine Besserung, wird er in vielen Fällen zu einer Operation raten. Bei einer Unterfunktion werden häufig Schilddrüsenhormone verschrieben.
Um Knoten festzustellen, kann der Arzt eine sogenannte Szintigraphie machen, da bei dieser Methode durch ein Kontrastmittel die Knoten sichtbar gemacht werden können. Stellt er dabei einen »kalten« Knoten fest, so muß dieser durch Punktion weiter abgeklärt und bei enthaltenen Krebszellen umgehend operiert werden. Auch »heiße« Knoten werden meistens chirurgisch entfernt.

Was Sie selbst tun können

Wer das Entstehen eines Kropfes vermeiden will, sollte darauf achten, mit Nahrung und Trinkwasser genügend Jod zu sich nehmen.

Tips

- **Bei familiärer Belastung sind einfache Vorsorgeuntersuchungen wie Schilddrüsenhormonuntersuchungen im Blut und bei Verdacht Ultraschall angebracht.**
- **Nehmen Sie mögliche Hinweise auf eine Schilddrüsenerkrankung wie erhöhte Nervosität, starken Gewichtsverlust trotz gesteigertem Appetit, Schwäche, Müdigkeit, Herzklopfen, hervortretende Augen, ein geschwollenes Gesicht oder andauernde Heiserkeit ernst und lassen Sie die Schilddrüsenfunktion untersuchen.**
- **Achten Sie darauf, über Lebensmittel und Trinkwasser genügend Jod zu sich zu nehmen.**

STÖRUNGEN DES FETTSTOFF-WECHSELS

Beschwerden und ihre Ursachen

Störungen des Fettstoffwechsels machen sich vor allem durch eine hohe Konzentration von Blutfetten, also bestimmten Cholesterinteilen und Triglyzeriden, bemerkbar. Genetische Ursachen oder hormonelle Störungen können bei solchen Fettstoffwechselerkrankungen ebenso eine Rolle spielen wie eine fettlastige und ballaststoffarme Ernährung, mangelnde Bewegung und Fitneß und eine dauernde Streßbelastung.

Ab welcher Höhe der Cholesterinspiegel im menschlichen Blut zum Risikofaktor für Arterienverkalkung und Infarkte wird, ist in der Medizin nach wie vor umstritten. Im Körper zirkuliert ein »böses« LDL (Low Density Lipoproteine) und ein »gutes« HDL (High Density Lipoproteine). HDL ist unter anderem für den Abtransport unerwünschter Blutfette (wie LDL) zuständig – je mehr jemand davon hat, desto besser. Denn das LDL setzt sich in den Blutgefäßen ab, führt zu Arterienverkalkung und kann schließlich den Verschluß eines Gefäßes und damit einen Infarkt (> Seite 251) verursachen.

Wieviel ist zuviel?

Ein mögliches Gesundheitsrisiko ergibt sich aus dem Verhältnis der Cholesterinfraktionen zueinander. Der Quotient aus Gesamtcholesterin und HDL sollte im Idealfall unter 4 liegen. Beträgt etwa das Gesamtcholesterin 240 Milligramm pro Deziliter Blutserum, so relativiert sich dieser erhöhte Wert, wenn das HDL bei 60 liegt. Wird 240 durch 60 dividiert, so ergibt sich ein Quotient von 4 und damit ein durchaus noch akzeptables Ergebnis. Ein Gesamtcholesterin von 200 – vielfach als ideal angesehen – wird demnach dann problematisch, wenn der HDL-Anteil z. B. 30 beträgt. Denn 200 dividiert durch 30 ergibt 6,66 und damit einen zu hohen Wert.

Wann zum Arzt?

Hinweise darauf, ob Ihre Blutfettwerte in einem riskanten Bereich liegen, geben Ihnen Blutuntersuchungen, die Sie regelmäßig durchführen lassen sollten (> Seite 81).

Was macht der Arzt?

Ob ein individueller Cholesterinwert weiter untersucht und gegebenenfalls mit Hilfe von geeigneten Medikamenten, den sogenannten Lipidsenkern, korrigiert werden sollte, muß im Einzelfall mit dem behandelnden Arzt besprochen werden.

Häufig genügt bei ungünstigen Cholesterinwerten als Therapie schon eine

Alter	normal	Risiko	hohes Risiko
< 20 Jahre: Cholesterin	< 160	160–190	> 190
< 20 Jahre: LDL-Cholesterin	< 100	100–130	> 130
> 20 Jahre: Cholesterin	< 200	200–250	> 250
> 20 Jahre: LDL-Cholesterin	< 130	130–160	> 160
Triglyzeride	< 150	> 200	
HDL-Cholesterin	> 40	< 40	

Österreichischer Cholesterin-Konsensus 1995; Werte in Milligramm/Deziliter

Änderung des Lebensstils: Vor allem sollte der Zigarettenkonsum drastisch eingeschränkt werden und dafür Ausdauersport wie Radfahren, Laufen, schnelles Gehen oder Schwimmen betrieben werden. Die Faustregel für dieses Herz-Kreislauf-Training: drei Mal wöchentlich etwa eine halbe Stunde. Möglicherweise wird Ihnen Ihr Arzt eine Ernährungsumstellung in Richtung wenig Fett, wenig Fleisch und dafür viel Obst, Gemüse und Getreide empfehlen.
Erst wenn Lebensstiländerungen allein nach einigen Wochen keine Erfolge bringen, wird der Arzt in vielen Fällen zusätzlich Lipidsenker verschreiben.

Was Sie selbst tun können

Versuchen Sie, ihren Lebensstil umzustellen und abzunehmen (> Seite 28). In welchem Ausmaß eine Ernährungsumstellung den Blutfett-Spiegel senken kann, schwankt individuell. Empfehlenswert sind jedenfalls Obst und Gemüse, Kartoffeln, Hülsenfrüchte sowie Milch und Milchprodukte. Daneben können auch geringere Mengen mageres Fleisch, Fisch und Eier gegessen werden.
Sie können auch pflanzliche Präparate mit blutfettsenkender Wirkung einnehmen, z. B. aus Artischocke, Knoblauch, Weinlaub, Flohsamen, Heidelbeeren, aber auch Präparate mit Omega-3-Fettsäuren. Außerdem gibt es Hinweise, daß verschiedene Vitamine und Spurenelemente den Blutfett-Spiegel positiv beeinflussen können, z. B. die Vitamine B5 und E sowie Chrom und Selen.

Tips

- **Verringern Sie Ihr Körpergewicht, indem Sie die Kalorienzufuhr reduzieren und die körperliche Aktivität steigern.**
- **Verringern Sie Ihre täglich Fettaufnahme. Maximal ein Drittel des gegessenen Fetts sollten gesättigte Fettsäuren sein. Lesen Sie auf den Verpackungen genau, wie die Lebensmittel zusammengesetzt sind. Über die Nahrung sollten Sie nicht mehr als 300 mg Cholesterin täglich zuführen.**
- **Vermeiden Sie fette Milchprodukte (Käse mit mehr als 30 % F. i. T., Butter), tierische Fette, Schalentiere, Aal, Karpfen, fette Saucen oder Cremen und Fleisch- oder Wurstwaren aus Leber, Innereien oder Zunge. Reduzieren Sie die Aufnahme von rotem Fleisch. Essen Sie maximal zwei Eidotter pro Woche.**
- **Essen Sie mehr Vollkornprodukte, Obst und Gemüse.**

METABOLISCHES SYNDROM

Beschwerden und ihre Ursachen

Bis zu 30 Prozent der Bevölkerung in den westlichen Industrieländern sind an Beschwerden erkrankt, das ebenso gefährlich wie weithin unbekannt sind. Unter dem Begriff Metabolisches Syndrom wird ein Bündel von Stoffwechselstörungen verstanden: Übergewicht in Form der sogenannten Bauchfettsucht, Bluthochdruck ohne erkennbare körperliche Ursache, hohe Blutfettwerte ausgelöst durch falsche Ernährung oder genetische Veranla-

gung und häufig auch überhöhte Harnsäurewerte.
Besonders gefährlich kann es werden, wenn die für das Metabolische Syndrom charakteristischen Symptome kombiniert auftreten. Denn die Risiken addieren sich nicht, sie vervielfachen sich. Die Spätschäden können dramatisch sein, am Endpunkt kann z. B. ein Schlaganfall oder Herzinfarkt, der Verlust eines oder beider Beine durch Schädigung der entferntesten Gefäßstromgebiete oder Blindheit stehen. Das »tödliche Quartett« stellt neben dem Rauchen die wichtigste Ursache für Arteriosklerose dar – und damit für die Todesursache Nummer eins in der westlichen Welt.
Das Metabolische Syndrom wurde auch als mögliche Vorstufe zum Diabetes II, der sogenannten nicht insulinabhängigen Form der »Zuckerkrankheit« (»Altersdiabetes«), erkannt (> Seite 258). Die Zuckerwerte können dabei jahrelang erhöht sein, aber unter der Diabetes-Grenze liegen und sich früher oder später aufschaukeln.

Wann zum Arzt?

Hinweise auf ein Metabolisches Syndrom geben Blut- und Harnuntersuchungen, die Sie routinemäßig bei Ihrer Gesundenuntersuchung durchführen lassen sollten (> Seite 81).

Was macht der Arzt?

Als Therapie genügt es häufig, das Gewicht zu reduzieren, regelmäßig Bewegung zu machen und notfalls das Rauchen einzuschränken oder aufzugeben, um völlig zu gesunden. Wenn trotz einer Änderung des Lebensstils keine Besserung eintritt, können Blutfett, Blutdruck, Harnsäure und Blutzucker mit geeigneten Medikamenten gesenkt werden. Möglicherweise wird Ihnen Ihr Arzt eine Ernährungsumstellung in Richtung wenig Fett, wenig Fleisch und dafür viel Obst, Gemüse und Getreide empfehlen.

Was Sie selbst tun können

Versuchen Sie, Ihren Lebensstil etwas umzustellen und abzunehmen (> Seite 28). Die verminderte Nahrungszufuhr erlaubt es Ihrem Organismus, die Insulinwirkung zu steigern, gleichzeitig kommt es gewöhnlich zu einer positiven Beeinflussung des Bluthochdrucks, der Blutfettwerte und der Harnsäurewerte.
Sinnvoll sind eine Ernährung mit pflanzlichem Schwerpunkt und moderater Alkohol- und Nikotinkonsum. Sie können auch pflanzliche Präparate mit blutfettsenkender Wirkung einnehmen, z. B. aus Artischocke, Knoblauch oder Weinlaub, aber auch Präparate mit Omega-3-Fettsäuren. Gegen überhöhte Harnsäurewerte können Sie basisch-alkalische Mineralwässer und basische Heilkräutertees mit Fenchel, Anis, Kümmel, Melisse oder Hopfen probieren.
Bewegung wie z. B. Heimradfahren, Schwimmen oder Joggen – allerdings regelmäßig etwa dreimal pro Woche zwischen zehn Minuten und einer halben Stunde – kann Ihre Blutfettwerte günstig beeinflussen.

Tips

- Lassen Sie regelmäßig Ihre Blutdruck-, Blutfett-, Blutzucker- und Harnsäurewerte messen und nehmen Sie überhöhte Werte ernst.
- Machen Sie regelmäßig Bewegung, schränken Sie Ihren Alkohol- und Nikotinkonsum ein und stellen Sie Ihre Ernährung um: Viel frisches Obst und Gemüse und eine starke Einschränkung fetter Nahrungsmittel helfen Ihnen, die ungünstigen und riskanten Faktoren zu senken.
- Führt eine Umstellung Ihres Lebensstils nicht zum gewünschten Erfolg, können Sie auch zu Medikamenten greifen, die Ihre Blutdruck-, Blutfett-, Blutzucker- und Harnsäurewerte senken helfen.

Beschwerden des Verdauungsapparates

ANALFISSUREN

Beschwerden und ihre Ursachen

Analfissuren sind plötzlich auftretende, längliche Risse der Afterschleimhaut. Derartige Verletzungen kommen recht häufig vor und werden in den meisten Fällen von zu hartem Stuhl hervorgerufen, aber auch von unvorsichtig praktiziertem Anal-Sex. Fissuren führen zu hellroten, oft spritzenden Blutungen und verursachen starke – häufig kaum erträgliche – und schneidende Schmerzen. Kommt der Riß immer wieder in Kontakt mit dem Stuhl, kann das zu hartnäckigen Infektionen führen.

Wann zum Arzt?

Wenn Sie Blut im Stuhl oder auf dem Toilettenpapier feststellen, sowie bei starken Schmerzen in der Analregion.

Was macht der Arzt?

Er kann mit speziellen Untersuchungsmethoden die Ursache der Blutungen feststellen. Diese können der Ausdruck unterschiedlicher Krankheiten sein und unter Umständen auch durch Darmkrebs verursacht werden. Wer unter starken Schmerzen leidet, kann seinen Arzt vor der Untersuchung um eine lokale Betäubung – eine Lokalanästhesie – bitten.
Zur Behandlung von Analfissuren können Medikamente mit entzündungshemmenden und/oder schmerzstillenden Substanzen eingesetzt werden. Chirurgische Eingriffe sind nur bei sehr hartnäckigen Analfissuren notwendig.

Was Sie selbst tun können

Ballaststoffreiche Ernährung sowie die Aufnahme von viel Flüssigkeit zwi-

schen den Mahlzeiten sorgen für einen regelmäßigen und weichen Stuhl und schützen dadurch bis zu einem gewissen Grad vor Analfissuren. Sehr wichtig ist größtmögliche Sauberkeit.
Lauwarme Sitzbäder, denen ein Tee aus pflanzlichen Arzneien wie Hamamelis (> Seite 124), Kamille (> Seite 126) oder Eichenrinde (> Seite 121) beigegeben wird, können die Schmerzen lindern. Am besten ist es, nach dem Stuhlgang ein 10 bis 15 Minuten dauerndes Sitzbad mit diesen Zusätzen zu nehmen.

Tips

- **Bei starken Analschmerzen oder Blutungen helfen Eispackungen oder Eiswürfel.**
- **Vorübergehend können rezeptfreie lokal betäubende Salben die Schmerzen lindern.**
- **Versuchen Sie Ballaststoffzusätze aus der Apotheke, um den Stuhl weich und regelmäßig zu halten.**

APPETITLOSIGKEIT

Beschwerden und ihre Ursachen

Unlustgefühle beim Essen oder das fehlende Bedürfnis nach Nahrungsaufnahme können verschiedene Ursachen haben. Z. B.

- Allgemeinerkrankungen wie Erkältungskrankheiten (> Seite 185);
- seelische Probleme (> Seite 172);
- Alkohol-, Nikotin- und Drogenmißbrauch (> Seite 172);
- Verstopfung (> Seite 277);
- Entzündungen der Gallenblase oder der Bauchspeicheldrüse;
- Entzündungen der Magenschleimhaut (> Seite 271);
- Magen- und Zwölffingerdarmgeschwüre (> Seite 271);
- Magenkrebs;
- Gelbsucht (> Seite 274).

Wann zum Arzt?

Wenn die Appetitlosigkeit länger anhält, wenn sie von körperlichen Schmerzen begleitet wird oder wenn der Verdacht auf eine organische Ursache besteht. Immer, wenn Sie Blut im Stuhl feststellen.

Was macht der Arzt?

Er wird versuchen, die exakten Gründe der Appetitlosigkeit herauszufinden und gezielt zu behandeln. Sobald die auslösende Krankheit erfolgreich behandelt wurde, kehrt meistens auch der Appetit wieder.
Manchmal werden auch Arzneimittel verschrieben, die den Appetit anregen sollen, darunter einige bitter schmeckende pflanzliche Präparate. Außerdem stehen auch homöopathische Arzneien zur Verfügung (> Seite 142). Zur Unterstützung der Behandlung kann der Arzt auch eine Akupressur (> Seite 137) oder Akupunktur (> Seite 136) empfehlen.

Was Sie selbst tun können

Gezielte Ernährungstherapien sollen durch besonders schmackhafte, gut gewürzte Speisen den Appetit anregen (> Gewürze, Seite 39). Essen Sie ausgewogen, nehmen Sie genügend Ballaststoffe zu sich und trinken Sie ausreichend. Anis (> Seite 118), Enzianwurzel (> Seite 122) oder Korian-

der (> Seite 126) können den Appetit anregen.
Ist Ihre Appetitlosigkeit auf Streß zurückzuführen, können auch Entspannungstechniken wie das Autogene Training, die Muskelentspannung nach Jacobson oder Biofeedback hilfreich sein (> Seite 147).

Tips

- **Länger dauernde Appetitlosigkeit sollten Sie von Ihrem Arzt abklären lassen.**
- **Probieren Sie es mit Speisen, auf die Sie den größten »Gusto« haben.**
- **Verzichten Sie möglichst auf Alkohol und Nikotin.**
- **Versuchen Sie, streßbedingte Gewohnheiten zu ändern, die Ihnen den Appetit verderben.**

BLÄHUNGEN

Beschwerden und ihre Ursachen

Als Blähungen oder Meteorismus bezeichnet man einen erhöhten Gasgehalt in Magen und Darm. Zu den Symptomen zählen ein unangenehmes Völlegefühl, Luftaufstoßen, gurgelnde Darmgeräusche sowie der Abgang von Darmgasen (»Flatulenz«). Mögliche Ursachen können blähende Nahrungsmittel sein, das vermehrte Schlucken von Luft, Verstopfung (> Seite 277), Darmverschluß, Milchzucker-Unverträglichkeit, eine Gastritis (> Seite 271), Erkrankungen der Bauchspeicheldrüse oder ein Pilzbefall des Magen-Darm-Traktes.

Wann zum Arzt?

Wenn die Blähungen plötzlich auftreten, schmerzhaft sind und kein Stuhlgang mehr möglich ist oder wenn sie sich nach einigen Tagen nicht bessern. Immer, wenn Sie Blut im Stuhl feststellen.

Was macht der Arzt?

Er wird versuchen, die exakten Ursachen der Beschwerden herauszufinden: durch Laboruntersuchungen, Magenspiegelung oder Ultraschall. In besonders hartnäckigen Fällen können auch sogenannte Entschäumer zur Gasbindung verschrieben werden.
Auch eine gezielt auf den jeweiligen Patienten abgestimmte Ernährungstherapie, eine physikalische Therapie, eine Reflextherapie wie z. B. die Akupressur (> Seite 137) oder Entspannungstechniken (> Seite 147) können helfen.

Was Sie selbst tun können

Wer zu Blähungen neigt, sollte langsam essen und gut kauen, um nicht zuviel Luft zu schlucken. Den im Darm angesammelten Gasen sollte freier Lauf gelassen werden. Verzichten Sie auf stark blähende Nahrungsmittel: z. B. Kohl, Bohnen, Erbsen, Rosinen, Knoblauch, Bananen, Milch und Milchprodukte, Zwiebeln, Linsen, Radieschen, Rettich, Karfiol, Sauerkraut, Zwetschken, Marillen, Weizenmehl, Weizenkleie und künstliche Süßstoffe. Trinken Sie möglichst wenig kohlensäurehaltige Getränke und Kaffee.
Hilfreich ist auch die Verwendung von blähungshemmenden Gewürzen wie Anis (> Seite 118), Fenchel (> Seite 122) oder Kümmel (> Seite 127). Das Kauen eines halben Teelöffels Küm-

melsamen vor dem Essen blähender Gerichte kann bewirken, daß weniger Darmgase entstehen.

Tips

- **Meiden oder reduzieren Sie fettreiche Nahrungsmittel.**
- **Meiden Sie das Kauen von Kaugummi oder harten Gummisüßigkeiten.**
- **Reduzieren Sie kohlensäurehältige Getränke und Bier.**
- **Verwenden Sie rezeptfreie Entschäumer, die Simethicone enthalten.**
- **Führen Sie ein Ernährungstagebuch, um jene Nahrungsmittel zu identifizieren, die Sie am meisten blähen.**

DURCHFALL

Beschwerden und ihre Ursachen

Wenn der Stuhl mehr als dreimal täglich entleert werden muß und dünnflüssig-wäßrig ist, liegt eine Durchfallserkrankung vor. Diese unangenehme Erkrankung betrifft Erwachsene im Schnitt zwei- bis viermal im Jahr und wird häufig von Bauchkrämpfen begleitet. Es gibt viele Ursachen, von denen die meisten harmlos sind. Meistens ist Durchfall ein Anzeichen für eine virale Infektion des Darmes. Durchfall kann aber auch durch Allgemeinerkrankungen wie Erkältungen oder Grippe, bestimmte Medikamente (Antibiotika), künstliche Süßstoffe, Streß oder psychische Probleme ausgelöst werden. Wiederholter Durchfall in Verbindung mit Völlegefühl, Blähungen oder Übelkeit kann auch auf eine chronische Infektion, chronisch-entzündliche Darmerkrankungen (Morbus Crohn, Colitis) oder ein Reizdarm-Syndrom hinweisen. Auch Bakterien und Parasiten sind mögliche Auslöser und mit Blutbeimengungen und/oder hohem Fieber verbunden.
Häufig macht er sich auch bei Ernährungsumstellungen – etwa im Urlaub oder auf Reisen – bemerkbar.

Wann zum Arzt?

Wenn der Durchfall länger als drei Tage anhält: er kann nämlich auch ein Symptom schwerer Erkrankungen sein. Dies gilt vor allem dann, wenn zugleich hohes Fieber und starkes Erbrechen auftreten oder Spuren von Blut, Eiter oder Schleim im Stuhl zu sehen sind.

Was macht der Arzt?

Durch eine Blut- und Stuhl-Analyse kann nachgewiesen werden, ob der Durchfall durch eine Bakterien- oder Vireninfektion ausgelöst wurde. Mit Hilfe spezieller Untersuchungsmethoden kann der Internist andere Beschwerden des Verdauungsapparates, etwa Magenerkrankungen oder Dickdarmkrebs, ausschließen.
Neben der Behandlung der Erkrankung, die den Durchfall verursacht hat, können auch sogenannte Rehydrationslösungen verordnet werden, um Flüssigkeits- und Elektrolytverluste auszugleichen. Manchmal werden auch Antibiotika oder Arzneien, welche die Darmtätigkeit verringern, zur Behandlung eingesetzt.
Eventuell empfiehlt der Arzt auch homöopathische Arzneien (> Seite 142) oder eine geeignete Ernährungstherapie, z. B. kurzfristiges Heilfasten (> Seite 110).

Was Sie selbst tun können

In Ländern, in denen Reisedurchfall verbreitet ist, sollten Sie kein Leitungswasser trinken und z. B. nur durchgebratenes Fleisch und gares Gemüse essen. Die Amerikaner bringen die Ernährungsrichtlinien für hygienisch problematische Regionen so auf den Punkt: »Koch es, schäl es oder vergiß es!«

Essen Sie bei akutem Durchfall nur leicht verdauliche Speisen wie Suppe, Zwieback und Reis. Trinken Sie möglichst viel. Am besten sind Kamillentee, stilles Mineralwasser oder auch abgekochtes Leitungswasser mit etwas Salz. Pro Kilogramm Körpergewicht und Tag sollten 50 Milliliter Flüssigkeit aufgenommen werden, also beispielsweise bei einem Gewicht von 60 Kilogramm drei Liter.

Akuter Durchfall läßt sich häufig durch Kaffeekohle (> Seite 126) etwas lindern.

Tips

- **Vermeiden Sie während des Durchfalls für einige Tage Milchprodukte, fettreiche Nahrung, frisches Obst, Koffein und Nikotin.**
- **Suchen Sie sofort den Arzt auf, wenn Sie »austrocknen« (exzessiever Durst, trockener Mund, geringe oder keine Harnmengen, starke Schwäche, Schwindel, Kopfschmerzen), bei blutigem Stuhl oder Temperatur über 39 °C.**
- **Rezeptfreie durchfallhemmende Medikamente lindern den Durchfall, beschleunigen aber nicht den Heilungsprozeß.**

ERBRECHEN

Beschwerden und ihre Ursachen

Erbrechen und Übelkeit sind häufige, unangenehme, oft aber harmlose Symptome verschiedener Krankheiten. Tritt Erbrechen chronisch auf, kann es auf schwere körperliche Beschwerden hinweisen.

Die Ursachen für Erbrechen und Übelkeit können eine Virusinfektion (»Gastroenteritis«), eine Gastritis, aber auch psychische Probleme, eine Schwangerschaft oder mit Keimen belastete Nahrung in Urlaubsländern (> Reisedurchfall, Seite 58) sein. Außerdem zählt Erbrechen auch zu den Nebenwirkungen der Medikamente einer Chemotherapie.

Wann zum Arzt?

Ein Arztbesuch ist notwendig,

- wenn Sie 24 Stunden keine Flüssigkeit aufnehmen können;
- wenn Sie über 2 bis 3 Tage immer wieder erbrechen;
- wenn es zudem zu Bewußtseinstrübungen kommt;
- wenn zugleich heftige Schmerzen, hohes Fieber oder heftiger Schwindel auftreten oder
- wenn Blut erbrochen wird.

Was macht der Arzt?

Er wird versuchen, etwaige Erkrankungen festzustellen, die das Erbrechen auslösen, und zur Linderung der akuten Beschwerden Medikamente gegen den Brechreiz verordnen.

Eventuell empfiehlt Ihr Arzt zur Vorbeugung oder Behandlung auch eine Akupressur (> Seite 137), eine Akupunktur (> Seite 136) oder eine Reflextherapie (> Seite 145) wie etwa eine Bindegewebsmassage oder eine Eismassage. Bei chronischem Erbrechen, das möglicherweise eine psychische Ursache hat, können psycho- oder verhaltenstherapeutische Maßnahmen (> Seite 150) oder eine Entspannungstechnik (> Seite 147) hilfreich sein.

Was Sie selbst tun können

Gegen den Flüssigkeits- und Salzverlust gelten Cola und Soletti oder etwas allgemeiner: ein zuckerhaltiges Getränk und Salzgebäck als bewährtes Hausmittel. Es gibt auch rezeptfreie brechreizmildernde Medikamente.
Gegen Brechreiz, auch wenn er im Rahmen der sogenannten See- oder Reisekrankheit auftritt, ist in vielen Fällen Ingwer (> Seite 125) wirksam.

Tips

- **Essen und trinken Sie nach dem Erbrechen für einige Stunden nichts, bis sich Ihr Magen wieder beruhigt hat.**
- **Versuchen Sie anschließend Eiswürfel zu lutschen, schluckweise schwachen Tee oder klare Sodagetränke oder coffeinfreie Sport- oder Elektrolytgetränke zu trinken, um die Austrocknung zu vermeiden.**
- **Trinken Sie 8 bis 16 Glas Flüssigkeit pro Tag in kleinen Schlucken.**
- **Vermeiden Sie für einige Tage Milchprodukte, Koffein, Alkohol, Nikotin, fette Nahrung oder frisches Obst.**

GALLENSTEINE

Beschwerden und ihre Ursachen

Ungefähr jeder zehnte Österreicher hat Gallensteine oder wird welche bekommen. Gallensteine werden durch Stoffwechselstörungen in der Leber verursacht, die dazu führen können, daß in der Galle aus Cholesterin oder Kalzium Steine entstehen. Ihre Größe kann von der eines Sandkornes (Gallengrieß) bis hin zu der von Kieselsteinen reichen. Oft treten über längere Zeit gar keine Beschwerden, nur gelegentliche Übelkeit oder nicht näher bestimmbare Schmerzen – meist nach dem Essen – im Oberbauch auf. Werden jedoch die Gallengänge verlegt, kommt es zu einer Kolik mit heftigen, teilweise kaum erträglichen Krämpfen, Erbrechen, Schwindel und oft auch Fieber.
Die wichtigsten Risikofaktoren für Gallensteine sind falsche Ernährung, Übergewicht bzw. Stoffwechselstörungen der Leber, die Einnahme von Östrogenen (»Pille«) und eine Schwangerschaft.

Wann zum Arzt?

Wenn es wiederholt zu Koliken kommt oder hohes Fieber oder Gelbsucht auftreten.

Was macht der Arzt?

Er wird versuchen, die Ursache einer Kolik zu bestimmen, und eventuell eine krampflösende und schmerzstillende Spritze geben. Zur genaueren Diagnose können Ultraschall oder eine spezielle Röntgen-Kontrastdarstellung benutzt werden.
In bestimmten Fällen lassen sich die Steine mit Schallwellen zertrümmern,

möglicherweise ist aber ein chirurgischer Eingriff mittels »Knopflochchirurgie« (laparoskopische Gallenblasenentfernung) notwendig.
Zur Linderung der Schmerzen wird Ihr Arzt vielleicht auch eine Akupressur (> Seite 137), eine Akupunktur (> Seite 136), physikalische Therapien oder Reflextherapien wie z. B. Reflexmassagen (> Seite 145), Fußreflexzonenmassage oder Reizstrom-Behandlungen (> Seite 145) empfehlen.

Was Sie selbst tun können

Vorbeugend empfiehlt es sich, Übergewicht zu vermeiden oder abzubauen und auf eine vollwertige Kost zu achten. Als Heilpflanzen sind bei Beschwerden des Gallentraktes unter anderem Artischocke (> Seite 119), Belladonna (> Seite 119) oder Pfefferminz (> Seite 129) gebräuchlich.
Chronische und akute Schmerzen können Sie eventuell auch durch das Auflegen einer Wärmflasche etwas lindern.

Tips

- **Das Gallensteinrisiko ist bei Übergewicht, nach extrem raschen Abmagerungskuren oder bei familiärer Belastung erhöht.**
- **Vermeiden Sie schwere Fette und herausgebackene Speisen.**
- **Suchen Sie sofort ärztliche Hilfe, wenn Sie während einer Attacke Fieber oder eine Gelbfärbung der Augen oder der Haut bemerken.**

GASTRITIS, MAGEN- UND ZWÖLFFINGERDARM-GESCHWÜRE, REIZDARM

Beschwerden und ihre Ursachen

Gastritis ist ein Sammelbegriff für verschiedene akute und chronische Entzündungen der Magenschleimhaut. Eine Gastritis kann auch zu Geschwüren oder Wunden in der Wand des Magens oder des Zwölffingerdarms führen. Die Beschwerden sind bei diesen Krankheitsbildern ähnlich: stechende oder drückende Schmerzen im Bereich des Magens, Blähungen, saures Aufstoßen, Völlegefühl oder Appetitlosigkeit. In manchen Fällen können auch Erbrechen oder Blutungen auftreten. Bei Zwölffingerdarmgeschwüren sind sogenannte Nüchtern- oder Hungerschmerzen typisch, die nur bei leerem Magen auftreten.
Wichtige Faktoren, die Gastritis, Magen- und Zwölffingerdarmgeschwüre verursachen können, sind ungesunde Eß- und unregelmäßige Lebensgewohnheiten, Rauchen, übermäßiger Alkohol- oder Kaffee-Konsum, aber auch Streß und andere psychische Belastungen. Auch Medikamente wie bestimmte Schmerz- oder Rheumamittel können den Magen reizen.
Als verbreitete Ursache für Gastritis, Magen- und Zwölffingerdarmgeschwüre gilt heute das winzige Bakterium Helicobacter pylori, das die schützende Schleimhaut schädigt.
Das sogenannte Reizdarm-Syndrom tritt in der Form eines Bündels von Beschwerden auf: Bauchschmerzen, die auch krampfartig sein können, Völlegefühl, Blähungen sowie Durchfall und Verstopfung, die oft abwechselnd auftreten. Es wird häufig in Zusammenhang mit Streß oder belastenden psychischen Problemen gesehen, die

sich »auf den Magen schlagen«. Ein »Reizmagen« (»Nicht ulzeröse Dyspepsie«) wird meist dann diagnostiziert, wenn keine körperlichen Ursachen der Beschwerden gefunden werden können.

Wann zum Arzt?

Wenn wiederholt Beschwerden im Magenbereich auftreten oder länger anhalten, sowie bei krampf- oder kolikartigen Schmerzen und Erbrechen. Immer, wenn Sie Blut im Stuhl oder im Erbrochenen feststellen.

Was macht der Arzt?

Er wird versuchen, die Ursachen der Beschwerden im Magenbereich herauszufinden. Das kann zunächst durch Befragung und Untersuchung des Patienten erfolgen sowie durch eine Röntgen-Untersuchung. Für eine exakte Diagnose kann es notwendig sein, eine Magenspiegelung durchzuführen. Dabei wird ein dünner Schlauch mit einer Mini-Kamera durch den Mund- und Rachenraum in den Darm geschoben. Vorher wird meist eine Beruhigungsspritze gegeben und mittels eines Sprays in den Rachenraum der Brechreflex gelindert.
Sollte das Helicobacter-pylori-Bakterium entdeckt werden, wird es mit Antibiotikakombinationen bekämpft. Operationen sind bei gutartigen Magengeschwüren meist nur noch bei schweren Komplikationen erforderlich, etwa bei Blutungen.
Gegen Gastritis, Zwölffingerdarmgeschwüre und das Reizdarmsyndrom sind in den meisten Fällen Medikamente sinnvoll, die das Entstehen von zuviel Magensäure verhindern oder überschüssige Magensäure binden (»Antacida«). Sie lindern damit Sodbrennen (> Seite 276) und die typischen unangenehm brennenden Schmerzen. Bei Gastritis und Magengeschwüren sind nur Präparate sinnvoll, die Magensäure ausreichend lange binden können. Säurebindende Mittel können allerdings die Wirkung anderer Arzneimittel vermindern. Sollten Sie Medikamente einnehmen, so halten Sie bitte vor der Einnahme eines Antacidums Rücksprache mit Ihrem Arzt.
Vielleicht empfiehlt Ihr Arzt bei chronischen Beschwerden im Magen-Darm-Bereich auch eine Akupressur (> Seite 137), eine Akupunktur (> Seite 136), Entspannungstechniken (> Seite 147) oder Streß-Management. Sinnvoll kann auch eine psycho- und verhaltenstherapeutische Methode (> Seite 150) sein: besonders dann, wenn die Beschwerden im Zusammenhang mit psychischen Belastungen auftreten.

Was Sie selbst tun können

Zur Vorbeugung gegen Beschwerden empfiehlt sich für Menschen mit empfindlichem Magen der Verzicht auf üppige Mahlzeiten. Essen Sie lieber mehrere kleine Portionen und – falls Sie das gut vertragen – ballaststoffreiche Kost mit viel Obst und Gemüse. Allzu fette Speisen sollten ebenso wie übermäßig Kaffee, Speiseeis und Hülsenfrüchte gemieden werden. Konsumieren Sie am besten auf nüchternen Magen keinen Kaffee, nichts Süßes, nichts Heißes und nichts Eiskaltes. Als pflanzliche Heilmittel gegen Gastritis werden unter anderem Kamillenblüten (> Seite 126) und Melissenblätter (> Seite 128) angewendet. Gegen Magen- und Zwölffingerdarmgeschwüre sind auch Belladonnablätter und -wurzeln (> Seite 119) gebräuchlich. Leichte Magenbeschwerden können Sie auch mit Leinsamen (> Seite 127) oder Tee aus Malvenblüten (> Seite 127) lindern.

Tips

- **Besonders schlecht für den Magen sind Nikotin, Alkohol, eiskalte und stark kohlensäurehältige Getränke.**
- **Säurehemmer (»Antacida«) auf der Basis von Magnesium können Durchfälle, solche mit Kalzium oder Aluminium als Basis können Verstopfung auslösen.**
- **Verwenden Sie Schmerzmittel, die Acetaminophen enthalten. Vermeiden Sie Acetylsalicylsäure, Ibuprofen, Ketoprofen und Naproxen. Sie können eine Gastritis verursachen oder verschlechtern.**

HÄMORRHOIDAL-LEIDEN

Beschwerden und ihre Ursachen

Mehr als zwei Drittel der Bevölkerung werden irgendwann in ihrem Leben zumindest einmal von Beschwerden im Analbereich geplagt. Hämorrhoidal-Leiden sind verschieden stark ausgeprägte, knotenförmige Erweiterungen im Bereich der Venen und Arterien von Mastdarm und After. Sie verursachen oft Schmerzen und Juckreiz, können aber auch zu verschieden starken Blutungen, Entzündungen, Druckgefühl, Schleimabsonderungen und zu einem Vorfall (»Prolaps«) der betroffenen Darmabschnitte führen.

Wann zum Arzt?

Bei Blutungen möglichst schnell. Blutungen aus dem Mastdarm können auch schwerwiegende Ursachen wie z. B. Krebs haben. Wenn Sie immer wieder von Hämorrhoidal-Leiden mit Juckreiz und Schmerzen betroffen sind, sollten Sie mindestens einmal jährlich zum Arzt gehen.

Was macht der Arzt?

Er wird bei Blutungen zunächst feststellen, ob diese tatsächlich durch ein Hämorrhoidal-Leiden verursacht werden. Falls eine medikamentöse Behandlung nicht erfolgreich ist, kann der Arzt Hämorrhoidal-Knoten auch mit speziellen Gummibändern abbinden oder mit Rotlicht oder chemischen Medikamenten veröden. Ein chirurgischer Eingriff ist nur bei sehr schweren Hämorrhoidal-Leiden nötig.

Was Sie selbst tun können

Mit regelmäßiger Bewegung und ballaststoffreicher Ernährung mit viel Obst und Gemüse und 8 bis 10 Gläsern Flüssigkeit pro Tag kann diesem Leiden vorgebeugt werden. Besonders wichtig ist eine penible Analhygiene: Reinigen Sie sich möglichst nach jedem Stuhlgang mit warmem Wasser und einem weichen Baumwolltuch und verzichten Sie dabei auf Seife.
Sitzbäder (> Seite 105) und kalte Waschungen können die Durchblutung fördern. Lauwarme Sitzbäder, denen ein Tee wie beispielsweise Hamamelis (> Seite 124), Kamille (> Seite 126) oder Eichenrinde (> Seite 121) beigegeben wird, können die Entzündung lindern und den Juckreiz stillen.

Tips

- **Bleiben Sie aktiv, machen Sie viel Bewegung. Wenn Sie bei der Arbeit oder zu Hause viel sitzen oder für lange Zeit stehen müssen, unterbrechen Sie die Arbeit und machen sie immer wieder ein paar Schritte.**
- **Vermeiden Sie zu starkes Pressen während des Stuhlgangs oder zu langes Sitzen auf der Toilette.**
- **Bei starken Blutungen oder Schmerzen im Analbereich verwenden Sie Eiswürfel oder Eispackungen.**
- **Vermeiden Sie scharf gewürzte Speisen.**

HEPATITIS (GELBSUCHT)

Beschwerden und ihre Ursachen

Umgangssprachlich wird die Leberentzündung oder Hepatitis auch Gelbsucht genannt. Diese typische dunkelgelbe bis bräunliche Verfärbung der Haut und der Augen ist jedoch nur bei etwa 40 Prozent der Hepatitis-Kranken zu bemerken. Weitere Beschwerden bei einer Hepatitis ähneln zu Beginn einer Grippe, erste Anzeichen können auch Druckschmerzen unter dem rechten Rippenbogen sein.

Die häufigste Ursache sind Infektionen mit Viren, von denen bisher die Typen A, B, C, D und E bestimmt wurden. Hepatitis A (»Reisehepatitis«) kommt am häufigsten vor und wird meist durch Wasser oder Nahrungsmittel übertragen, jedoch nie chronisch. Hepatitis B und C hingegen gehen oft in ein chronisches Stadium über und können über 15 bis 20 Jahre zu einer Leberzirrhose führen.

Hepatitis B wird häufig durch Geschlechtsverkehr oder medizinische Eingriffe übertragen, wobei kleinste Hautverletzungen genügen, um die Viren beispielsweise über den Blutweg eindringen zu lassen.

Wann zum Arzt?

Wenn sich Ihre Haut dunkelgelb verfärbt, Sie ständig müde sind oder sich allgemein unwohl fühlen. Oder wenn bei Routine-Laboruntersuchungen erhöhte Leberwerte gefunden werden.

Was macht der Arzt?

Eine Hepatitis und das Stadium der Erkrankung können durch eine genaue Aufnahme der Krankengeschichte, eine Blut-Analyse und eventuell eine Ultraschall-Untersuchung der Leber diagnostiziert werden.

Hepatitis A heilt üblicherweise ohne spezielle Behandlung aus. B und C können beispielsweise mit Interferonen und virenhemmenden Medikamenten (»Virustatika«) behandelt werden.

Bei einer durch Alkohol oder bestimmte Medikamente verursachten Hepatitis muß auf diese Substanzen verzichtet werden.

Was Sie selbst tun können

Vorbeugend sind Impfungen – besonders im Kindesalter beginnend – gegen Hepatitis A und B, Hygiene auf Reisen und Kondome gegen eine Übertragung durch Geschlechtsverkehr der beste Schutz.

Tips

- **Durch eine vorbeugende Hepatitis-A-und-B-Impfung schon im Kindesalter könnte weltweit das Risiko einer Leberzirrhose und eines Leberkrebses enorm vermindert werden.**
- **Wenn in der Familie Hepatitis B oder C auftritt, sind alle Familienmitglieder aktiv und passiv gegen Hepatitis B zu impfen und entsprechende hygienische Maßnahmen in Absprache mit dem Arzt einzuhalten.**
- **Im Fall einer chronischen Hepatitis B oder C suchen Sie bitte zur Besprechung möglicher Spezialtherapien eine Leberspezialambulanz auf.**

MUNDGERUCH

Beschwerden und ihre Ursachen

Jeder Mensch hat Mundgeruch. Problematisch wird es erst, wenn der Atem faulig oder übel riecht und für Betroffene oder ihre Umgebung zum Problem wird. Mögliche Ursachen eines unangenehmen Mundgeruches sind

- mangelnde Zahnpflege, Zahnbelag;
- Löcher in den Zähnen (»Karies«);
- Entzündungen im Mund-Rachen-Raum;
- Rauchen und/oder zuviel Alkohol;
- Magen-Darm-Erkrankungen;
- Diabetes, Nierenschwäche oder Leberschäden;
- Nahrungsmittel wie Knoblauch oder Zwiebel;
- Lungenerkrankungen.

Wann zum Arzt?

Wenn Sie langfristig an Mundgeruch leiden, schlechter Atem trotz verstärkter Hygiene nicht besser wird oder ohne erkennbare Ursache auftritt.

Was macht der Arzt?

Er wird versuchen, die Ursachen des Mundgeruchs festzustellen. Handelt es sich dabei um eine Entzündung der Mundschleimhaut, können desinfizierende und schmerzlindernde Medikamente helfen. Möglicherweise ist auch die Behandlung der den Mundgeruch auslösenden Erkrankungen oder eine Sanierung der Zähne notwendig.

Was Sie selbst tun können

Bei nicht krankheitsbedingtem Mundgeruch hilft der Verzicht auf Knoblauch, Zwiebeln, Speisen mit viel Öl, Alkohol und Zigaretten sowie sehr sorgfältige Mundhygiene inklusive einer Reinigung des Zungenrückens mit einer Zahnbürste. Empfehlenswert ist auch fettarme, rohfaserreiche Kost mit weniger Milchfetten, dafür mit reichlich Äpfeln. Auch antibakterielle Mundwässer, Pfefferminztee (> Seite 129) zum Gurgeln sowie das Kauen von Kümmelsamen (> Seite 127) können den Mundgeruch verringern.

Tips

- **Ein trockener Mund – wie er z. B. während des Schlafes, durch Medikamente oder durch Rauchen hervorgerufen wird – fördert die Entstehung von Mundgeruch.**

- **Ein eigener Geruch aus dem Mund kann Ausdruck einer Nieren-, Leber- oder Zuckerkrankheit sein und muß dringend vom Arzt abgeklärt werden.**
- **Eine entsprechende Mundhygiene mit Zahnseide, Zahnbürste sowie Mundwasser nach (!) jedem Essen kann sehr hilfreich sein.**

SODBRENNEN

Beschwerden und ihre Ursachen

Das häufig auftretende brennende Gefühl im unteren Bereich der Speiseröhre wird durch den Rückfluß von Magensäure in die Speiseröhre verursacht. Sodbrennen kann durch eine Störung des Schließmuskels am Mageneingang, eine erhöhte Produktion von Magensäure oder Reizungen durch Alkohol und Nikotin ausgelöst werden. Außerdem können auch hoher Druck im Bauchraum, beispielsweise durch Übergewicht oder eine Schwangerschaft, sowie ein Zwerchfelldurchbruch zu Sodbrennen führen.

Wann zum Arzt?

Wenn Sodbrennen
- wiederholt auftritt
- oder mit starken Beschwerden verbunden ist;
- im Liegen häufig Hustenreiz entsteht oder
- Schwierigkeiten beim Schlucken auftreten.

Was macht der Arzt?

Er wird versuchen, durch eine Speiseröhren- und Magenspiegelung, eine Säuremessung, eine Untersuchung der Speiseröhren-Bewegungen oder durch eine Röntgen-Untersuchung die Gründe für das Sodbrennen festzustellen. Zur Behandlung können säurebindende Medikamente empfohlen werden. Weil solche »Antacida« die Wirksamkeit anderer Medikamente beeinflussen können, sprechen Sie sich bitte mit Ihrem Arzt ab, falls Sie Medikamente einnehmen.

Was Sie selbst tun können

Zur Vorbeugung gegen Sodbrennen sind der Abbau von Übergewicht und der weitgehende Verzicht auf Nikotin, Kaffee- und Alkohol empfehlenswert. Meiden Sie – je nach Verträglichkeit – fette und gewürzte Speisen, Pfefferminz, Zitrus- und Tomatensäfte und Süßigkeiten, und essen Sie abends möglichst wenig. Pflanzliche Präparate sind in aller Regel gegen Sodbrennen wenig wirksam. Manchen Menschen hilft es, bei Sodbrennen ein Glas lauwarme Milch zu trinken.

Tips

- **Essen Sie lieber mehrere, dafür kleine Mahlzeiten.**
- **Essen Sie mindestens zwei bis drei Stunden vor dem Niederlegen oder Schlafengehen nichts mehr.**
- **Tragen Sie keine engen Kleidungsstücke oder Gürtel.**
- **Vermeiden Sie starke körperliche Anstrengung, das Vorbeugen Ihres Oberkörpers oder das Heben von schweren Lasten für mindestens eine Stunde nach dem Essen.**
- **Ändern Sie Ihre Eßgewohnheiten, um Sodbrennen zu vermeiden.**

VERSTOPFUNG

Beschwerden und ihre Ursachen

Dieses weitverbreitete Problem wird oft falsch verstanden und ungenügend behandelt. Üblicherweise wird von Verstopfung gesprochen, wenn der Stuhlgang hart und schwierig ist und weniger als drei Mal in der Woche erfolgt. Sie können auch ein starkes Blähungsgefühl und gelegentlich krampfartiges Unbehagen empfinden. Wichtiger ist jedoch das subjektive Empfinden, denn manche Menschen fühlen sich auch wohl, wenn sie ihren Stuhl seltener entleeren. Weitere Symptome einer Verstopfung können starkes Pressen beim Stuhlgang, ein sehr geringes Volumen und zu harter Stuhl sein.
Die Ursachen können zu wenig Flüssigkeit, ballaststoffarme, zu fette und zu süße Ernährung sein, aber auch Bewegungsmangel, die Einnahme bestimmter Medikamente, verschiedene Darm- und Nervenkrankheiten, Schilddrüsenunterfunktion, aber auch belastende seelische Probleme. Auch eine regelmäßige Einnahme von Abführmitteln kann zu einer Art Abhängigkeit führen – und schließlich zu Verstopfung, wenn das Medikament abgesetzt wird.

Wann zum Arzt?

Wenn die Verstopfung

- schwer ist;
- länger als 2 bis 3 Wochen anhält;
- immer wieder auftritt;
- mit Blut im Stuhl einhergeht;
- mit Bauchschmerzen oder unwillkürlicher Darmentleerung verbunden ist oder
- mit Durchfall abwechselt.

Was macht der Arzt?

Er wird versuchen, die genauen Ursachen der Verstopfung zu klären, wobei eventuell auch eine Röntgen-Untersuchung oder eine Darmspiegelung angewendet wird. Ist eine körperliche Krankheit die Ursache, wird diese gezielt behandelt.
Abführmittel sind in aller Regel nur in bestimmten Fällen und nur kurzfristig notwendig. Vielleicht empfiehlt Ihnen Ihr Arzt bei chronischer Verstopfung auch eine Ernährungsumstellung, Entspannungstechniken (> Seite 147), eine Akupressur (> Seite 137) oder Akupunktur (> Seite 136) oder homöopathische Arzneien (> Seite 142).

Was Sie selbst tun können

Bei akuter Verstopfung können auch Einläufe (> Seite 108) Entlastung bringen. Eine ballaststoffreiche Ernährung mit viel Gemüse, Früchten und Vollkornprodukten regt die Verdauung an. Besonders viele Ballaststoffe sind etwa in Weizenkleie und Leinsamen (> Seite 127) enthalten. Trinken Sie mindestens zwei Liter Wasser oder Kräutertee pro Tag und bewegen Sie sich regelmäßig.
Bei manchen Personen bewähren sich auch kalte Wasseranwendungen wie Fußbäder (> Seite 104), Wickel um den Leib, Kniegüsse (> Seite 107) oder kalte Bauchwaschungen.

Tips

- Essen Sie nach einem regelmäßigen Tagesplan und besonders ballaststoffreich.
- Versuchen Sie es mit Faserstoff-Ergänzungen aus der Apotheke.
- Erhöhen Sie Ihre körperliche Aktivität.
- Unterdrücken Sie nie Ihren Stuhldrang.
- Verlassen Sie sich nicht auf Abführmittel, Sie können davon abhängig werden. Außerdem werden notwendige Vitamine und andere Nahrungsstoffe ausgeschwemmt, bevor sie vom Organismus aufgenommen wurden. Abführmittel beeinträchtigen andere Medikamente, die Sie einnehmen, und tragen zu einem »faulen Darmsyndrom« bei.

Zähne

KARIES, PARODONTOSE, ZAHNSTEIN

Beschwerden und ihre Ursachen

Zahnkrankheiten werden meist durch mangelhafte Mundhygiene ausgelöst. Durch nachlässiges Putzen können sich Bakterien in Form von Zahnbelag (»Plaque«) hartnäckig festsetzen und den Zahnschmelz angreifen. Dieser Prozeß wird durch zuckerhaltige Nahrungsmittel und Getränke verstärkt. Mit der Zeit verkalkt Zahnbelag und Zahnstein entsteht, der zu Reizungen und Entzündung des Zahnfleisches führen kann.

Karies

Karies ist der Fachausdruck für Zahnfäule, die »Löcher« in den Zahnschmelz frißt. Die ersten Warnsignale sind eine Überempfindlichkeit des Zahnes, vor allem wenn er mit Heißem, Kaltem oder Süßem in Berührung kommt. Zudem verfärbt sich der Zahn bräunlich. Schmerzen setzen ein, wenn das Loch so groß ist, daß Bakterien bis ins Innere des Zahns gelangen und dort den Nerv reizen. Bleibt Karies unbehandelt, zerfällt der Zahn, weiters können Zahnwurzelentzündungen die Folge sein und Abszesse, Fisteln und Zysten verursachen. Der Zahn kann zudem unter sehr großen Schmerzen absterben und das Immunsystem schwächen. Die Widerstandsfähigkeit – vor allem gegen chronische Erkrankungen – sinkt, auch Allergien (> Seite 192) können die Folge sein.

Parodontose

Parodontose ist eine eitrige Entzündung der Zahntaschen, die durch eine verschleppte Entzündung des Zahnfleisches hervorgerufen wird. Bei Parondontitis ist der gesamte Zahnhalteapparat (also auch das Kiefer und die Wurzelhaut) entzündet. Diese Erkrankungen können dazu führen, daß einzelne oder mehrere Zähne ausfallen.

Die richtigen Füllungen

Bildet sich Karies, muß der Zahnarzt die erkrankten Stellen mit einem Bohrer entfernen und das Loch füllen. Drei Füllstoffe stehen ihm dazu zur Verfügung: Kunststoff, Amalgam oder Gold. Lichtgetrockneter Kunststoff hat dieselbe Farbe wie der Zahn und wird deshalb vor allem für Schneidezähne verwendet. Allerdings kann die Haltbarkeit dieses Materials mit Amalgam-Füllungen nicht mithalten.

Deshalb ist das Silber-Quecksilbergemisch Amalgam trotz aller beunruhigenden Stimmen noch immer die Füllung der Wahl, wenn Zähne starke Beanspruchungen aushalten müssen. Neueste Studien werfen übrigens mehr und mehr ein kritisches Licht auf die weitverbreitete Skepsis gegenüber Amalgam. Die Weltgesundheitsorganisation WHO hat einen Grenzwert für die tägliche Quecksilberbelastung festgelegt, unter dem keine Schädigungen auftreten: Dieser liegt bei einer Aufnahme von 30 bis 40 Mikrogramm pro Tag. Hat jemand Amalgamplomben, so liegt die Belastung bei der halben Menge. Sie kann deutlich reduziert werden, wenn der Zahnarzt eine Amalgam-Füllung gut poliert. Zur Sicherheit sollte man sehr heiße Speisen vermeiden.

Außerdem besteht die Möglichkeit, einen Zahn mit Gold zu füllen. Dieses Material ist jedoch teuer und eignet sich nur für die Behandlung von kleinen Löchern.

Keramik-Füllungen befinden sich erst im Erprobungsstadium.

Wann zum Arzt?

Zahnschmerzen oder Zahnfleischbluten sind fast immer ein Warnsignal für eine Erkrankung, die rasch von einem Arzt behandelt werden muß. Schmerzpatienten müssen übrigens noch am selben Tag versorgt werden. Auch schmerzempfindliche Zähne sollten ein Grund sein, so bald wie möglich zum Zahnarzt zu gehen. Besonders vor einer Flugreise oder einem Tauchgang sollte man gut achtgeben, denn bei Druckabfall kann Karies sehr plötzlich zu schmerzen beginnen. Abgesehen davon ist es notwendig, sich die Zähne wenigstens einmal pro Jahr routinemäßig kontrollieren zu lassen.

Was macht der Arzt?

Er wird das Gebiß kontrollieren und erkrankte bzw. schmerzende Zähne wahrscheinlich röntgen. Dadurch kann er den Fortschritt der Zahnfäule und etwaige Entzündungsherde im Kiefer genau erkennen. Bei Karies wird aufgeweichter, fauler Zahnschmelz mit einem Bohrer entfernt und anschließend das Loch mit unterschiedlichen Materialien gefüllt. Ist das Loch bereits sehr tief oder das Zahnmark stark entzündet, wird er den Zahn wurzelbehandeln: Das Zahnmark wird entfernt und auch eine Wurzelfüllung vorgenommen. Gezogen werden sollten erkrankte Zähne nur dann, wenn die Zahnwurzel so sehr verkrümmt ist, daß eine Wurzelbehandlung unmöglich ist, sowie bei tiefen Brüchen oder schweren Entzündungen.

Leidet man unter Parodontose oder Parodontitis, wird der Zahnarzt den Zahnstein entfernen, Eiterherde in den Zahntaschen säubern und desinfizierendes Mundwasser verschreiben.

Manchmal ist eine Antibiotika-Therapie notwendig, um schwere Entzündungen abklingen zu lassen.

Was Sie selbst tun können

Vorbeugend ist es wichtig, die Zähne gründlich zu reinigen: Wenigstens zwei Mal täglich, am besten aber nach jeder Mahlzeit und nachdem man Süßes gegessen hat. Geputzt wird in kreisenden Bewegungen, mit sanftem Druck auf das Zahnfleisch. Außer einer Bürste sollte man auch Zahnseide oder Zahnhölzchen zur Reinigung der Zwischenräume verwenden.
Bei akuten Zahnschmerzen sollten Sie auf Mittel verzichten, die auf Acetylsalicylsäure basieren, sofern eine Behandlung kurz bevorsteht. Denn dieser Wirkstoff vermindert die Gerinnungsfähigkeit des Blutes.
Bei Entzündungen des Zahnfleisches oder auch des Kiefers sowie zur pflanzlichen Schmerzbehandlung gilt Nelkenöl als bewährtes Naturheilmittel. Es wirkt als (> Seite 123) lokales Betäubungsmittel und kann mit einem Wattestäbchen auf die betroffenen Stellen getupft werden.

Tips

- **Verwenden Sie regelmäßig Zahnseide oder Zahnhölzchen, um Nahrungsreste zwischen den Zähnen zu beseitigen.**
- **Saugen Sie bei akuten Schmerzen an einem Eiswürfel. So können Sie die Zeit bis zur Behandlung erträglicher machen. Verwenden Sie zur Überbrückung auch Schmerzmittel. Rezeptfreie Antiseptika, die Benzocain enthalten, können eine vorübergehende Schmerzlinderung bewirken.**

Krankheiten im Säuglings- und Kindesalter

Kinder sind nicht kleine Erwachsene. Deshalb verlaufen bei ihnen die stark altersabhängigen Symptome und Krankheiten meist anders als bei Jugendlichen oder Erwachsenen. Kleine Kinder können z. B. nicht sagen, welche Beschwerden sie haben. Sie reagieren dann oft mit lautem Weinen und Schreien oder auch mit Apathie. Aus Sorge um die Kinder wird der Kinderarzt dann häufig verfrüht, manchmal aber auch zu spät aufgesucht. Die in den folgenden Abschnitten genannten Hinweise helfen Ihnen, den richtigen Zeitpunkt zu finden.
Achten Sie dabei besonders auf folgendes:

- Trinkt das Kind noch?
- Ißt es noch?
- Spielt es noch?
- Lacht es noch?

Wenn diese Fragen mit »ja« beantwortet werden können, ist die Erkrankung in aller Regel nicht allzu schwerwiegend. Das bedeutet allerdings nicht, daß das Kind deswegen nicht pflegebedürftig wäre. Für einige Stunden oder auch ein, zwei Tage kann versucht werden, mit Hausmitteln eine Besserung zu erzielen. Falls dann noch keine positive Veränderung zu erkennen ist, sollten Sie einen Kinderarzt konsultieren. Im Zweifelsfall sollten Sie bitte immer mit einem Kinderarzt Rücksprache halten.

Vorsicht

Bitte greifen Sie besonders bei kleinen Kindern, wenn sie einmal krank werden oder unter Beschwerden leiden, nicht einfach zu Selbsthilfemaßnahmen, sondern sprechen Sie vorher mit Ihrem Kinderarzt.

BAUCHSCHMERZEN IM KINDESALTER

Wann zum Kinderarzt?

Wenn die Bauchschmerzen

- länger als drei Stunden anhalten;
- von Durchfall und/oder Erbrechen begleitet sind;
- in den Rücken oder die Nierengegend ausstrahlen;
- krampfartig sind und das Kind häufig die Beine anzieht;
- heftig sind und der Bauch hart und gespannt wird;
- wenn Schmerzen beim Urinieren, häufiges Urinieren und eventuell Fieber zu beobachten sind;
- das Kind auch erkältet ist;
- eine schmerzhafte Ausbuchtung in der Leiste oder des Hodensacks feststellbar ist oder
- der Verdacht auf eine Vergiftung besteht, weil das Kind z. B. mit Medikamenten oder Putzmitteln in Kontakt kam.

Was macht der Kinderarzt?

Er wird versuchen, die genauen Ursachen der Bauchschmerzen zu bestimmen. Dabei kann es sich – stark altersabhängig – um Dreimonatskoliken, Darmeinstülpungen, Infektionskrankheiten, Nierenbecken- oder Blinddarmentzündung, aber auch um psychische Probleme handeln. Anschließend wird er eine entsprechende Behandlung empfehlen.

Dreimonatskoliken

Relativ häufig treten bei Säuglingen während des ersten bis dritten Lebensmonates die sogenannten Dreimonatskoliken oder Nabelkoliken auf. Meist am Spätnachmittag oder am frühen Abend beginnen die Babys ununterbrochen zu schreien, manchmal ist der Bauch etwas gebläht. Die genauen Ursachen für Dreimonatskoliken sind nicht bekannt. Sie sind jedoch relativ harmlos und vergehen meistens nach dem dritten Lebensmonat.

Tragen Sie das Kind herum, wenn es sich im Bett nicht beruhigen läßt, massieren Sie mit sanften Bewegungen seinen Bauch, bereiten Sie ihm warme Bäder (> Seite 105), lassen Sie das Kind jedoch dabei niemals alleine. Legen Sie ihm eine Wärmflasche auf den Bauch (Achtung vor Verbrennungen!) und bereiten Sie ihm Tees aus Fenchel (> Seite 122) oder Kümmel (> Seite 127).

Tips

- Wenn es sich nur um eine Belastung des Magens durch zuviel oder schwer verdauliche Speisen oder Blähungen handelt, kann nach Rücksprache mit dem Kinderarzt etwas Fencheltee oder Kümmeltee dem Kind Linderung verschaffen.
- Geben Sie einem empfindlichen Kind keine zu kalten, zu schweren oder zu stark gewürzten Speisen. Manche Kinder vertragen größere Mahlzeiten kurz vor dem Schlafengehen schlecht.
- Achten Sie darauf, daß Ihr Kind keinen Zugang zu Chemikalien, Putzmitteln etc. hat.

DURCHFALL IM KINDESALTER

Bei Kindern verläuft Durchfall in den meisten Fällen harmlos und kann mit einer geeigneten Diät behandelt werden.

Wann zum Kinderarzt?

Wenn

- es sich um einen Säugling handelt, auf jeden Fall;
- der Durchfall nach zwei Tagen nicht besser wird (bei größeren Kindern);
- Anzeichen von Austrocknung auftauchen, etwa trockene Zunge und Lippen, wenig Harn, Benommenheit mit starrem Blick oder ein verringerter Spannungszustand der Haut;
- neben Durchfall auch Trinkunlust auftritt;
- das Kind gleichzeitig erbricht;
- Blut im Stuhl zu finden ist.

Was macht der Kinderarzt?

Der Kinderarzt kann feststellen, ob ein Flüssigkeitsmangel vorliegt, und entsprechende Maßnahmen ergreifen. Mit geeigneten Präparaten läßt sich der Elektrolyt- und Flüssigkeitsverlust wieder ausgleichen. Als Diagnosehilfen stehen ihm neben der klinischen Untersuchung Ultraschall und Stuhlanalyse zur Verfügung.

Tips

- Achten Sie darauf, daß das Kind ausreichend trinkt.
- Mit geeigneten Präparaten aus der Apotheke läßt sich Elektrolyt- und Flüssigkeitsverlust beheben.
- Bewährte Hausmittel bei Durchfall sind Karottensuppe oder Karottenbrei. Natürlich können sie eine allenfalls erforderliche Behandlung mit geeigneten Medikamenten nicht ersetzen.

ERBRECHEN IM KINDESALTER

Säuglinge spucken häufig, um die mitgeschluckte Luft wieder loszuwerden, nach jeder Mahlzeit einen Teil der Milch aus oder erbrechen ihn. Dies ist nicht ungewöhnlich, solange kein Gewichtsverlust oder Gewichtsstillstand vorliegt.
Wenn Kinder erbrechen, kann das aber auch eine Reihe anderer Ursachen haben, z. B. Fieber, eine Infektion, eine Magenverstimmung, aber auch Streß. Häufig erbrechen Kinder auch als Folge einer Reisekrankheit.

Wann zum Kinderarzt?

Als Erstversuch können Sie dem Kind Flüssigkeit teelöffelweise verabreichen, wobei es allerdings nichts essen sollte. Falls dadurch keine Besserung eintritt, sollten Sie Ihren Kinderarzt beiziehen: bei Säuglingen nach einigen Stunden, bei größeren Kindern nach maximal 12 Stunden.
Kommt eine oder mehrere der folgenden Begleiterscheinungen zum Erbrechen dazu, sollte möglichst umgehend ein Kinderarzt aufgesucht werden:

- wenn das Gewicht nicht mehr zunimmt;
- bei Erbrechen im Schwall;
- bei Schläfrigkeit oder Benommenheit;
- bei Fieber;
- bei Nackensteifigkeit (ab dem 1. Lebensjahr) – also wenn das Kinn nicht mehr auf die Brust gebeugt werden kann;
- bei Bauchschmerzen;
- wenn nach dem Erbrechen plötzlich Hustenanfälle auftreten.

Was macht der Kinderarzt?

Er wird versuchen, mit Hilfe geeigneter Untersuchungsmethoden die Ursachen des Erbrechens abzuklären und gezielt zu behandeln.

Tips

- **Geben Sie einem Kind, wenn es erbrochen hat, löffelweise Flüssigkeit zu trinken. Bei nicht mehr ganz kleinen Kindern kann sich auch das alte Hausmittel »Cola und Soletti« bewähren.**
- **Kleinere Kinder erbrechen häufig bei Autofahrten. Wenn Sie längere Strecken nicht vermeiden können, führen Sie am besten Plastiksäcke mit, falls dem Kind übel wird. Machen Sie nach Möglichkeit regelmäßig Pausen. Besprechen Sie mit dem Kinderarzt die Möglichkeit, dem Kind brechreizlindernde Präparate zu geben.**

KOPFSCHMERZEN IM KINDESALTER

Kopfschmerzen kommen heute bei Kindern fast genauso häufig vor wie bei Erwachsenen. Akute Kopfschmerzen sind häufig eine Begleiterscheinung von Infektionskrankheiten und Fieber. Kopfschmerzen mit psychischen Ursachen können Sie häufig daran erkennen, daß sie tagsüber zunehmen, Ruhe und Schlaf hingegen dem Kind Linderung bringen.
Meistens sind die Ursachen der Kopfschmerzen harmlos. In manchen Fällen ist z. B. eine Fehlsichtigkeit dafür verantwortlich. Kopfschmerzen können aber auch die Folge einer ernsten Erkrankung sein, z. B. einer Hirnhautentzündung.
Die häufigste Form von wiederkehrenden Kopfschmerzen bei Kindern und Jugendlichen sind Migränekopfschmerzen (> Seite 158).

Wann zum Kinderarzt?

Ziehen Sie bitte einen Kinderarzt bei, wenn

- akute Kopfschmerzen im Zusammenhang mit Fieber auftreten;
- Kopfschmerzen mit Erbrechen einhergehen;

- Kopfschmerzen mit Wesensveränderungen einhergehen;
- eine Schmerzbehandlung mit Medikamenten zu keiner Linderung der Beschwerden führt;
- die Schmerzen häufig wiederkehren und das Kind bei den Aktivitäten seines Alltags beeinträchtigen;
- die Schmerzen häufig im Zusammenhang mit Streß oder anderen seelischen Belastungen auftreten.

Was macht der Kinderarzt?

Er wird versuchen, mit Hilfe geeigneter Untersuchungsmethoden die Ursachen der Kopfschmerzen abzuklären, und geeignete Maßnahmen – vielleicht auch ein Schmerzmittel – empfehlen.

Tips

- **Es kann helfen, ein warmes Bad zu nehmen und alle Geräuschquellen auszuschalten.**
- **Schmerzmittel sollten, von gelegentlichen Ausnahmen abgesehen, einem Kind nur nach Rücksprache mit dem Arzt gegeben werden. Sie eignen sich nicht zur dauerhaften unkontrollierten Selbstmedikation.**
- **Wenn Sie den Eindruck haben, daß Ihr Kind besonders häufig Kopfschmerzen bekommt, wenn es unter psychischem Druck steht, dann besprechen Sie mit Ihrem Kinderarzt die Möglichkeit einer kindgerechten Entspannungstechnik oder psychotherapeutischen Behandlung.**

FIEBER IM KINDESALTER

Fieber ist ein sinnvoller Abwehrmechanismus des Organismus, mit dem er sich vor Krankheitserregern schützt. Es fördert die Durchblutung und ermöglicht es dadurch, rascher Abwehrzellen zu Enzündungsherden zu transportieren. Bei Säuglingen und Kleinkindern spricht man von Fieber, wenn die Temperatur 37,5 °C (im After gemessen) übersteigt.

Wann zum Kinderarzt?

Ziehen Sie bitte einen Kinderarzt bei, wenn

- das Fieber über 38,5 °C ansteigt;
- Krämpfe auftreten;
- es zu Nackensteifigkeit, Teilnahmslosigkeit oder Bewußtseinstrübungen kommt;
- das Kind nicht genügend trinkt;
- das Kind offenbar unter Schmerzen leidet;
- das Fieber nicht nach drei Tagen wieder abklingt.

Was macht der Kinderarzt?

Nach einer eingehenden Untersuchung kann er z. B. schmerzstillende oder fiebersenkende Medikamente verordnen. Wurde das Fieber durch eine bakterielle Infektion verursacht, sind Antibiotika sinnvoll.

Tips

- **Versuchen Sie zunächst mit Hausmitteln wie Umschlägen oder Wickeln das Fieber zu senken.**
- **Wenn das Fieber über 38,5 °C ansteigt oder mehr als drei Tage anhält, konsultieren Sie bitte einen Kinderarzt.**

HUSTEN IM KINDESALTER

Bei Kindern unter sechs Monaten ist Husten eher ungewöhnlich und kann auch ein Anzeichen einer ernsten Erkrankung sein. Bei älteren Kindern ist die Ursache meistens eine relativ harmlose Erkältung. Bellender Reizhusten kann Wochen dauern.
Husten kann jedoch auch ein Symptom einer ernsten Erkrankung sein, wie etwa

- Bronchitis (> Seite 94) oder Asthma (> Seite 185);
- Brustfellentzündung;
- Kehldeckelentzündung;
- Pseudokrupp (circa bis zum 7. Lebensjahr, Heiserkeit, »bellender« Husten, plötzlich in der Nacht auftretend, mit Erstickungsanfällen einhergehend) oder
- Keuchhusten (> Seite 288).

Wann zum Kinderarzt?

Ziehen Sie bitte einen Kinderarzt bei, wenn der Husten

- gemeinsam mit Fieber oder Atemnot auftritt;
- anfallsartig auftritt;
- möglicherweise durch einen eingeatmeten Fremdkörper verursacht wurde;
- häufig auftritt und dabei grünlichgelber Schleim ausgeworfen wird;
- sich nach einigen Tagen der Selbstbehandlung nicht lindern läßt oder
- wenn der Verdacht auf Keuchhusten besteht.

Was macht der Kinderarzt?

Nachdem der Kinderarzt die Ursachen des Hustens festgestellt hat, kann er unter anderem hustenreizmildernde oder schleimlösende Medikamente empfehlen. Antibiotika sind nur dann sinnvoll, wenn eine Infektion mit Bakterien vorliegt. Gegen Viren sind sie wirkungslos.

> **Tips**
>
> - **Versuchen Sie zunächst mit Hausmitteln wie Inhalieren oder Hustentees die Beschwerden zu lindern. Im Handel gibt es heute Inhalationsgeräte, die praktisch sind und von einem Kind nicht als unangenehm empfunden werden.**
> - **Antibiotika sind nur zweckmäßig, wenn es sich um eine bakterielle Infektion handelt.**

OHRENSCHMERZEN IM KINDESALTER

Entzündungen des äußeren Gehörgangs und Mittelohrentzündungen kommen bei Kindern relativ häufig vor. Davon betroffene Kinder werden dann meistens unruhig, greifen oft an das Ohr oder klagen einfach über Ohren-, Kopf- oder Zahnschmerzen.

Wann zum Kinderarzt?

Ziehen Sie bitte einen Kinderarzt bei, wenn die Ohrenschmerzen

- mehr als drei Stunden anhalten;
- von Fieber begleitet sind;
- das Kind schlechter hört oder
- Flüssigkeit aus dem Ohr rinnt.

Was macht der Kinderarzt?

Zur Linderung der Beschwerden können eventuell Ohrentropfen und schmerzstillende Zäpfchen verwendet werden. Sind Bakterien für die Beschwerden verantwortlich, muß eine Behandlung mit Antibiotika durchgeführt werden.

Tips

- **Versuchen Sie zunächst mit Hausmitteln wie warmen Packungen die Beschwerden zu lindern. Achten Sie darauf, daß keine Zugluft an die Ohren kommt, und schützen Sie diese mit einem Seidenschal.**
- **Antibiotika sind zweckmäßig, wenn es sich um eine bakterielle Infektion handelt.**

HALSSCHMERZEN IM KINDESALTER

Halsschmerzen werden meist durch Entzündungen im Bereich des Halses oder der Mandeln ausgelöst. Im ersten Lebensjahr sind sie noch relativ selten, bei Klein- und Schulkindern treten sie schon häufig auf. Auch entzündete Mandeln schwellen an, röten sich, können eitrig werden und starke Schluckbeschwerden verursachen.

Wann zum Kinderarzt?

Ziehen Sie bitte einen Kinderarzt bei, wenn

- Ihr Kind starke Schluckbeschwerden beim Essen und Trinken hat oder gar das Trinken vermeidet;
- das Fieber rasch ansteigt;
- die Beschwerden länger als zwei bis drei Tage anhalten oder
- wenn die Halsschmerzen innerhalb eines halben Jahres öfter als dreimal auftreten.

Was macht der Kinderarzt?

Er wird versuchen, der Ursache der Beschwerden auf den Grund zu gehen, und einen Abstrich machen. Bei starken Halsschmerzen wird er vielleicht ein schmerzstillendes Medikament empfehlen.
Bei einer eitrigen Angina wird der Arzt Antibiotika verordnen. Gegen Mandelentzündungen bei grippalen, viralen Infekten sind sie jedoch wirkungslos. Bei wiederholt auftretenden eitrigen Mandelentzündungen – in aller Regel mehr als viermal pro Jahr – wird häufig eine chirurgische Entfernung der Mandeln empfohlen. Weil die Rachenmandeln im Immunsystem eine wichtige Rolle spielen, sollten sie wenn möglich erst ab dem sechsten Lebensjahr entfernt werden.

Tips

- **Probieren Sie es zunächst mit Hausmitteln wie Gurgeln mit Salbeitee Lutschen von Eibischpastillen oder Meser Tabletten oder Halswickel.**
- **Antibiotika sind notwendig, wenn es sich um eine bakterielle Infektion handelt.**
- **Heute werden Mandeloperationen zurückhaltender empfohlen als in früheren Tagen. In aller Regel sollten die Rachenmandeln nur bei häufigen eitrigen Entzündungen entfernt werden.**

HAUTAUSSCHLÄGE IM KINDESALTER

Hautausschläge treten im Kindesalter relativ häufig auf. Sie sind oft Begleiterscheinungen von Infektionskrankheiten oder eine Folge von Hautkrankheiten. Typische Symptome sind gerötete oder schuppende Hautstellen, heftiger Juckreiz oder nässende Ausschläge, die sehr stark schmerzen können.
Auch folgende relativ häufig vorkommende Krankheiten können die Ursache eines Hautausschlages sein:

- *Die Windeldermatitis:* Sie ist die verbreitetste Hauterkrankung im Säuglings- und Kleinkindalter. Sie entsteht, weil die zarte Babyhaut – meist durch Stuhl und Harn – im Windelbereich gereizt wird. Dabei entsteht auch ein ideales Milieu für Hautpilze.
- *Das Dreitagefieber:* Es ist eine relativ harmlose virusbedingte Infektionskrankheit bei Kleinkindern zwischen dem 5. und dem 18. Lebensmonat. In ihrem Verlauf kann ein feiner fleckenförmiger Hautausschlag am Rumpf auftreten.
- *Neurodermitis:* Sie ist eine allergisch bedingte Hautkrankheit mit Rötungen vor allem im Bereich der Ellbogen und der Kniegelenke. Es entstehen Knötchen und Bläschen, die sehr jucken. Durch Kratzen kann es zu nässenden, blutenden Wunden und Entzündungen kommen. (> Seite 208)
- *»Klassische« Kinderkrankheiten* wie Masern, Windpocken, Röteln oder Scharlach. (> Seite 288)

Wann zum Kinderarzt?

Ziehen Sie bitte einen Kinderarzt bei, wenn ein Hautausschlag

- dem Kind starke Beschwerden bereitet;
- kein begleitendes Symptom einer Kinderkrankheit ist;
- großflächig auftritt;
- näßt oder sich entzündet;
- sich nicht innerhalb einiger Tage bessert oder
- von hohem Fieber ohne erkennbare Ursachen begleitet ist.

Was macht der Kinderarzt?

Er wird versuchen, die Ursache für die Hautveränderungen festzustellen, und dann die Behandlung darauf abstimmen. Wahrscheinlich wird er juckreizstillende und entzündungshemmende Medikamente empfehlen.

Tips

- **Ist die Haut eines Kindes eher empfindlich, sind sogenannte Syndets (Synthetische Detergentien) anstelle von Seife empfehlenswert.**
- **Kinder mit trockener Haut sollten nach dem Waschen rückfettende Cremes verwenden.**
- **Wenn Sie den Eindruck haben, daß die Hautprobleme des Kindes in Zeiten höherer psychischer Belastung stärker werden, können Sie mit Ihrem Kinderarzt die Möglichkeit einer kindergerechten Entspannungstechnik oder einer Psychotherapie besprechen.**
- **Bei manchen entzündlichen und juckenden Hautproblemen können Sie mit Hausmitteln wie z. B. Propolis oder Umschlägen mit Hamamelis oder Nachtkerzenöl die Beschwerden lindern.**

»KLASSISCHE« KINDERKRANKHEITEN

Als Kinderkrankheiten werden eine Reihe von sehr ansteckenden Infektionskrankheiten bezeichnet. Als Folge der Impfungen gegen die »klassischen« Kinderkrankheiten Röteln, Masern, Mumps und Keuchhusten sind diese heute bei weitem nicht mehr so stark verbreitet wie früher.

> **Wichtig**
>
> **Bei den angegebenen Inkubationszeiten (der Zeitspanne zwischen der Infektion und dem Auftreten der ersten Krankheitserscheinungen) und Ansteckungszeiten (der Zeitspanne, in der die Kinderkrankheit »weitergegeben« werden kann) handelt es sich um Richtwerte. Diese Fristen können natürlich von Fall zu Fall unterschiedlich lange dauern.**

Keuchhusten

Keuchhusten wird durch Tröpfcheninfektion (Bakterien) übertragen. Im Frühstadium kommt es ein bis zwei Wochen lang zu Fieber, Schnupfen, Bindehautreizungen und leichtem Husten. In den folgenden drei bis vier Wochen treten unterschiedlich oft – manchmal auch bis zu rund 50mal pro Tag – schwere, krampfartig »stotternde« Hustenanfälle auf. Oft wird dabei auch Schleim oder Nahrung erbrochen. In den nächsten drei bis vier Wochen beginnt der Husten langsam nachzulassen. Bei kleinen Säuglingen kann Keuchhusten lebensgefährlich sein, weil bei ihnen die Gefahr eines Atemstillstandes besteht.

Vorbeugung: Impfung (> Seite 84)
Behandlung: Hustenreizstillende Medikamente und eventuell auch Antibiotika, die jedoch meistens nur in geringem Ausmaß eine Besserung bringen.
Inkubationszeit: Zwischen der Ansteckung und den ersten Krankheitszeichen vergehen fünf bis 20 Tage.
Ansteckungszeit: Am ansteckendsten ist Keuchhusten in den ersten beiden Wochen, er kann aber auch noch bis zu vier Wochen nach dem Beginn der Hustenanfälle übertragen werden.

Masern

Masern werden durch ein Virus ausgelöst und sind sehr ansteckend. In den ersten drei bis vier Tagen verlaufen Masern wie eine fiebrige Erkältung. Das erste sichere Zeichen sind weißliche Flecken mit rötlichem Hof im Mundraum auf der unteren Wangenschleimhaut.
Am vierten oder fünften Tag steigt das Fieber auf bis zu 40 °C an. Hinter den Ohren erscheint ein zunächst kleinfleckiger hellroter Ausschlag, der sich innerhalb von zwei Tagen ausbreitet. Die einzelnen Flecken fließen dann zusammen, werden dunkler und können stark jucken. Meist schmerzt das Kind auch das Tageslicht in den Augen. Nach drei bis vier Tagen sinkt das Fieber und der Ausschlag geht langsam zurück. Zusätzliche bakterielle Infektionen können eine Mittelohr- und manchmal auch eine Lungenentzündung verursachen.
Vorbeugung: Impfung (> Seite 84) ist besonders wichtig wegen der möglichen Komplikationen wie Gehirn-, Lungen- oder Mittelohrentzündungen.
Behandlung: Bei Bedarf fiebersenkende Medikamente, Hustensaft und Nasentropfen.

Inkubationszeit: Zwischen der Ansteckung und den ersten Krankheitszeichen vergehen neun bis elf Tage.
Ansteckungszeit: Etwa ein bis zwei Tage vor Ausbruch der Krankheit bis zum vollständigen Abklingen des Ausschlags sind Masern übertragbar.

Mumps

Mumps ist eine durch Tröpfcheninfektion übertragene Viruserkrankung. Er tritt meist zwischen dem vierten und zehnten Lebensjahr auf. Buben erkranken doppelt so häufig daran wie Mädchen.
Bei Mumps entzünden sich die Ohr- und häufig auch die anderen Kiefer-Speicheldrüsen und schwellen an, und zwar meistens zunächst nur auf einer Seite. Das Öffnen des Mundes und vor allem das Kauen schmerzen dann. Das Kind ist müde, appetitlos, hat Kopfschmerzen und mäßig hohes Fieber. Nach rund einer Woche klingen die Schwellungen langsam ab.
Wenn Mumps nach der Pubertät auftritt, kann es bei Burschen zu Komplikationen wie z. B. Hodenentzündungen kommen. Das kann in der Folge zu Unfruchtbarkeit (»Sterilität«) oder Gehirnhautentzündungen führen.
Vorbeugung: Impfung (> Seite 84)
Behandlung: Bei Bedarf können schmerzstillende und abschwellende Medikamente gegeben werden.
Inkubationszeit: Zwischen der Ansteckung und den ersten Krankheitszeichen vergehen zwei bis drei Wochen.
Ansteckungszeit: ca. sechs Tage vor Ausbruch der Krankheit bis etwa acht bis zehn Tage danach.

Röteln

Röteln sind eine durch Tröpfcheninfektion übertragene Viruserkrankung und gelten als die harmloseste Kinderkrankheit. Ein häufiges erstes Anzeichen sind geschwollene Lymphknoten, besonders im Nackenbereich. Dazu kommen manchmal mäßiges Fieber und eine leichte Erkältung. Nach zwei Tagen zeigt sich der Hautausschlag im Gesicht und breitet sich in Form von kleinen rosaroten Flecken über den Körper aus. Falls eine Frau, die nicht genügend Röteln-Antikörper im Blut hat, während der ersten drei Monate einer Schwangerschaft an Röteln erkrankt, kann dies zu Mißbildungen beim Ungeborenen führen.
Vorbeugung: Impfung (> Seite 84). Sie ist bei Mädchen besonders wichtig und sollte vor dem 13. Lebensjahr wiederholt werden.
Behandlung: Eine Behandlung von Röteln ist nicht möglich und aufgrund des manchmal fast beschwerdefreien Verlaufes auch nicht notwendig.
Inkubationszeit: Zwischen der Ansteckung und den ersten Krankheitszeichen vergehen zwei bis drei Wochen.
Ansteckungszeit: Röteln sind etwa fünf Tage vor dem Beginn des Ausschlags bis ca. sieben Tage danach ansteckend.

Scharlach

Scharlach wird von Bakterien verursacht und durch Tröpfcheninfekion übertragen. Gegen Scharlach gibt es keine Impfung. Die Krankheit beginnt meist sehr plötzlich, es kommt zu Rachen- und Mandelentzündungen, Fieber, Kopfschmerzen und Erbrechen. Am zweiten oder dritten Tag kann unter den Achseln und in den Leisten-

beugen der typische Hautausschlag entstehen. Er breitet sich über den Rumpf aus und besteht aus stecknadelkopfgroßen, roten Erhebungen, die sich ähnlich wie Gänsehaut anfühlen. Nach einer Woche beginnt die Haut zu schuppen, was bis zu acht Wochen dauern kann.
Vorbeugung: Impfung ist nicht möglich.
Behandlung: So früh wie möglich Antibiotika nehmen.
Inkubationszeit: Zwischen der Ansteckung und den ersten Symptomen vergehen zwei bis sieben Tage.
Ansteckungszeit: 48 Stunden nach Beginn der Antibiotika-Therapie ist Scharlach nicht mehr ansteckend.

Windpocken

Windpocken sind sehr ansteckend, werden durch ein Herpes-Virus ausgelöst und über die Luft (»Windpocken«) übertragen. Zunächst treten allgemeines Unwohlsein und leichtes bis mäßiges Fieber auf. Tags darauf bildet sich ein Ausschlag mit kleinen, roten Flecken, die bald zu flüssigkeitsgefüllten Bläschen werden. Diese trocknen nach einigen Tagen ein und bilden Krusten, die nach etwa einer Woche abfallen.
Der Ausschlag dauert ein bis zwei Wochen, breitet sich über den ganzen Körper aus und juckt. Auch die Schleimhäute von Mund, Rachen, Augen oder Genitalien können davon befallen sein. Aufgekratzte Bläschen können sich entzünden und kleine Narben hinterlassen. Wenn Sie die Nägel des erkrankten Kindes möglichst kurz schneiden, kann es sich beim Kratzen nicht verletzen.
Die meisten Kinder bekommen einmal Windpocken und sind danach ihr ganzes Leben lang immun dagegen. Der Virus, der die Erkrankung auslöst, bleibt jedoch weiter im Körper und kann später als sogenannte »Zweiterkrankung« eine Gürtelrose auslösen.
Behandlung: Bei Bedarf können juckreiz- und schmerzstillende sowie fiebersenkende Medikamente eingesetzt werden. In schweren Fällen kann ein Mittel gegen die Viren, ein Virostatikum, eingesetzt werden.
Inkubationszeit: Zwischen der Ansteckung und den ersten Symptomen vergehen zwei bis drei Wochen.
Ansteckungszeit: zirka zwei Tage bevor der Ausschlag auftritt und bis sechs Tage danach.
Impfung: Ist möglich

Frau und Mann im Wechsel

FRAUEN IM KLIMAKTERIUM

Beschwerden und ihre Ursachen

Die im Laufe des fünften Lebensjahrzehntes bei Frauen einsetzenden Wechseljahre (»Klimakterium«) bedeuten für die meisten Frauen mehr als nur körperliche und seelische Beeinträchtigungen. Die Funktion der Eierstöcke wird kontinuierlich verringert, bis kein Eisprung mehr stattfindet. Die

Menge der Östrogene (weibliches Geschlechtshormon) im Blut sinkt. Die Menstruation ist erst unregelmäßig und bleibt ab einem bestimmten Zeitpunkt ganz aus. Es dauert einige Zeit, bis sich der Organismus an diese Umstellung gewöhnt hat. Vor allem das ständige Schwanken der Hormonmengen führt in dieser Lebensphase bei vielen Frauen zu einer Achterbahnfahrt der Gefühle.
Trockene Schleimhäute besonders im Vaginalbereich – und damit häufig Schmerzen beim Sex –, schnelle Übergänge zwischen Hitze- und Kältegefühlen, Blutdruckschwankungen, »Ameisenlaufen« in den Extremitäten, Herzrasen – das sind klassische körperliche Symptome. Aber auch Knochenschwund (> Osteoporose, Seite 292), Vergeßlichkeit, Haarausfall oder schlaffer werdende Haut können eine Folge des Hormonmangels sein. Dazu können auch psychische Beschwerden wie Schlafstörungen, Reizbarkeit oder Depressionen (> Seite 179) kommen.

Wann zum Arzt?

Wenn die Beschwerden zur Belastung werden. Grundsätzlich sind auch nach dem Eintritt der Menopause regelmäßige Besuche beim Frauenarzt angebracht. Wurde bei Ihnen Osteoporose (> Seite 292) festgestellt, sollten Sie diese entsprechend behandeln lassen.

Was macht der Arzt?

Er wird die Beschwerden durch Befragung und Untersuchungen – etwa eine Knochendichtemessung oder eine Blutuntersuchung zur Bestimmung des Hormonspiegels – abklären. Möglicherweise wird er eine Hormonbehandlung mit Östrogenen empfehlen. Er sollte Sie auch über etwaige Risiken einer Hormon-Ersatz-Therapie (> Brustkrebs, Seite 234) informieren.

Was Sie selbst tun können

Viele Frauen kommen nicht umhin, Ihr Leben neu zu orientieren, um dem Prozeß des »Älterwerdens« so positiv wie möglich zu begegnen. Kapseln Sie sich nicht ab und erklären Sie Ihrer Familie und Ihrem Partner, wie Sie sich fühlen. Und vor allem, welche Form der Unterstützung Sie brauchen.
Durch entsprechende atmungsaktive Bekleidung (»Zwiebelschichten«) können Sie sich jederzeit an Ihr jeweiliges Wärme- oder Kältegefühl anpassen. Mit kalten Armbädern können Sie Hitzewallungen begegnen, Kneippsche Wasseranwendungen können Unruhe und Nervosität lindern und die Lebensgeister wecken. Entspannungsübungen (> Seite 147) helfen, mit der Umstellung des Organismus gelassener umzugehen. Geeignete pflanzliche Heilmittel sind Keuschlamm-Früchte und Johanniskraut (> Seite 125). Gegen trockene Schleimhäute der Scheide hilft ein Gleitgel.

Tips

- **Psychische Probleme lassen sich häufig durch eine aktive Lebensgestaltung lindern.**
- **Gönnen Sie sich möglichst viel Schlaf, Ruhe und Zeit.**
- **Falls Kaffee, Alkohol oder scharf gewürzte Speisen bei Ihnen Wallungen auslösen, verzichten Sie darauf.**

DER MANN IM WECHSEL

Vor allem Männer über 55 Jahre klagen über Schlafstörungen, Herzrasen, Schweißausbrüche, trockene Schleimhäute und Stimmungsschwankungen. Sie reagieren oft gereizt, leiden an Antriebsschwäche, Müdigkeit und sexueller Lustlosigkeit. Zunehmend widmet sich nun auch die Wissenschaft dem Phänomen, daß es zur mittlerweile gut erforschten »Menopause« der Frau offenbar ein männliches Gegenstück gibt – die »Andropause«. 15 bis 30 Prozent der österreichischen Männer sollen davon betroffen sein.

Auch bei Männern kann mit fortschreitendem Alter der natürliche Hormonspiegel durcheinandergeraten. Verringert sich etwa der Östrogen-Anteil im Blut – ein 30jähriger Mann beispielsweise hat höhere Östrogenwerte als eine 60jährige Frau – während der Andropause, drohen auch Männern längerfristig typisch klimakterielle Leiden. Aber auch wenn die Hoden aufgrund des zunehmenden Alters weniger männliche Geschlechtshormone produzieren, kann das unangenehme Folgen haben: zum Beispiel Erektionsprobleme, Depression, Müdigkeit, weniger Lust an der Liebe und Hitzegefühle.

Mit speziellen Blutuntersuchungen kann genau festgestellt werden, ob es an Östrogen, Testosteron oder anderen Hormonen mangelt. Nur so kann die exakte Dosierung einer allenfalls erforderlichen Behandlung mit Medikamenten bestimmt werden. Allerdings mangelt es derzeit noch an spezialisierten »Männerärzten«. Mögliche Begleiterscheinungen der Wechseljahre – nicht nur hoher Blutdruck oder Herzrasen – sollten auf jeden Fall behandelt werden.

OSTEOPOROSE

Beschwerden und ihre Ursachen

Osteoporose ist der beschleunigte Abbau von Knochensubstanz, unter dem vor allem Frauen nach den Wechseljahren, aber auch Männer leiden. Osteoporose liegt vor, wenn sich die Dichte der Knochens innerhalb eines Jahres um mehr als 3,5 Prozent verringert. Die Krankheit wird meist durch den Mangel an weiblichen Hormonen ausgelöst, weitere Ursachen sind Erbanlagen, falsches Ernährungsverhalten und wenig Bewegung. Risikofaktoren sind außerdem niedriges Körpergewicht in der Jugend und Krankheiten wie Schilddrüsenüberfunktion (> Seite 260) sowie Asthma (> Seite 194), Leber-, Nieren- und Darmerkrankungen. Meist bleibt Osteoporose lange Zeit beschwerdefrei und wird erst bei schweren Knochenbrüchen nach harmlosen Stürzen entdeckt.

Wann zum Arzt?

Wenn Sie immer wieder einmal an Knochen- oder Rückenschmerzen leiden oder wenn in Ihrer Familie mehrere Fälle von Osteoporose bekannt wurden. Lassen Sie zu Beginn des Klimakteriums vom Arzt abklären, ob Sie ein erhöhtes Osteoporoserisiko haben.

Was macht der Arzt?

Er wird verschiedene Untersuchungen durchführen, zum Beispiel eine Messung der Knochendichte, eine Röntgen- und Blutuntersuchung. In manchen Fällen wird er Medikamente verschreiben, die den Hormonhaushalt oder die Knochensubstanz verbessern.

Was Sie selbst tun können

Durch regelmäßige Bewegung und Kalzium- und Vitamin-D-reiche Ernährung (etwa Milchprodukte, Vollkornbrot, Haselnüsse) – am besten bereits in der Jugend – können Sie Osteoporose vorbeugen und auch abschwächen. Meiden Sie nach Möglichkeit Alkohol und Nikotin. Mit Weidenrinde (> Seite 133) lassen sich etwaige Knochenschmerzen lindern.

Tips

- **Eine Ernährung mit genügend Kalzium (etwa 1000–1500 Milligramm pro Tag) und Vitamin D kann Osteoporose vorbeugen.**
- **Regelmäßige Bewegung unterstützt die Erhaltung der Knochenmasse.**
- **Diese vorbeugenden Maßnahmen sind auch dann sinnvoll, wenn Sie bereits Osteoporose haben.**

Besonderheiten im Alter

Ältere Menschen haben vermehrt Beschwerden des Herz-Kreislauf-Systems und des Bewegungsapparates, Stoffwechselstörungen, Krebserkrankungen, Erkrankungen der Atmungsorgane, aber auch Schlafprobleme und Depressionen. Nähere Erläuterungen zu den einzelnen Erkrankungen finden Sie in den jeweiligen Abschnitten dieses Buches.
Viele ältere Menschen verwenden auch regelmäßig mehrere Medikamente gleichzeitig. Informieren Sie Ihre Ärzte stets möglichst genau über alle Präparate, die Sie einnehmen. Aufgrund des Risikos von unerwünschten Wirkungen (»Nebenwirkungen«), das viele Arzneien haben, empfiehlt es sich, die Notwendigkeit der Einnahme zusätzlicher Medikamente stets genau zu hinterfragen.

Wann Sie zum Arzt gehen sollten

Falls eine der folgenden Beschwerden auftritt, ist ein möglichst rascher Besuch beim Arzt ratsam. Natürlich bedeutet keines der angeführten Symptome, daß Sie deshalb unbedingt an einer ernsten Krankheit leiden. Sie sollten jedoch ein Anlaß zu erhöhter Umsicht sein.
Bitte konsultieren Sie sofort Ihren Arzt bei

- allen Erkrankungen mit hohem Fieber;
- plötzlicher Atemlosigkeit;
- Schmerzen im Brustkorb;
- Husten, Halsschmerzen oder Heiserkeit, die länger als zwei Wochen anhalten;
- Husten mit mißfärbigem oder blutigem Schleim;

- Schluckschwierigkeiten;
- Veränderungen beim Stuhlgang, die länger als zwei Wochen anhalten;
- Blut im Stuhl;
- Unterleibsschmerzen, die wiederholt auftreten;
- wiederholtem Erbrechen;
- unerklärlicher Gewichtsabnahme;
- übermäßigem Durst;
- Appetitlosigkeit;
- Gelenksbeschwerden;
- Schwellungen oder Knoten am Körper;
- Veränderungen – speziell Blutungen – an Warzen oder Muttermalen;
- Schwächeanfällen und Schwindel;
- Beschwerden beim Harnlassen;
- ungewöhnlichen Blutungen oder Ausfluß aus der Scheide;
- tastbaren Knoten oder sichtbaren Veränderungen an der Brust.

Der Umgang mit Krebs

DIE KRANKHEIT UND IHRE URSACHEN

In den meisten Ländern steht Krebs als Todesursache an zweiter Stelle hinter Herz- und Kreislauferkrankungen. Jeder Dritte ist in Europa mittlerweile zumindest einmal in seinem Leben mit der »Diagnose Krebs« konfrontiert, jeder fünfte stirbt daran. Zu den Spitzenreitern in der österreichischen Krebsstatistik zählen bei Frauen Brust-, Darm-, Haut- und Gebärmutterhalskrebs. Männer sind, statistisch gesehen, am häufigsten von Prostata-, Darm-, Lungen- und Hautkrebs betroffen.

Krebs ist eine Erkrankung der Zellen. Bösartige Tumoren sind aus unreifen Zellen aufgebaut, die unkontrolliert sehr schnell wachsen und dann in benachbartes, gesundes Gewebe hineinwuchern. Wenn Geschwulstzellen in die Lymph- oder Blutgefäße gelangen, kommen sie so auch in andere Organe und bilden Tochtergeschwulste, sogenannte »Metastasen«. Die Ausbreitung solcher Geschwülste kann lebenswichtige Funktionen und Organe behindern.

Nicht immer, wenn der Arzt von einem Tumor spricht, ist damit eine Krebserkrankung gemeint. Denn Tumor bedeutet nichts anderes als eine Geschwulst, die auch gutartig und harmlos sein kann.

Gutartige und bösartige Tumoren

Gutartige (»benigne«) Tumoren

- **gleichen dem gesunden Gewebe**
- **wachsen langsam**
- **bilden keine Metastasen**
- **sind im Bindegewebe eingekapselt**

Bösartige (»maligne«) Tumoren

- **unterscheiden sich vom umliegenden Gewebe**
- **wachsen schnell**
- **sind nicht eingekapselt und breiten sich aus**
- **bilden Tochtergeschwülste (»Metastasen«)**

Eine einheitliche Ursache für alle Krebsformen gibt es nicht. Unterschiedliche Faktoren können nach dem heutigen Wissen bei der Entstehung von Krebs eine wichtige Rolle spielen. Dazu gehören erbliche Anlagen. Durch die zunehmende Entschlüsselung des menschlichen Erbgutes im Rahmen des sogenannten »Genom-Projektes« identifizieren Wissenschaftler immer mehr Gene, die eine Rolle bei der Krebsentstehung spielen, z. B. gewisse Brustkrebs-Gene oder Darmkrebs-Gene.

In manchen Fällen kommen auch Viren oder Bakterien als Krebsauslöser in Betracht. Beispielsweise wird das Bakterium Helicobacter pylori (> Seite 271) für das Entstehen von Magenkrebs mitverantwortlich gemacht. Viele Zusammenhänge sind hier allerdings noch nicht endgültig geklärt.

Klar ist hingegen, daß für einen großen Teil der Krebserkrankungen Umweltfaktoren verantwortlich sind. Umwelt ist in diesem Zusammenhang sehr weit zu verstehen.

Krebsfördernde Faktoren

Zu den wichtigsten krebsfördernden Faktoren zählen

- giftige Chemikalien, z. B. Anilin, Benzpyren, Nitrosamin und Rückstände von Pflanzenschutz- und Düngemitteln;
- radioaktive Strahlen;
- Zigaretten, vor allem die Teerstoffe;
- übermäßiger Alkoholkonsum;
- intensive Sonneneinstrahlung;
- vitaminarme und sehr fettreiche Ernährung.

Die verbreitete Behauptung, daß bestimmte Persönlichkeitsmerkmale oder Charaktereigenschaften (»Krebspersönlichkeit«) Mitursachen einer Krebserkrankung sein sollen, ist nach heutigem Wissen durch nichts belegt.

DAS EINMALEINS DER KREBSVORBEUGUNG

Das Risiko, an Krebs zu erkranken, kann niemand völlig für sich ausschließen. Daß ein »gesunder Lebensstil« (> Seite 15) das Risiko einer Krebserkrankung nicht vollständig bannen kann, ist schon angesichts der erblichen Faktoren klar.

Dennoch schützt sich optimal, wer möglichst viele Risikofaktoren ausschaltet.

Folgende Maßnahmen sind in diesem Zusammenhang besonders sinnvoll:

- der Verzicht auf Rauchen, das 90 Prozent aller Lungenkrebs-Erkrankungen verursacht;
- die Vermeidung übermäßiger Sonnenbestrahlung, die bösartigen Hautkrebs auslösen kann;
- moderat Alkohol trinken, weil Alkoholmißbrauch das Risiko für Mund- und Speiseröhrenkrebs, Leberkrebs und vermutlich auch für Brustkrebs erhöht;
- wenn gut verträglich, eine abwechslungsreiche und fettarme Frischkost mit ballaststoffreichem Gemüse, Obst und Getreide und wenig gebratenen, gegrillten und gebackenen Speisen;
- das Befolgen von Gesundheits- und Sicherheitsvorschriften am Arbeitsplatz bei der Herstellung und dem Gebrauch von Substanzen, die Krebs verursachen können;
- Frauen sollten zumindest jeden zweiten Monat nach der Regelblutung eine Selbstkontrolle ihrer Brust vornehmen. Veränderungen

in Form von Verdichtungen oder Knoten können dabei relativ leicht ertastet werden;
- Männer sollten regelmäßig ihre Hoden auf Verdickungen, Knötchen oder Veränderungen abtasten.

VORSORGE UND FRÜH-ERKENNUNG

Durch Vorsorge- und Früherkennungsmaßnahmen steigen die Chancen erheblich, eine Krebserkrankung erfolgreich zu behandeln.
Nicht für alle Krebsformen gibt es Routine-Vorsorgeuntersuchungen. Magen- oder Lungenkrebs etwa können erst durch aufwendige Spezialuntersuchungen entdeckt werden, die üblicherweise erst bei einem konkreten Verdacht eingesetzt werden.
Schon deshalb ist es besonders wichtig, daß Sie bei sich selbst und bei Ihren Angehörigen aufmerksam auf mögliche Warnsignale achten und jedenfalls von den Möglichkeiten einer Früherkennung Gebrauch machen.

Der Fahrplan der Krebsvorsorge

Die folgende Tabelle gibt einen Überblick über regelmäßige Selbstkontrollen und Untersuchungen durch den Arzt, die dabei helfen können, verschiedene Krebsarten rechtzeitig zu erkennen und behandeln zu lassen. Bei Menschen, in deren Familie bestimmte Krebserkrankungen schon aufgetreten sind, ist die jeweilige Untersuchung von besonderer Bedeutung.

Wann zum Arzt?

Die nachfolgenden Warnzeichen sind keine Beweise für Krebs. Sie sollten jedoch ein Anlaß sein, rasch einen Arzt aufzusuchen, der dann mit speziellen Untersuchungsmethoden dem Krankheitsverdacht nachgehen kann.
Allgemeine Erscheinungen, die auf eine Krebserkrankung hindeuten können, sind:
- Schwäche
- leichte Ermüdbarkeit
- allgemeine Niedergeschlagenheit
- massive Gewichtsabnahme
- Appetitlosigkeit
- Abneigung gegen Fleisch
- Blässe, schlaffe, welke Haut

Krankheitserscheinungen, die auf eine Krebserkrankung hinweisen können, sind:
- Ausfluß oder Blutung aus einer Körperhöhle
- Blut im Harn oder Blutungen außerhalb der Regel
- Blut im Stuhl
- Schwellungen, die nicht abklingen
- Wunden, die nicht heilen
- auffällige Veränderungen von Warzen oder Muttermalen
- hartnäckiger Husten, unerklärliche Heiserkeit oder Schluckbeschwerden, die nicht vergehen
- Verdauungsstörungen oder Blasenbeschwerden
- häufiges Erbrechen
- Schmerzen
- Neubildung eines Knotens oder einer Verhärtung, besonders in der Brust oder in den Hoden
- länger dauerndes Fieber

Was macht der Arzt?

Nach einer allgemeinen Untersuchung wird der Arzt – je nachdem, in welche Richtung der Krebsverdacht geht – unterschiedliche Untersuchungsmethoden einsetzen. Dazu gehören Rönt-

Organbereich / Untersuchungsart	**Ab welchem Lebensjahr / wie oft?**	**Bei familiären Risikofaktoren**
Hoden / Selbstuntersuchung	ab 20 / monatlich	ab 20 / monatlich
Hoden / Untersuchung durch den Arzt	ab 20 / 3jährlich ab 40 / jährlich	ab 20 / jährlich
Prostata / Untersuchung durch den Urologen	ab 45 / jährlich	ab 40 / halbjährlich
Brust / Selbstuntersuchung ärztliche Brustuntersuchung	ab 20 / monatlich ab 20 / 2–3jährlich ab 40 / jährlich	ab 20 / monatlich ab 20 / jährlich
Bruströntgen erstmalig	zwischen 30 und 40	ab 20
Bruströntgen / Kontrolle	ab 35 / 3jährlich ab 50 / jährlich	ab 30 / jährlich
Krebsabstrich durch Frauenarzt	ab Beginn der sexuellen Aktivität / halbjährlich	ab Beginn der sexuellen Aktivität / halbjährlich
Magenspiegelung		ab 40 / 2–3jährlich
Blut im Stuhl (Labortest)	ab 40 / jährlich	ab 20 / jährlich
Mastdarmuntersuchung durch Arzt		ab 40 / 1–2jährlich
Dickdarmspiegelung durch Arzt	ab 40 / 1–3jährlich	ab 20 / jährlich
Haut / Selbstkontrolle	ab 20 / monatlich	ab 20 / monatlich
Hautkontrolle beim Hautarzt	20–40 / 3jährlich ab 40 / jährlich	ab 20 / jährlich

genaufnahmen, Ultraschalluntersuchungen, Computertomographien, Magnetresonanz-Untersuchungen und Laboruntersuchungen von Blut, Harn und Stuhl. Eine Gewißheit, ob es sich um eine bösartige Geschwulst handelt, kann eine Gewebeprobe bringen, die sogenannte Biopsie.

Tumormarker zur Früherkennung

Tumormarker (TM) sind Substanzen oder Zellveränderungen, die vom Krebs selbst oder vom Organismus als Reaktion auf das Wachstum eines Tumors gebildet werden. Für Tumormarker gibt es in der modernen Medizin verschiedene Einsatzmöglichkeiten. Grundsätzlich können sie zur Krebs-Früherkennung bei Risikogruppen, zur Diagnose, zur Überwachung der Fortschritte bei der Krebstherapie, zur Früherkennung einer Tochtergeschwulst (»Metastase«) oder einer wiederkehrenden Geschwulst (»Rezidiv«) und zur Prognosestellung eingesetzt werden.

Die meisten verfügbaren Tumormarker können allerdings nicht auf spezielle Krebserkrankungen einzelner Organe

hinweisen und eignen sich deshalb als alleinige diagnostische Maßnahme nicht zur Früherkennung eines bestimmten Tumors. Sie sind nämlich auch durch Faktoren beeinflußbar, die nichts mit Krebs zu tun haben.
Fast alle heute bekannten Tumormarker kommen auch bei Gesunden vor, meistens jedoch nur in geringen Konzentrationen. Erhöhte TM-Konzentrationen sind also nicht gleichbedeutend mit der Diagnose Krebs – und schon gar kein Grund für Angst oder Panik, denn die Fehlerquote kann hier bis zu 40 Prozent betragen.
Sind die Werte jedoch deutlich erhöht, müssen zur Sicherheit einfache Untersuchungen durch Fachärzte durchgeführt werden, z. B. das Abtasten möglicherweise betroffener Organe oder bildgebende Verfahren wie Röntgen, Computertomographie oder Ultraschall.

MIT DER DIAGNOSE KREBS LEBEN

Bessere Heilungschancen

Die Diagnose Krebs ist heute keineswegs ein »Todesurteil«. Denn durch die modernen Behandlungsmöglichkeiten können heute mehr als 40 Prozent der Krebserkrankungen geheilt werden. Stellt der Arzt die Diagnose Krebs, ist das für viele Betroffene natürlich ein Schock. Nicht nur die Ungewißheit, wie die Krankheit verlaufen wird, macht Angst. Durch die

Die wichtigsten Tumormarker

Tumormarker	Diagnostisches Einsatzgebiet
CEA	Dickdarm-, Brust-, Lungen-, Bauchspeicheldrüsen-, Magenkrebs, HNO-Tumoren
AFP	primäres Leberzellkarzinom, Hodentumoren
β-HCG	Hodentumoren, embryonale Karzinome
PSA	Prostatakarzinom
CA 12-5	Eierstockkrebs
CA 15-3	Brustkrebs
CA 19-9	Bauchspeicheldrüsen-, Gallenblasen-, Dickdarm-, Magenkrebs
SCC	Gebärmutterhalskrebs, HNO-Tumoren, Lungenkrebs
NSE	Lungenkrebs
β2-MG	Lymphknotenkrebs, Knochenmarkserkrankungen
TG	Schilddrüsenkrebs
Calcitonin	Schilddrüsenkrebs
TPA/TPS	Proliferationsmarker (Zellteilung)

Krankheit, die notwendige Therapie, die körperliche Einschränkung verändert sich oft der gesamte Lebensstil.
Für viele Betroffene kommt die Diagnose völlig überraschend und wird bei einer Routineuntersuchung (> Seite 296) zufällig festgestellt. In einer solchen Situation verfallen viele Menschen in tiefe Trauer oder sind wütend, warum gerade sie das Schicksal so hart trifft. So absurd es klingt – halten Sie sich vor Augen, daß es ein glücklicher Umstand ist, wenn die Krankheit früh entdeckt wird. Denn wenn bereits im Anfangsstadium eine entsprechende Behandlung eingeleitet wird, steigt die Wahrscheinlichkeit einer Heilung enorm.

Der Mut zur Offenheit

Immer wieder stellen sich Angehörige die Frage, ob Betroffene mit der Wahrheit über die Diagnose konfrontiert werden sollen. Und viele Patienten nehmen die Krankheit auch in der Anfangsphase – schon aus Selbstschutz – nicht zur Kenntnis. Aber irgendwann ist es notwendig, sich mit der Realität auseinanderzusetzen. Beschwichtigende Unehrlichkeit durch Behandler oder Angehörige schmerzt Betroffene meist besonders, sie fühlen sich allein gelassen. Beschönigungen helfen nicht, sondern vermitteln leicht den Eindruck, daß die Realität der Erkrankung nicht ernstgenommen wird. Betroffene tun sich dann im weiteren Krankheitsverlauf oft schwer, ihre Gefühle offen auszusprechen.
Die Diagnose Krebs ist natürlich ein tiefgreifender Einschnitt im Leben der Kranken und ihrer Umgebung. Viele Menschen werden verunsichert sein und nicht recht wissen, wie sie sich gegenüber einem Krebskranken verhalten sollen. Machen Sie ruhig den ersten Schritt. Sagen Sie offen, woran Sie leiden, und teilen Sie Ihren Kollegen, Freunden, Angehörigen mit, daß es wichtig für Sie ist, daß sie sich gerade jetzt ganz natürlich verhalten.
Für Krebspatienten ist es wichtig, durch das Verhalten ihrer Umgebung nicht zu einem »Invaliden« gemacht zu werden. Natürlich haben aber auch Angehörige bei aller Hinwendung, Pflege und Unterstützung ein Recht auf ihre eigenen Bedürfnisse. Das ist keine Selbstsucht, sondern einfach notwendig, um ihre eigenen Kraftreserven zu erhalten.

DIE BEHANDLUNG

Individuell angepaßte Therapien

Die universelle Krebstherapie gibt es nicht. Die zahlreichen unterschiedlichen Formen von Krebs werden nach unterschiedlichen internationalen Standards behandelt, die immer differenzierter werden und deren Ziel es ist, bereits wuchernde Krebszellen zu zerstören und ein Wachstum neuer Zellen zu verhindern.
Operationen, bei denen der Tumor entfernt wird, Strahlenbehandlungen, bei denen die Vermehrung der Krebszellen gestoppt werden soll, und die Behandlung mit zellwachstumshemmenden Medikamenten (Chemotherapie) sind die Standardmethoden der Krebsbehandlung. Je nach Situation werden sie einzeln oder kombiniert angewendet.

Sich informiert fühlen ist wichtig

Scheuen Sie sich nicht, nach Sinn und Zweck der verschiedenen Therapieschritte so lange zu fragen, bis Sie Ihnen vollständig einsichtig sind. Wenn Sie im Zweifel sind, holen Sie durchaus auch die Meinung eines zweiten Mediziners ein, der mit der Behandlung von Krebs vertraut ist. Fragen Sie genau nach, wie die Behandlung ablaufen wird und in welchen Phasen Sie mit welchen Begleiterscheinungen rechnen müssen. Je mehr Sie selbst hinter der Therapie stehen, um so aussichtsreicher ist sie.

SANFTE KREBSMEDIZIN

Heute wird auch ein breites Segment alternativer oder komplementärmedizinischer Behandlungen (> Seite 134) angeboten, von denen vielfach behauptet wird, daß sie Krebs »heilen« können. Bitte berücksichtigen Sie immer, daß nach heutigem Wissen keine einzige alternativ- oder komplementärmedizinische Behandlung in der Lage ist, Krebs zu heilen. Natürlich können manche dieser Therapieverfahren, sofern sie eine angemessene »schulmedizinische« Behandlung ergänzen oder unterstützen, durchaus sinnvoll sein. So lassen sich einige Beschwerden lindern, sie können entspannend wirken und Angst und Hoffnungslosigkeit verringern.

Wundersame Heilungen

Unter dem Phänomen der sogenannten Spontanremission versteht man die Tatsache, daß sich manche Krankheitsverläufe unerwartet günstig entwickeln, ohne daß dies heute medizinisch erklärbar ist. Diese Spontanheilungen geben der Forschung bis heute Rätsel auf. Ob sie auf eine Mobilisierung der Selbstheilungskräfte zurückgehen, ob der Glaube eine Rolle spielen kann – die Ursachen für solche »Selbstheilungen« sind nach wie vor ungeklärt. Sie sind selten, aber es gibt sie: In den internationalen medizinischen Fachzeitschriften werden jährlich etwa 20 bis 30 solcher Fallberichte veröffentlicht.

ERNÄHRUNG BEI KREBSERKRANKUNG

Eine »Krebsdiät«, die Heilung bringen kann, gibt es nicht. Im Gegenteil, viele der angepriesenen Wunderkuren wecken nicht nur unbegründete Hoffnungen, sondern können ausgesprochen gefährlich sein. Fastendiäten z. B. schwächen Betroffene zusätzlich und behindern damit den Behandlungserfolg. Allerdings läßt sich durch eine geeignete und bewußte Ernährung eine Krebstherapie gut unterstützen.

Die richtige Ernährung nach Operationen

Nach einer Operation – in vielen Fällen auch schon vorher – ist bei vielen Krebspatienten die Versorgung mit Nährstoffen eingeschränkt. Durch die Operation erhöht sich der Bedarf an Eiweiß und Energie, wobei die richtige Ernährung das Wohlbefinden und die Wundheilung fördern kann.
Besonders geeignet für die Zeit nach dem Eingriff ist eine leichte Vollkost (> Ernährung, Seite 23), wobei Sie besonders auf schonende Zubereitungsformen wie Dünsten achten sollten.
Schlecht vertragen nach einer Operation werden meistens schwer verdauliche Speisen wie Hülsenfrüchte, Gurken, Fritiertes, Kraut, Kohl, frisches Brot, Geräuchertes und sehr fette Speisen.

Ernährung nach einer Strahlen- und Chemotherapie

Weil eine häufige Begleiterscheinung von Chemo- und Strahlentherapien Übelkeit und Magendrücken ist, sollten Sie Ihr Wohlbefinden durch geeignete Speisen fördern. Fettreiches Essen belastet den Verdauungstrakt zusätzlich und ist weniger geeignet. Gut vertragen werden Suppen und schonend zubereitete Gemüse-, Fisch- oder Geflügelgerichte. Wichtig ist aber vor allem, wenn Sie wegen der Übelkeit weniger essen als sonst, das zu essen, worauf sie Lust haben – auch wenn es einmal den üblichen Empfehlungen zuwiderläuft.

Viele Krebspatienten leiden während der Behandlung auch an Verstopfung. Dagegen kann sehr ballaststoffreiche Nahrung, z. B. Trockenobst, Müsli, Vollkornbrot, Mais, Erbsen, Linsen, Karfiol, Broccoli, Kartoffel, Naturreis oder Hirse helfen. Ballaststoffarm und deshalb bei Verstopfung weniger geeignet sind unter anderem Weißbrot, Teigwaren, Gurken, Tomaten, Cremespeisen oder Torten.

Wenn Sie während der Behandlung unter Durchfall leiden, ist es besonders wichtig, den Flüssigkeitsverlust durch viel Trinken auszugleichen. Frisches Obst, blähendes Gemüse oder Salate fördern die Beschwerden eher und sollten weggelassen werden, bis sich der Darm wieder beruhigt hat. Gut vertragen werden meist magerer Frischkäse, mageres Fleisch oder Fisch, Weißbrot, Reis, Teigwaren, Salzkartoffel. Gekochte Karotten und Heidelbeeren haben eine natürliche stopfende Wirkung.

Wenn Sie keinen Appetit haben

Wenn Sie während der Therapie ganz allgemein wenig Appetit verspüren, können einige Tricks helfen, wieder mehr Lust aufs Essen zu haben:

- Richten Sie Ihre Mahlzeiten schön an, das wirkt oft appetitanregend.
- Lüften Sie die Küche und den Speiseraum – starke Essensgerüche verstärken oft die Appetitlosigkeit.
- Greifen Sie immer zu, wenn Sie Appetit haben – auch wenn es gerade nicht Essenszeit ist.
- Öfter kleinere Portionen sind besser verträglich als wenige große.
- Mit Gewürzen (> Seite 39) verfeinerte Gerichte machen mehr Appetit.
- Wenn Sie keine Lust auf Fleisch haben, greifen Sie am besten zu anderen eiweißreichen Lebensmitteln wie Käse, Milch, Joghurt, Fisch oder Tofu.

DIE ZEIT NACH DER BEHANDLUNG

Nach einer abgeschlossenen Krebsbehandlung spielt die Nachsorge eine wichtige Rolle. Dazu gehören vor allem regelmäßige Nachuntersuchungen, mit deren Hilfe der Arzt feststellen kann, ob Geschwülste nachwachsen. Nach einer Krebstherapie ist es nicht ungewöhnlich, daß sich die ganz alltäglichen Lebensabläufe erst allmählich wieder einstellen. Betroffene leben häufig noch mit der Angst, wie sich die Erkrankung weiterentwickeln wird. Vieles ist durch die Zeit der Krankheit und Behandlung anders geworden. Die Leistungsfähigkeit ist oft eingeschränkt, die finanzielle Lage nicht selten etwas angespannt.

Viele Menschen entwickeln in dieser existentiellen Krise das Bedürfnis, ihr Leben zu verändern. Schon während, aber vor allem auch nach der Therapie können Selbsthilfegruppen (> Seite 75) eine wichtige Unterstützung bieten.
Wenn nach einer Therapie die Erkrankung neuerlich auftritt, ist das für Betroffene eine große Enttäuschung. Die Hoffnung schwindet, Angst stellt sich ein, auch Angst vor dem Tod. Natürlich ist das Ziel jeder Krebstherapie eine Heilung. Nicht immer ist es allerdings möglich, das zu erreichen. Dann ist ein ganz wesentliches Motiv der Behandlung, die Beschwerden Betroffener maximal zu lindern und die Lebensqualität und die Lebenszeit zu verlängern. (> Schmerzmanagement, Seite 153)

ADRESSEN

Österreichische Krebshilfe – Österreichbüro
Rennweg 44
1030 Wien
Tel: (01) 79 66 450
Fax: (01) 79 66 450 9

Österreichische Kinder-Krebs-Hilfe
Kinderspitalgasse 7
1090 Wien
Tel: (01) 402 88 99
Fax: (01) 405 10 20

Register